名中医治疗呼吸疾病医案精选

刘祖发 刘 峰 张 杰 主编

中国纺织出版社有限公司

图书在版编目（CIP）数据

名中医治疗呼吸疾病医案精选 / 刘祖发，刘峰，张杰主编 .-- 北京 ：中国纺织出版社有限公司，2022.10

ISBN 978-7-5180-1043-1

Ⅰ.①名… Ⅱ.①刘…②刘…③张… Ⅲ.①呼吸系统疾病—医案—汇编—中国—现代 Ⅳ.① R259.6

中国版本图书馆 CIP 数据核字（2022）第 164345 号

责任编辑：樊雅莉 高文雅 责任校对：高 涵 责任印制：王艳丽

中国纺织出版社有限公司出版发行

地址：北京市朝阳区百子湾东里 A407 号楼 邮政编码：100124

销售电话：010—67004422 传真：010—87155801

http://www.c-textilep. com

中国纺织出版社天猫旗舰店

官方微博 http://weibo.com/2119887771

三河市宏盛印务有限公司印刷 各地新华书店经销

2022 年 10 月第 1 版第 1 次印刷

开本：710×1000 1/16 印张：27.25

字数：371 千字 定价：98.00 元

《名中医治疗呼吸疾病医案精选》编委会

主　编　刘祖发　刘　峰　张　杰

副主编　叶雅欣　卢恩仕　仝朝桢

编　委　刘　杰　刘春莲　吴婉君

赵　巧　刘莹莹　周细青

孙娜娜　王　佳　张　然

张岩岩　金　洪　刘　新

唐　静　孙　静

序
Preface

中医医案是继承发扬中医学遗产，交流临床经验和学术思想的一种形式，它既能体现中医辨证论治的鲜明特点，又能反映出各家学派的独特见解。在每个鲜活医案中包含着丰富多彩的临床心得体会，从个体化治疗的成功经验中可归纳总结出一些可供学习借鉴的新的诊疗思路和方法，而且也可供同道从中领悟到完整系统的中医理论，提高临床疗效。中医医案是中医学宝库中重要的组成部分，我认为学习医案可以令人大开眼界，拓展思路，从中受到教益和启迪，提高临床工作者辨证论治水平和临床疗效。学习医案如能做到反复阅读，仔细揣摩；前后对照，层层剖析；以方测证，审证求因；虚心学习，触类旁通；病证结合，中西汇通；勇于实践，大胆印证，无疑会大有裨益。

当前，面临继往开来、与时俱进、勇于创新的良好学术环境，在中医理论指导下，提高疗效是中医药发展的关键所在，剖析医案，收集、整理、总结当今名老中医经验，势在必行，应引起足够的重视。这也是我的学生们编撰此书的初衷吧。

对于医案的剖析，本书力求抓住疾病的特点，或用药特点，或治法立法的独到之处等，把主病、主症、主脉、主要治法、主方、主药展示给读者，特别是对辨证立法何以如此及用药心得等衬托得格外鲜明。同时，力求尽量从理论上阐述得精辟、透彻、生动，使读者阅后一目了然，知其所云，心悦

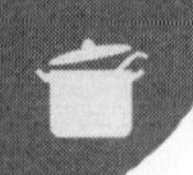

诚服。诚然，由于我们中医药理论水平不高、临证诊疗经验的局限性等原因，恐仍有未达其意，挂一漏万，乃至谬误之处，望同道给以批评指正。

胡荫奇

二〇一六年八月于北京

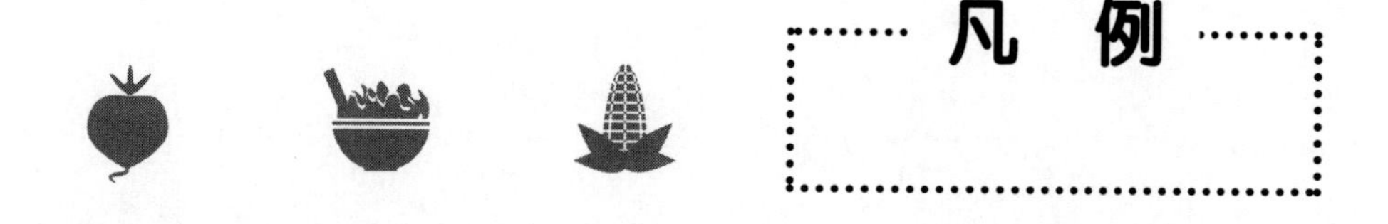

凡 例

一、《名中医诊疗呼吸疾病医案精选》，意在选取现代中医临床名家治疗验案，以资临床借鉴。其遴选标准：一是医案必须出自中医名家；二是医案必须有复诊情况，能够判断治疗效果。

二、编排层次，各章分别以西医病名进行分类编写，每种疾病之下，概述居前，各家临床验案及评析居后。

三、编入书中的医家均为声名显赫的大家，故介绍从略或从简。

四、文献来源及整理者，均列入文后。转抄遗漏，间亦有之，于兹恳请见谅。为便于阅读理解，已将旧时计量单位如钱、两等转换成国际通用的克（g）为单位，具体转换为一钱≈ 3.125 克（g），一两≈ 31 克（g）。

五、根据《中华人民共和国野生动物保护法》《中华人民共和国陆生野生动物保护实施条例》《濒危野生动植物种国际贸易公约》和国务院下发的《关于禁止犀牛角和虎骨贸易的通知》精神，犀牛角、羚羊角、虎骨亦不能入药。为保持处方原貌，本书中含有犀牛角、羚羊角、虎骨的处方，均未删除，但临床上切勿使用，若使用此类处方，可根据卫生部卫药发（1993）第 59 号文件精神执行。

六、个别医案中所用药物，如马兜铃、川乌、草乌等，具有一定的毒副作用，临床上应慎用。

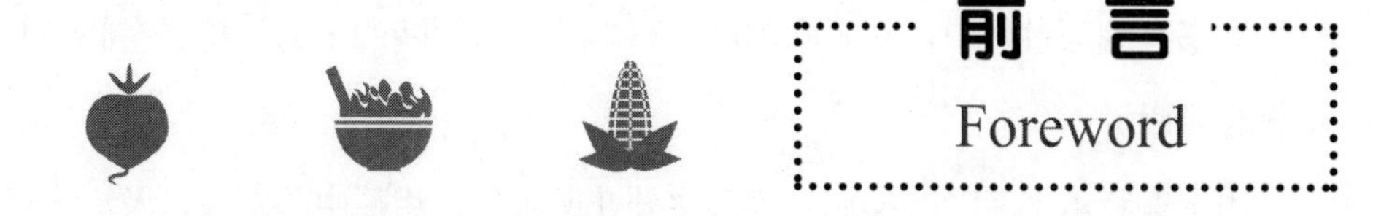

前言 Foreword

中医学历史悠久，中医药宝库博大精深。继承和发展，是中医学术研究的永恒主题，继承是为了更好地发展。收集整理现代名中医医案是继承中医学宝贵遗产的一项重要内容。医案既是临床医生在诊疗过程中对于病证案例的真实记述，又是总结和传授临床经验的重要方法之一。

呼吸疾病是临床上的常见病、多发病，其病因、病机复杂，临床表现常呈多学科特征，呼吸疾病医案，尤其是现代名中医治疗呼吸疾病医案多见于内、儿、肿瘤等各科医案中，读者很难短时间内全面阅读了解。鉴于此，我们组织人员，从中医专病角度编写了《名中医治疗呼吸疾病医案精选》，希望能对提高中医呼吸疾病的诊疗水平，发挥一定促进作用。

本书意在选取现代中医临床名家治疗呼吸疾病的验案，以资临床借鉴。现代呼吸疾病医案不胜枚举，为我们研究本病提供了丰富的第一手临床资料，但由于本书篇幅及编者精力有限，不可能尽选。本书精选了以国医大师及国家级名老中医为代表的名家医案，其遴选标准：一是医案必须出自中医名家；二是医案必须有复诊情况，能够判断治疗效果。为了真实反映每位医家的学术思想，所录医案尽量遵原始资料原文照录，但又考虑到本书的编写体例，有些原文在格式上可能稍有调整。

全书共分绪论、医案和附录三部分。绪论阐述呼吸疾病的概念、源流、分类、病因病机、常见证候及常用治法等。医案以西医呼吸疾病的病名为纲，以医家和

治法为目，对所收集的病案进行分类编写。附录收集国医大师治疗呼吸疾病的诊疗经验，有助于读者了解目前的呼吸疾病中医诊疗进展。

本书在编写过程中得到了中国中医科学院望京医院的大力支持，在此一并表示衷心感谢。

由于编者水平有限，挂漏、谬误之处在所难免，恳请中医同道以及广大读者不吝指正。

编者

2021 年 3 月于北京

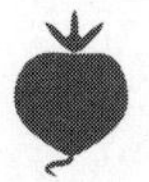

目录
Contents

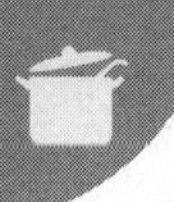

第五章 弥漫性肺疾病

第六章 肺结核

第七章 支气管扩张

第十章 肺炎

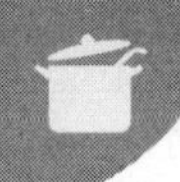

附录 国医大师治疗肺系疾病经验

绪 论

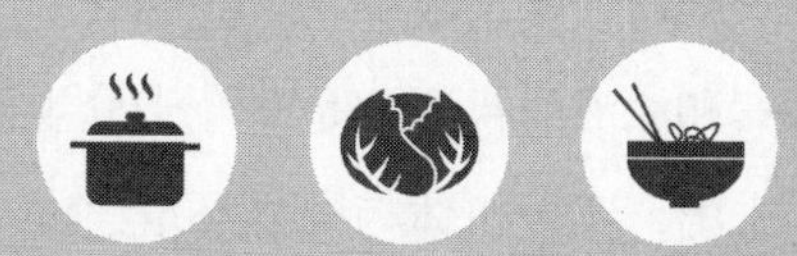

中医认为人体是一个有机的整体，是一个以心为主宰、五脏为中心的整体，人体由肝、心、脾、肺、肾五脏，胃、小肠、大肠、三焦、膀胱和胆六腑，皮、脉、肉、筋、骨五体，以及眼、耳、鼻、口、舌、前阴和肛门等诸窍共同组成。所有的器官都是通过全身经络而互相联系的，一脏、一腑、一体、一窍构成一个系统。如肺、大肠、皮、鼻构成肺系统，心、小肠、脉、舌构成心系统，脾、胃、肉、口构成脾系统，肝、胆、筋、眼构成肝系统，肾、膀胱、骨、耳构成肾系统。每一个系统中，皆以脏为首领，故五大系统以五脏为中心。肺系统作为五大系统之一，在中医脏腑学说中占有重要位置。

肺位于胸腔，左右各一，在人体脏腑中位置最高，故称肺为华盖。肺叶上尖下平，古言七叶，今解剖所见，左二右三，只有五叶。上有肺系连喉咙，下垂横膈上面。肺与大肠经络络属，互为表里。大肠包括回肠和广肠，回肠上接于小肠交界处的阑门，下接广肠；广肠末端为肛门，因肺藏魄，所以肛门又名魄门。肺外合皮毛，皮指皮肤，在经络学里把皮肤分为十二皮部，汗孔通过腠理出于皮肤，故汗孔又名气门；毛则包括眉、睫、发、髯（两颊所生之毛）、髭须（环唇而生之毛，唇上为髭，唇下为须）、毫毛、鼻毛、腋毛、胫毛（足胫所生之毛）、从毛（趾后所生之毛）、阴毛。肺的经脉，在内则上膈络肺，在外则从手走头，环唇而入下齿龈中。开窍于鼻，其性为燥，其液为涕，通于秋气，缺盆、胸背皆其分野。

肺主气，司呼吸，通调水道，宣散卫气，朝百脉，主治节，肺在体合皮，其华为毛，开窍在鼻，在志为悲，在液为涕。手太阴肺经与手阳明大肠经相互络属

于肺与大肠，故肺与大肠相表里。肺在五行属金，在阴阳中属阳中之阴，在人体气和津液的代谢中是一个十分重要的脏器。肺司呼吸，清气由肺吸入，浊气由肺排出，实现机体与外界环境之间的气体交换，以维持人体的生命活动。肺主气主要取决于肺司呼吸的功能，而肺司呼吸的功能，又有赖于肺气的宣降运动。肺宣降正常，则呼吸均匀协调，不断地呼清排浊，这是气的生成和气机调畅的根本条件。反之，气机的升降加减运动失常，势必影响肺的宣降运动，从而出现呼吸异常。人体内水液虽由脾胃而来，但水液的输布、运动和排泄，又依赖肺的疏通和调节，以维持动态的平衡，故有“肺主行水”“肺为水之上源”之说。肺主气，司呼吸，外合皮毛，主一身之表，故外邪侵犯人体，肺则首当其冲。无论邪经口鼻而入，或从皮毛而受，必内犯肺脏，使肺失宣降，影响到肺气加减，如果肺失宣降，就会影响到其通调水道的功能。肺失于宣散，则水液不能外达皮毛或腠理闭塞，出现无汗或水肿等症状；失于肃降，则水液不能下输膀胱，出现小便不利、水肿等症状。肺失宣降，不仅会出现上述水肿等症状，而且水液不行，会聚而成痰，出现多种痰证。兹就肺系病因病机、病症范围、证治分类及要点分述如下。

一、病因病机

肺主气，司呼吸，所以肺的病理表现，主要是气机加减升降失常。肺开窍于鼻，外合皮毛，且肺为娇脏，不耐寒热，故感受外邪，以及瘵虫侵袭，常首先犯肺。肺气宜宣宜降，若肺气为邪壅闭，宣降不利，常表现为咳嗽，甚则喘息。肺朝百脉，助心主治节，管理调节血液的运行，若肺气失调，可引起心血的运行不利，而发为胸闷、胸痛、咯血。肺有通调水道、下输膀胱的功能，若肺气不降，通调失利，可导致水液潴留，而发为水肿和小便不利。肺与大肠互为表里，大肠职司传导，赖肺气之下降而排泄通达；反之，大肠积滞不通，也能影响肺之肃降。

肺的病症，有邪实和正虚之分，邪实或为寒闭，或为热壅，或为痰阻，多由起居不慎，寒暖失调，感受外邪所致。如外感不愈，日久可转为内伤，正气日衰，或为肺气亏虚，或为肺阴耗伤。若肺虚不能输津滋肾，可表现为肺肾阴亏；若脾虚不能散精，肺因之而虚，可表现为肺脾两虚；若情志郁结，肝郁化火，上犯于肺，则又可表现为肝火犯肺。

肺系疾病的病症，临床上常见者，有感冒、咳嗽、哮病、喘证、肺痈、肺痨、肺痿、咯血、衄血等。

二、证治分类

1. 实证

（1）寒邪犯肺。

病机概要：外感寒邪，肺气不宣；寒饮（痰饮）内阻，肺失清肃。

主要脉症：风寒外束者，症见恶寒发热，头痛身痛，无汗，鼻塞流清涕，咳嗽，痰稀薄，苔薄白，脉浮紧；寒饮内阻者，症见咳嗽频剧，气急身重，痰白如沫如涎，痰量颇多，苔白滑，脉弦滑。

治法：宣肺散寒或温化痰饮。

处方：麻黄汤或小青龙汤。

（2）邪热乘肺。

病机概要：可因风热上受，或寒郁化热，热邪蕴肺，痰热内积，肺失清肃。

主要脉症：风热犯肺者，症见咳嗽，痰量一般不多，色黄或黄白相兼，质不甚黏稠，无腥臭味，或有鼻塞流脓涕，或恶风身热，咽喉疼痛，苔薄黄，脉浮数；痰热壅肺者，症见咳吐大量黄稠痰，或有腥臭痰，或带脓血，或见喘逆痰鸣，咳则胸痛，烦渴引饮，大便干结，小便赤涩，舌质红，苔黄燥，脉滑数。

治法：疏风清热或清肺化痰。

处方：桑菊饮、银翘散或清金化痰汤、苇茎汤。

（3）痰浊阻肺。

病机概要：常因感受外邪，或咳喘日久，以致肺不布津，聚为痰湿，或脾气素虚，湿聚成痰，上渍于肺所致。

主要脉症：痰湿阻肺者，症见咳嗽痰多黏稠，色白或灰白，气息急促，苔白厚腻，脉濡滑；水饮伏肺者，症见咳嗽气喘，喉中痰鸣有声，胸胁支满疼痛，倚息不得卧，苔腻色黄，脉弦滑或数。

治法：燥湿化痰，或泻肺逐饮。

处方：二陈汤、平胃散或葶苈大枣泻肺汤、控涎丹。

2. 虚证

（1）阴虚肺燥。

病机概要：可因外感燥邪，耗伤肺津所致；也可由风温诸邪伤津化燥而成；或由瘵虫袭肺、久咳伤肺，气血亏损，以致肺阴不足，虚热内生，耗灼肺金。

主要脉症：燥邪犯肺，肺失清润者，症见咳呛气逆，痰少而黏，或带血丝，口干，唇鼻干燥，咽喉干痛，咽痒，或伴有微寒、身热、鼻塞等表证，苔薄白或薄黄，质干，边尖红，脉浮数或弦细数；肺阴亏耗，虚热内灼者，症见干咳少痰，或痰中夹血，声音嘶哑，午后颧红，潮热盗汗，形体消瘦，舌质红，苔少，脉细数。

治法：清肺润燥，或滋阴润肺。

处方：桑杏汤、清燥救肺汤或百合固金汤、沙参麦冬汤。

（2）肺气亏虚。

病机概要：劳伤过度，病后元气未复，或久咳、久喘耗伤肺气，或因气之化生不足，以致其主气的功能减弱。

主要脉症：咳而短气，倦怠懒言，声音低怯；面色少华，畏风形寒，或有自汗，舌淡苔薄白，脉虚弱。

治法：补益肺气。

处方：补肺汤。

3. 兼证

（1）脾虚及肺：纳呆便溏，胸闷少气，咳嗽痰多，倦怠肢软乏力，甚则面浮肢肿，苔白，脉濡弱，治以培土生金，补益肺脾。方用六君子汤。

（2）肺肾阴亏：咳嗽夜剧，痰少，或痰中带血，咽干口燥，腰膝酸软，动则气促，骨蒸潮热，盗汗颧红，遗精，或月经不调，舌红少苔，脉细数。治以滋肾养肺。方用六味地黄汤、生脉散。

（3）肝火犯肺（木火刑金）：胸胁作痛，急躁易怒，头晕目赤，烦热口苦，咳嗽阵作，甚则咯血，舌红，苔薄黄，脉弦数。治以清肝泻肺。方用黛蛤散合泻白散。

三、证治要点

（1）肺主气，味宜辛。《黄帝内经》说："辛生肺""辛泻之"，此"泻"乃驱散表邪之意，去邪即安正，起助肺的作用，是谓"生肺"。《黄帝内经》又说："肺欲收，急食酸以收之""用酸补之"，咳喘则气上，呼吸频数，足以耗散其肺气，故用酸以补其肺体，收其耗散之气。

（2）肺为娇脏，清虚而处高位，选方多宜清轻，不宜重浊，这就是吴鞠通所谓"治上焦如羽，非轻不举"的道理。肺为娇脏，不耐寒热，且肺恶燥，燥则肺气上逆而喘咳，甘润可使肺气自降，清肃之令得行，所以治肺之法，辛平甘润最为适宜。

（3）直接治肺法，常用的有宣肺、肃肺、清肺、泻肺、温肺、润肺、补肺、敛肺八法。宣肺者，疏散肺卫之表邪；肃肺者，清除肺中之痰火；清肺者，清泄肺中之实热；泻肺者，泻肺中之痰火与水湿，它与宣肺相对，彼则近于发表，此则近于攻里，泻肺与肃肺又有轻重缓急之别，前者用药较为峻猛，后者用药较为平和；温肺者，温化肺中之寒饮；润肺者，润肺之燥也；补肺者，既有甘温益其肺气，又有甘凉养其肺阴；敛肺者，收敛耗散之肺气。以上八法，宣肺、肃肺、清肺、泻肺，属于驱邪；温肺、润肺，有其驱邪的一面，又有扶正的一面；补肺、敛肺均属扶正。临证时，以上诸法多参合应用，如宣、肃同用，清、肃同用，清、润同用，清、宣同用，宣、肃、清、润合用等。

（4）间接治肺法，可通过五脏生克关系进行治疗。虚证可用补脾（补母）、滋肾（补子）的治法，如肺脾气虚者，用培土生金法，肺肾阴亏者，用滋补肾阴法；实证可用泻肝的治法，如肝火犯肺，用清泻肝火之法。还可通过脏腑的表里关系进行治疗，如肺经实证、热证可泻大肠，使肺热从大肠下泄而气得肃降。

（5）肺系病症，从病因分析，可以分为外感、内伤两大类。外感多属实证，但风燥、瘵虫可有例外；内伤多为本虚标实。外感病在肺卫，但某些疾病可传变涉及他脏；内伤主要在肺，亦与心、肝、脾、肾相关。治疗应分清寒热虚实，结合脏腑之间的关系，全面考虑，立法用药。

肺系的常见病症有感冒、咳嗽、哮病、喘证、肺痈、肺痨、肺痿、咯血、衄血等，为了简约，按照西医呼吸疾病的常用分类选择名家验案进行汇编、评析，以便读者对中医治疗呼吸疾病有深刻的了解，从中获益。

第一章 急性气管—支气管炎

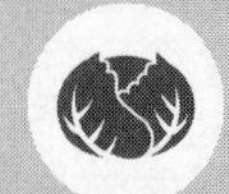

急性气管—支气管炎是由感染，物理、化学刺激或过敏等因素引起的气管—支气管黏膜的急性炎症。临床主要症状有咳嗽和咳痰。

急性气管—支气管炎是一种常见的多发性疾病，发病季节以冬季及气候多变的寒冷季节为主，常由上呼吸道感染、鼻炎、流感等病毒或细菌向下蔓延而引起。不论任何年龄、性别都可发生本病，但老年、幼儿及体弱者的病情往往比较严重。急性支气管炎若治疗不及时，或失治误治，或反复发作，易迁延成慢性支气管炎，最终导致肺气肿、肺心病的发生。

西医认为其病因如下。①感染。可以由病毒、细菌直接感染，也可因急性上呼吸道感染的病毒或细菌蔓延引起本病。常见致病细菌为流感嗜血杆菌、肺炎球菌、链球菌、葡萄球菌等。奴卡菌感染有所增加。也可在病毒感染的基础上继发细菌感染。②物理、化学因素。过冷空气、粉尘、刺激性气体或烟雾（如二氧化硫、二氧化碳、氨气、氯气等）的吸入，对气管—支气管黏膜急性刺激等也可引起本病。③过敏反应。常见的致病原包括花粉、有机粉尘、真菌孢子等；钩虫、蛔虫的幼虫在肺移行；或对细菌蛋白质的过敏，引起气管—支气管的过敏炎症的反应，也可导致本病。

以上病因导致气管、支气管黏膜充血、水肿，纤毛上皮细胞损伤脱落，黏膜腺体肥大，分泌物增加，并有淋巴细胞和中性粒细胞浸润。若细菌感染，分泌物可呈黏液脓性。炎症消退后黏膜的结构和功能可恢复正常。

中医学虽无急性气管—支气管炎这一病名，但根据其临床表现，本病属于中医学“咳嗽”范畴。急性气管—支气管炎的病因虽多，但概而言之，不外外感与内伤两端。外感为六淫外邪侵袭肺系，内伤主要是情志因素所致。①六淫外邪，侵袭肺系。风、寒、暑、湿、燥、火六淫外邪侵袭肺卫，导致肺气不宣，肃降失调，影响肺气之加减，因而引起咳嗽、咳痰、气喘。因体质各异及感染外邪不同，可出现风寒、风热等不同证候，临床所见以风寒为多。其他如吸入烟尘秽浊之气也可犯肺致咳。若肺卫之邪不能及时祛除，又可衍变转化，如风寒咳嗽可郁而化热，风热咳嗽可化燥伤津，因而临床上就有风寒、风热、燥热等不同证侯的咳嗽。②脏腑功能失调，内邪干肺。主要是脏腑病变涉及于肺，致肺卫不固，外邪易侵，内外合邪而为病。常见病因多是饮食不当，嗜烟好酒，熏灼肺胃；或过食肥厚辛辣，脾失健运，痰浊内生，遇外邪入侵则上干于肺而为咳。

本病全身症状一般较轻，可有发热，体温 38℃左右，多于 3 ～ 5 天降至正常。咳嗽、咳痰，先为干咳或少量黏液性痰，后可转为黏液脓性，痰量增多，咳嗽加剧，偶可痰中带血。咳嗽和咳痰可延续 2 ～ 3 周才消失，如迁延不愈，日久可演变为慢性支气管炎。如支气管发生痉挛，可出现程度不等的气促，伴胸骨后发紧感。体检示两肺呼吸音粗糙，可有散在干、湿性啰音，啰音部位常不固定，咳痰后可减少或消失。实验室检查和其他辅助检查提示周围血中白细胞计数和分类多无明显改变。细菌性感染较重时白细胞计数可增高。痰涂片或培养可发现致病菌。X 线胸片检查大多数正常或肺纹理增粗。

一、周仲瑛医案

医案一

虞某，男，51 岁。

初诊：2021 年 12 月 26 日。主诉：咳嗽 10 余天。病史：患者 10 天前受凉后出现咳嗽、咳痰、胸闷、怕冷等症状，检查胸部考虑急性气管—支气管炎可能。曾用多种抗生素内服、静脉输液治疗，均未起效。刻下症见：咳嗽加重，咳痰不多，质黏色白，咯吐不利，咽干，口有异味，大便日一行。舌脉：苔薄黄，质黯红，脉细弦滑。

诊断：中医：咳嗽；

西医：急性支气管炎。

辨证：风寒犯肺，痰热内蕴。

治法：祛邪利肺，止咳化痰，兼以清泻肺热。

处方：宣肺止嗽汤加减。

炙麻黄 5g	桔梗 3g	生甘草 3g	杏仁（后下）10g
法半夏 10g	浙贝母 10g	前胡 10g	炙款冬花 10g
鼠曲草 12g	炒黄芩 10g	炙桑白皮 10g	南北沙参各 12g
鱼腥草 15g	陈皮 6g	佩兰 10g	竹茹 6g

7 剂，每日 1 剂，水煎服。

二诊：2013 年 1 月 3 日。咳嗽基本向愈，晨起有一两声咳嗽，痰不多，余症均明显改善，舌苔淡黄薄腻，脉弦兼滑。上方加潞党参 10g，焦白术 10g，茯苓 10g。7 剂，常法煎服。药尽诸症消失，半年后随访，情况一直较好。

【评析】 患者发病季节是冬天，又有感寒邪病史，以咳嗽为主症，表现为咳嗽、咳痰、痰少色白、怕冷等症状，提示为风寒郁肺，肺气失宣之外感标实之证，故用宣肺止嗽汤为基本方治疗。但本病患者又有痰黏，咯吐不利，咽干，口有异味，苔薄黄质黯红等肺有郁热，内蕴痰湿之征象，故在宣肺止嗽汤原方基础上加入清肺泻热之黄芩、桑白皮、鱼腥草、竹茹，滋养肺胃之阴、止咳化痰之南北沙参，芳香化浊、清新口气之佩兰，理气健脾、燥湿化痰之陈皮。本案中必须用蜜炙麻黄，一则可使其专主温肺散寒、止咳平喘，二则防生麻黄发汗耗气之弊。脾为生痰之源，肺为贮痰之器，故患者咳嗽得缓后，表邪去，痰饮减，再配以党参、白术、茯苓以补气健脾，固本善后。

[1] 赵惠，王志英. 国医大师周仲瑛治疗急性气管—支气管炎经验 [J]. 四川中医，2014，32（5）：1-2.

医案二

患者，女，39 岁。

初诊：2013 年 4 月 18 日。主诉：咳喘 10 余天。病史：2012 年因冒暴雨，

致患咳喘，虽经治疗，迁延40余天方愈。2013年4月7日因沐浴受寒，次日咳喘大作，经用抗生素、止咳药，中药宣肺化痰、温肺化饮剂均未控制，于4月18日入院。刻下症见：咳嗽气急，痰淡黄而稠，兼有泡沫，胸闷不畅，恶寒发热无汗，头痛，口干饮水不多，溲黄。舌脉：舌尖红，舌苔中根腻、上罩淡黄，脉小滑数。查体：体温38.7℃，白细胞 $11.1\times10^9/L$，中性粒细胞0.82，淋巴细胞0.15，胸部X线透视（—）。

诊断：中医：咳嗽；

西医：急性支气管炎。

辨证：风寒外束，痰热内郁，肺失宣降。

治法：解表清里，宣肺化痰。

处方：麻杏石甘汤加减。

炙麻黄3g　生石膏（先煎）30g　苦杏仁（后下）10g　甘草2g
薄荷（后下）3g　前胡6g　桔梗5g　橘红5g
枇杷叶10g

服1剂，午后体温降至38℃，夜半热平寒罢，微有汗出，头痛已。翌日治守原意，下午体温降至37.5℃，上方去薄荷，加法半夏6g，射干3g再服。咳嗽气急减轻；第3日痰转黏白，量不多，微有痰鸣，寒热未作，舌苔白腻，原方去生石膏，加紫苏子10g，药后咳喘俱轻，原方巩固，诸症平息，于4月23日出院。

【评析】　风寒外束，肺卫不和，则见寒热、无汗、头痛；痰浊壅肺，内外相引，肺气失于清肃，则咳嗽咳痰、气急胸闷；痰热内蕴则咳痰黄稠、口干、苔中根腻罩黄、舌尖红、脉小滑数，治宜解表清里。麻杏石甘汤出自《伤寒论》，原治太阳病，发汗未愈，风寒入里化热，“汗出而喘，无大热者”。周老师指出，临证应用本方时，不必拘于“汗出而喘”，只要组方得当，加减有度，即用之。方中麻黄辛温，宣肺平喘，解表散邪，诚如《神农本草经》所言：“麻黄主中风伤寒头痛，温疟，发表出汗，去邪热气，止咳逆上气，除寒热。”石膏辛寒凉，清泄肺热生津。二药相伍，辛凉又具有透表的功能，肺热之喘，可资清解。苦杏仁宣利肺气，平喘止咳，与麻黄相配升降相因，与石膏相伍又可协同清肃。甘草益气和中，调和诸药。方中增用薄荷助麻黄宣散外邪；又加桔梗、橘红、枇杷叶等加强化痰止咳平喘之功；配前胡作用有二，一可散风清热，二能降气化痰。诸药合用，既能相制为用，又可协同增效，各有所司，药证相当。

［2］赵惠，王志英，朱垚，等.周仲瑛经方活用治疗疑难病验案［J］.中医杂志，2014，55（5）：373-375.

二、张志远医案

患者，男，43岁。

初诊：1965年9月9日。主诉：咳嗽2天。病史：患者感冒后频频咳嗽，口干气喘，额头出汗，体温稍高，无恶寒。舌脉：舌淡红，苔薄白，脉浮。

诊断：中医：咳嗽；

西医：急性支气管炎。

辨证：风寒犯肺。

治法：宣肺散寒止咳。

处方：小青龙加石膏汤。

麻黄6g	桂枝6g	半夏6g	五味子（打碎）15g
细辛6g	紫菀15g	甘草6g	石膏（先煎）20g

3剂，每日1剂，水煎，分3次服。

二诊：3月后。患者诉未见明显疗效。改方为：麻黄6g，杏仁（后下）15g，桂枝3g，甘草10g，五味子（打碎）40g。7剂，每日1剂，煎服法同前。1周后，咳嗽气喘获愈。

【评析】 本例患者以感冒后出现咳嗽为主症，小青龙汤是治疗外感咳嗽的常用方剂。患者体温稍高，故加石膏退热，却不见疗效，改变思路，以麻黄汤加五味子，取得良效。五味子是缓解支气管痉挛的必需之物，但其味酸收敛，不利发汗，用时需打碎令辛味溢出，则可纠正弊端。张志远常以麻黄汤为基础方进行加减调理外感风寒咳嗽，常取麻黄、杏仁当君，配合五味子等药物，一般不逾6剂即效，药少价廉，疗效确切。运用时，麻黄勿过6g，杏仁用至10g，桂枝量小，

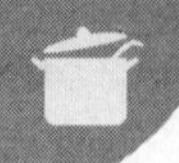

3g 即可，甘草在 8g 左右，五味子可用至 20g；个别情况咳而不止，再加罂粟壳 3~6g。

[3] 王淞，潘琳琳，朱俊楠，等. 国医大师张志远运用麻黄汤加减的经验[J]. 中华中医药杂志，2020，35（4）：1801-1803.

三、熊继柏医案

患儿，女，3 岁。

初诊：2019 年 11 月 7 日。病史：咳嗽、喘息、气急，伴高热，有痰。舌脉：舌苔薄黄，纹淡紫。

诊断：中医：咳嗽；

西医：急性支气管炎。

辨证：风热犯肺。

治法：清泄肺热，宣肺平喘。

处方：麻杏石甘汤合贝夏止嗽散加减。

炙麻黄 3g	川贝母 5g	法半夏 5g	杏仁（后下）5g
桔梗 5g	炙紫菀 5g	百部 5g	生石膏（先煎）10g
白前 8g	陈皮 5g	生甘草 5g	

7 剂。

患儿服下第 1 剂药后热退，7 剂药服完后咳嗽消失。

【评析】 暴喘发热为急症，小儿多见，见于现代医学的急性呼吸道感染，其中包括病毒性肺炎，常发热高达 40℃以上，西医治疗需 1 周以上，而麻杏石甘汤治疗效果很好，其使用奥妙在于药物用量。外邪伤肺，壅遏肺气，气从热化而成暴喘发热，而肺主皮毛，主宣发，故须顺其宣发之性，使邪有出路，向外透发。《伤寒论》第 162 条："汗出而喘，无大热者，可与麻黄杏仁甘草石膏汤。"临床上许多喘证均有大热，且热势甚高，麻杏石甘汤是否可用呢？张仲景的本意是：麻黄宣散肺气，石膏清泄肺热，二者相配，此时麻黄的作用不是宣散表寒，而是借助其宣发之力宣散肺热，重在宣散肺热，因此石膏用量要大。张仲景的麻杏石甘汤中石膏半斤，麻黄 4 两，石膏剂量二倍于麻黄。熊教授特别指出："高热发喘，其热势越高，石膏用量要越大，石膏与麻黄的比例可以为 5 ：1，在热势高时，甚至可达 10 ：1。"麻杏石甘汤还衍生出一个特殊方剂——五虎汤，《医宗金鉴·喘证门·马脾风》曰："暴喘传名马脾风，胸高胀满胁作坑，鼻窍煽动神闷乱，五虎一捻服最灵。"五虎汤即麻杏石甘汤加茶叶，用于暴喘发热，其效甚捷。

[4] 刘通，曾光，黄惠勇．国医大师熊继柏辨治肺炎咳喘临证经验 [J]．湖南中医药大学学报，2020，40（6）：643-646.

四、洪广祥医案

医案一

胡某，女，63 岁。

初诊：2019 年 2 月 11 日。主诉：咳嗽 1 月余。病史：咳嗽 1 月余，遇寒或闻及特殊刺激性气味易诱发咳嗽。刻下症见：咳嗽，鼻塞无涕，咽红咽痒，口干不苦，夜间咳甚，盗汗，痰多（每天吐痰 10 余次）、色白，平素怯寒，易感冒，寐欠佳，纳可，二便平。舌脉：舌红、苔薄白，脉浮。

诊断：中医：咳嗽；

西医：急性支气管炎。

辨证：风寒犯肺。

治法：疏风散寒，宣肺止咳。

处方：冬菀止咳汤加减。

射干 15g　麻黄 10g　法半夏 10g　辛夷（包煎）10g

款冬花 10g　紫菀 10g　蝉蜕 10g　桔梗 10g

细辛 3g　生姜 3g　苍耳子 6g　生甘草 6g

7 剂，水煎服，每日 1 剂，早晚温服。

二诊：2019 年 2 月 20 日。患者述咳嗽减半，痰量减少，近 2 天痰中带血，口干，无发热，夜间盗汗，二便平，舌红、苔薄白，脉浮。查体：咽稍红。治疗守上方，

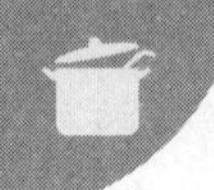

去生姜，加芦根 15g。7 剂，水煎服，每日 1 剂，早晚温服。

三诊：2019 年 3 月 16 日。患者述用药后症状明显好转，但仍稍有咳嗽，咽痒即咳，闻及刺激性气味咳甚，有痰滞感，不易咯出，咽不痛，口干不苦，稍鼻塞无流涕，有时感心烦及胸部隐痛，纳可，寐一般，二便平，舌红、苔白，脉浮。予首诊方治疗，7 剂，水煎服，每日 1 剂，早晚温服。

四诊：2019 年 3 月 23 日。稍咳，无痰，闻及异味可诱发，夜间咳甚，有时胸闷，二便平，舌红、苔薄白，脉浮。守上方，加紫苏叶 15g。7 剂，水煎服，每日 1 剂，早晚温服。

【评析】《景岳全书》云："六气皆令人咳，风寒为主。"程钟龄《医学心悟》指出："咳嗽之因，属风寒者，十居其九。"中医学认为，肺开窍于鼻，鼻为肺之门户，风寒袭肺，鼻先受之。据此理论，洪教授自拟冬菀止咳汤，以达祛风散寒、宣肺止咳、肺鼻同治之效。本案患者遇寒易诱发咳嗽，易感冒，鼻塞，夜间咳甚，痰白，舌红、苔薄白，脉浮，显然因风寒侵袭肺卫，肺气郁闭，宣降失常所致。痰饮、风寒均为阴邪，痰饮宜温，风寒宜散，病位在肺，肺气郁闭是其标实。患者平素怯寒，气阳虚弱是其本虚。根据急则治其标的原则，故先疏风散寒，以宣肺止咳。冬菀止咳汤中麻黄、细辛温肺散寒解表，法半夏、生姜燥湿化痰、和胃降逆，辛夷、苍耳子散寒解表、宣通鼻窍，款冬花、紫菀润肺下气、止咳化痰。患者咽红咽痒，予桔梗、蝉蜕、射干宣肺利咽消痰，生甘草清热解毒、调和诸药。全方体现了洪教授"治肺不远温"的学术思想。患者二诊时咳嗽减半，因其痰中带血、口干、盗汗，考虑有内热，去辛温之生姜加甘寒之芦根以清热。三诊时诸症明显减轻，继予首方 7 剂服用。四诊时稍咳、胸闷，为气机阻滞，遂加用紫苏叶解表散寒兼理气舒郁。可见"有是证用是药"，辨证准确，用药方可无误。

医案二

张某，女，55 岁。

初诊：2018 年 11 月 26 日。病史：自述咳嗽 1 月余，咳白痰（每天吐痰 10 余次），不易咯出，咽中有异物感，右侧胸背部胀痛，纳呆，寐差，二便平。舌脉：舌淡红、苔白腻微黄，脉细滑。查体：外院 CT 提示右下肺感染（磨玻璃影）。

诊断：中医：咳嗽；

西医：急性支气管炎。

辨证：痰凝气滞。

治法：行气散结，降逆化痰。

处方：半夏厚朴汤加减。

法半夏 15g	紫苏叶 15g	丝瓜络 15g	珍珠母（先煎）15g
桔梗 10g	厚朴 10g	白芍 10g	白术 10g
柴胡 10g	生姜 3g	大枣 6g	炙甘草 6g

7 剂，水煎服，每日 1 剂，早晚温服。

二诊：2018 年 12 月 7 日。患者述咳嗽，咳白痰（每天吐痰 10 余次），较易咯出，咽中异物感较前好转，活动后胸闷乏力，右背胀痛半年余，口干口黏，手心足心发热，无出汗，夜寐不安，喜静，常心烦，纳呆，大便不规律，舌淡、边有齿痕、苔白厚腻，脉细滑。一诊方厚朴减为 6g，加茯苓、青皮、旋覆花（包煎）各 15g，苍术 10g，薄荷（后下）12g。7 剂，水煎服，每日 1 剂，早晚温服。

三诊：2018 年 12 月 14 日。患者述用药后咳嗽、胸背痛减轻，咳白色黏液痰、量少，无鼻塞流涕，有鼻后滴漏感，无咽痒痛，口干，乏力，纳可，二便平，舌淡黯、苔白腻、舌边有齿痕，脉细滑。效不更方，继服 14 剂。

【评析】 《金匮要略》云："妇人咽中如有炙脔，半夏厚朴汤主之。"此句论述痰滞于咽中的证治，即后世所说的梅核气。本病多因情志不遂，导致肝气郁结，气郁痰生，痰气交阻，上逆咽喉。洪教授认为，痰气交阻易导致梅核气，多见于妇女，男子亦可见。半夏厚朴汤除治疗梅核气外，还可用于痰凝气滞所致的精神病、咳喘、胃脘痛、呕吐及胸痹等病。本案患者情绪敏感，胸闷、背部胀痛，为情志不遂、肝气郁结所致。肝气郁结则气机升降失常，肺胃宣降失和，津液输布不利，聚而生痰，故可见咳嗽、咳痰、咽中异物感、纳呆；气机不畅，气血失于调达，则心神失养，夜寐不安，易心烦；气机不畅，津液失于输布，故见口干；口黏为痰滞所致；舌淡、边有齿痕、苔白腻，脉细滑，皆为气滞痰凝所致。故拟半夏厚朴汤加减，治以降逆化痰，行气散结。方中法半夏入肺胃，化痰散结，降逆和胃；厚朴下气除满，两者并用，化痰结，降逆气，痰气并治。生姜和胃止呕，且可制法半夏之毒；紫苏叶理肺疏肝，助厚朴行气宽胸、宣畅气郁；桔梗宣肺止咳；白芍酸敛养血以涵其肝体，配柴胡辛散以顺肝之性，一敛一散，有疏肝和血止痛之功；珍珠母平肝潜阳，镇心安神；丝瓜络祛风通络；白术健脾益气；炙甘草、大枣补益脾胃，和缓药性。患者二诊时咽中异物感较前好转，仍拟半夏厚朴汤加减，因恐厚朴辛苦温燥，耗气伤津，故10g减为6g；患者大便不规律，手足心热，舌边有齿痕，为气滞湿阻所致，加茯苓配伍白术健脾利湿，脾健则湿去，湿去则痰无由生，苍术燥湿健脾，薄荷、青皮疏肝行气，旋覆花降气消痰。三诊时诸症已有好转，效不更方。本病案以半夏厚朴汤为主方，全方辛苦合用，辛以行气散结，苦以燥湿降逆，气顺则痰消结散，痰化则气行郁开。

医案三

郭某，男，79岁。

初诊：2019年5月29日。主诉：咳嗽1周。病史：患者自述咳嗽1周，夜咳甚，干咳为主，无鼻塞流涕，有咽痒，胸闷，口干口黏，二便平。舌脉：舌红、苔花剥黄腻，脉濡数。查体：咽红，充血。双肺呼吸音清。

诊断：中医：咳嗽；
西医：急性支气管炎。

辨证：湿热郁肺。

治法：清化湿热，宣畅肺气。

处方：麻黄连翘赤小豆汤加减。

连翘15g　赤小豆15g　桑白皮15g　枇杷叶15g
薄荷（后下）12g　炙麻黄10g　蝉蜕10g　苦杏仁（后下）10g
桔梗10g　甘草6g

3剂，水煎服，每日1剂，早晚温服。

复诊：2019年6月3日。患者述咳嗽已明显好转，仍咽痒，口干口黏，无鼻塞流涕，无胸闷。效不更方。服药尽剂，病愈。

【评析】 明·许宏《金镜内台方议》记载："……以此八味之剂，专治表邪不尽，瘀热在里，遍身发黄者之用也。"清·尤在泾《伤寒贯珠集》提及"麻黄、杏仁、生姜之辛温，以发越其表，赤小豆、连翘、梓白皮之苦寒甘以清热于里……麻黄连翘赤小豆汤，是散热之剂也"。以上医籍皆说明使用麻黄连翘赤小豆汤关键在于祛瘀热，瘀热在里，是言湿热蕴郁在里而发身黄，当见心烦懊恼、小便不利、身黄如橘子色等。麻黄连翘赤小豆汤中麻黄、生姜、苦杏仁辛温解表散邪，可开提肺气以利水湿之邪；连翘、赤小豆、桑白皮辛凉而苦，清热利湿以退黄。甘草、大枣甘温，健脾和胃。诸药合用，使内外宣通，湿热泄越，其病则愈。本方外可清热解表，内可清热利湿解毒，兼具开鬼门、洁净府之功效。本案患者湿热内郁，外邪侵袭，内外相侵，闭阻于肺，引发咳嗽。故拟本方以内清湿热，外散寒邪。湿热在上，偏于清泄；在中，佐以理气；在下，重于利导。洪教授擅长运用此方加减治疗慢性干咳湿热郁肺证，认为该方既能外散表邪，又能内清瘀热，是一个表里双解，治疗慢性干咳湿热郁肺的良方。此方还常用于治疗湿热蕴郁所致的荨麻疹、皮肤瘙痒症，以及治疗肾炎初起、头面水肿、小便不利而兼表证者。

[5]聂旺平，兰智慧.运用国医大师洪广祥学术思想辨治咳嗽医案4则[J].新中医，2021，53（3）：4.

医案四

时某，女，51岁。

初诊：2008年12月22日。主诉：咳嗽6周。病史：6周前始见发热恶寒、体温高达38.5℃，伴鼻塞、头痛等，在当地医务所行静脉滴注抗生素等治疗，3天热退，但始见咳嗽不止，多处诊治无效。刻下症见：咳嗽夜甚，咽痒则作，遇风寒则咳嗽加剧，闻及刺激性异味如油烟味、煤气等也易诱发，咳少许白黏痰，痰滞咽中，难以咳出，胸闷，晨起鼻塞，口稍干，纳食尚可，大便不干结。舌脉：

舌质略红、苔白腻稍黄厚，脉细弦滑，双寸脉浮。

诊断：中医：咳嗽；

西医：急性支气管炎。

辨证：寒邪滞肺。

治法：温散肺寒，宣肺止咳。

处方：温肺煎加减。

麻黄 10g　干姜 10g　细辛 3g　紫菀 10g
款冬花 10g　矮地茶 15g　天浆壳 15g　法半夏 10g
陈皮 10g　黄芩 6g　云苓 15g

7 剂，每日 1 剂，水煎服。

二诊：咳嗽明显改善，胸闷消除，现夜能安卧，咳痰通畅。原方再服 7 剂。

三诊：咳嗽基本消除，浮脉已去，但自诉平素怯寒易感冒，喜汗出。拟改用益气温阳护卫汤调理。

生黄芪 30g　防风 10g　炒白术 10g　补骨脂 10g
淫羊藿 15g　桂枝 10g　白芍 10g　生姜 10g
红枣 6 枚　炙甘草 6g　凤凰衣 10g　浮小麦 30g
煅牡蛎（先煎）30g

7 剂，水煎服。

【评析】　风寒犯肺所致的咳嗽，治宜温散，风去寒除，肺气上逆之证自可迎刃而解，不止咳而咳自止。但此时如用寒凉遏肺之品，如抗生素、清热解毒中药、润喉片等药；或贪凉饮冷、反复受凉；或静脉滴注输液，将会使肺气更加郁闭，非但不能止咳，反会使咳嗽迁延，客邪留恋，遂成“久咳”“顽咳”。温肺煎为洪广祥专为寒邪滞肺型咳嗽而设，由麻黄、法半夏、细辛、紫菀、款冬花、矮地茶、天浆壳、生姜组成，具有很强的温宣、温散作用，临床疗效确切。本病例稍夹湿浊，故加二陈汤燥湿化痰；兼见郁热，少加黄芩治标。临证时兼见鼻塞流涕明显者，可加辛夷、苍耳子、白芷宣通鼻窍；兼见咽痒、鼻痒、对刺激性气味反应敏感者，加枳实、地肤子、白鲜皮、乌梅、柴苏叶等抗敏止痒。

[6] 张元兵，王丽华. 洪广祥“治肺不远温”理论及临证验案 [J]. 江西中医药，2009，40（11）：14-16.

五、路志正医案

患者，女，27岁。

主诉： 咳嗽半月余。病史：咳嗽半月余，咳黄绿色痰，量多，易咳出。当地某医院以气管炎输液治疗，未见明显好转，遂求中医。刻下症见：咳嗽，咳黄色黏痰，易咳出，咽痒，音哑。平素嗜辣、咸食。食后腹胀，嗳气，欲大便。胆怯易惊，入睡困难，睡眠多梦，烦躁易怒。口干欲饮，晨起口苦。大便每天2～3次，成形，小便正常。形体丰腴。舌脉：舌质黯滞，边尖红，苔薄白，根黄腻。脉沉弦小滑。

诊断： 中医：咳嗽；

西医：急性支气管炎。

辨证： 外感犯肺，宣降失宜。

治法： 轻清宣肺，化痰止咳。

处方：

南沙参 15g	麦冬 10g	白前 10g	前胡 12g
射干 10g	蝉蜕 10g	胆南星 8g	僵蚕 8g
杏仁（后下）9g	枇杷叶 15g	生麦芽 20g	生谷芽 20g
川贝母 10g	白芍 15g	炒枳壳 15g	甘草 10g
紫苏叶 8g	桃仁 9g		

竹沥汁 30mL 为引，7剂。

药后咳嗽、喑哑减轻，仍有咽痒即咳，少量黄色黏痰，仍以上方加减调整一周而愈。

【评析】 咳嗽一证，病位在肺，但关乎五脏，总属气机运行失常，肺失宣降所致。《素问·咳论》“五脏六腑皆能令人咳，非独肺也”，“此皆聚于胃，

关于肺”。所以，路志正治疗咳嗽，习于从五脏调理气机，尤其重视脾胃，因脾胃是一身气机升降之枢纽，更关乎肺之宣降，脾胃升降一调，则肺之宣降自如，咳嗽自止。本例患者，外感至咳，但平素饮食失节，脾胃受伤，痰浊内生，储于肺脏，外邪引动，遂至咳嗽痰多。故方中生谷芽、生麦芽健脾疏肝鼓舞胃气，炒枳壳降胃气，甘草健脾调和诸药并协助止咳化痰。三药调节中焦，以杜绝生痰之源，以白前、前胡、杏仁、枇杷叶、川贝母润降肺气，以射干、蝉蜕、紫苏叶诸升药发散风邪以宣肺，胆南星、竹沥化痰清热，南沙参、麦冬、白芍养阴润肺，全方肺脾同调，升降相依、润燥相济，则痰浊去，肺气宣，咳嗽止。

[7] 李福海，苏凤哲，冯玲，等.路志正教授运用升降理论临证验案举隅[J].环球中医药，2011（6）：465-466.

六、薛伯寿医案

于某，男，43岁。

初诊：2003年3月4日。主诉：咳嗽2月余。病史：患者2002年12月中旬受凉后出现咳嗽，痰黏，量少，难咳，无发热，纳、眠可，二便调，舌胖，质黯，苔薄滑，脉沉滑。门诊诊断为燥咳，治以清燥救肺未效。继之患者在某医院住院查胸CT、X线胸片等未见异常，诊断为支气管炎，给抗生素和止咳糖浆治疗未效。转住北京某医院，仍用喹诺酮等抗生素治疗，住院12天，咳嗽稍有减轻。患者在1996年、2002年曾有类似咳嗽发作，每次持续2月余，患者诉每次舌苔消退后咳嗽缓解。患者空腹血糖偏高，未诊断糖尿病；心电图示房室传导延长，未明确诊断。患者既往饮酒较多，血脂偏高。刻下症见：患者咳嗽、说话及受冷空气后咳嗽加重，白痰少，伴低热，体温37.2℃，咽痒，纳食稍差，大便2天1次，夜间汗出多，心烦易怒。舌脉：舌体胖，有齿痕，色淡黯，苔白厚夹黄，脉寸滑关弦。

诊断：中医：咳嗽；

西医：急性支气管炎。

辨证：顽痰内伏。

治法：顽痰内伏，非温不化。

处方：小青龙加石膏汤加味。

麻黄 8g	桂枝 10g	白芍 10g	法半夏 10g
细辛 3g	干姜 8g	五味子 10g	甘草 10g
紫菀 10g	款冬花 10g	百部 10g	生石膏（先煎）15g
杏仁 10g	射干 10g		

水煎服，每日 1 剂。

复诊 2 次，以上方加减，服药约 21 剂而愈。

【评析】 肺为贮痰之器，主宣发，顽痰不化，蕴藏于肺，复加外感，未闭肺气，肺失宣发，则咳嗽缠绵难愈。此类疾病病机要点有二：一为痰饮内伏是素因；二为寒束肺闭是诱因。治疗时应二者兼顾，开肺闭，化顽痰，开肺闭以生麻黄为佳，合用桂枝力量更大。温化寒痰以姜、辛、味效果最佳，若寒痰内伏日久化热，也可加用生石膏清热。本方实为小青龙加石膏汤和射干麻黄汤复方，用桂枝是为了加强宣散力，加射干、紫菀、款冬花是为了止咳祛痰。

[8]高荣林，姜庄旸.中国中医研究院广安门医院·专家医案精选[M].北京：金盾出版社，2005.

七、王莒生医案

医案一

患者，男，40 岁。

初诊：2010 年 4 月 6 日。主诉：间断咳嗽 5 周余。病史：患者 5 周前感冒后出现长期咳嗽，咳少许白痰，咽痒，无喘憋。于某医院诊为感冒后咳嗽，予相关药物口服 3 周余无效，遂求治于中医，先后服中药 2 周仍咳，其人除咳嗽之外，并无其他不适。舌脉：舌淡红，苔薄白，脉浮。

诊断：中医：咳嗽；

西医：急性支气管炎。

辨证：风邪恋肺，肺失宣降。

治法：散风宣肺，化痰通络。

处方：三拗汤合小青龙汤加减。

炙麻黄 10g	杏仁 10g	炙甘草 10g	防风 10g
紫苏子 10g	黄芩 10g	桑叶 10g	白芍 10g
陈皮 10g	半夏 10g	茯苓 10g	辛夷（包煎）10g
苍耳子 9g	蝉蜕 10g	僵蚕 10g	葶苈子（包煎）20g
干姜 10g	细辛 6g	旋覆花（包煎）10g	

先后服上方 14 剂，咳嗽基本缓解，诸症消失。

【评析】 本例患者患感冒后咳嗽月余，服中西药物无数，皆不效，表明亚急性咳嗽治疗有时较为困难。首先，咳嗽日久多为风寒恋肺不解，故治疗始终不忘散寒祛风，麻黄一味则成为必用之品，其可宣肺散寒，止咳平喘，为肺家要药。配伍杏仁、甘草为三拗汤；配伍干姜、细辛、五味子、半夏为小青龙汤，诸药合用共奏祛风散寒化饮之功。其次，咳嗽不论新久，宣肺化痰也是重要治法，可多用辛温之品如二陈、干姜、紫菀、杏仁之类，切忌苦寒清热过度，使痰浊寒化，更难清除。最后，久咳要注意疏通肺络，风寒、痰浊日久阻塞经脉，使肺络不通，肺失宣降，发为咳喘，治疗时勿忘通经，常用辛温之品，但以虫类药效果最佳，如僵蚕、地龙、蝉蜕、全蝎、蜈蚣等，不仅通络，还可祛风，对久咳有较好疗效。

医案二

患者，男，30 岁。

初诊：2011 年 4 月 10 日。主诉：咳嗽 2 月余。病史：患者 2 个月前感冒后出现咳嗽长期不愈，咽痒，闻到刺激性气味而加重，咳少许白痰，曾服多种中西药物而无效，现咳而两肋痛，胸满气急，心烦失眠。舌脉：舌淡红，苔薄白，脉弦滑。

诊断：中医：咳嗽；

西医：急性支气管炎。

辨证：肝郁不舒，化火伤肺。

治法：疏肝理肺，降气化痰。

处方：小柴胡汤加减。

柴胡 10g	黄芩 10g	半夏 10g	炙甘草 10g
陈皮 10g	茯苓 15g	前胡 10g	紫菀 10g
款冬花 10g	干姜 10g	五味子 8g	防风 10g
桔梗 10g	枳壳 10g	桑白皮 15g	黛蛤散（包煎）10g
白芍 10g	旋覆花（包煎）10g		

服药 1 周后，咳嗽程度减少过半，继服 1 周而愈。

【评析】 亚急性咳嗽多为感染及气道过敏等因素引起，王教授的经验是新咳多从肺论治，久咳则要求治于肝。这不仅是因为肝与肺两者在气机调节上密切相关，而且肝气升发太过或升发不及本身也可因气血津液输布失常而成痰。本病例以小柴胡汤加减疏理肝胆、调畅三焦为主；以二陈汤及苓甘五味姜辛汤温肺化痰；桔梗、枳壳调畅气机，黛蛤散清肝化痰，诸药合用达到使郁者舒之、滞者行之、逆者平之、结者散之的目的，从而使人体气机和畅，气血顺调，肝肺升降正常，则久咳自愈。

八、柏正平医案

李某，女，74 岁。

初诊：2014 年 4 月就诊。主诉：咳嗽 1 月余。病史：1 月前因天气骤变不慎受凉后出现鼻塞流涕，打喷嚏，咽痛，自服伤风感冒胶囊，前述症状无明显缓解，继而出现咳嗽，咳少量黄白黏痰，伴见困倦乏力，遂至当地社区医院输液治疗 3 天（具体用药不详），症状基本好转，但仍稍有干咳，偶咳少量白黏痰，未予坚持治疗，近半月来遇冷空气、刺激性气体等易诱发阵发性咳嗽，呛咳连声则胸闷不适，偶可咳少量白黏痰，咽痒如蚁行，神疲易倦，稍口干，食纳一般，寐欠安，大便稍干，小便色黄，量可。舌脉：舌质偏黯，舌苔薄白，脉稍细略数。查体：查咽部稍充血，双侧扁桃体未见明显异常，咽后壁可见增生淋巴滤泡，双肺听诊

无异常。X 线胸片检查示：双肺纹理无明显异常。

诊断： 中医：咳嗽；

西医：急性支气管炎。

辨证： 风邪恋肺，气阴耗伤。

治法： 疏风止咳，养阴益气。

处方：

蜜紫菀 12g	百部 12g	前胡 10g	桔梗 10g
木蝴蝶 3g	防风 10g	蝉蜕 12g	款冬花 12g
炙枇杷叶 15g	芦根 30g	沙参 10g	黄芪 15g
白术 10g	野荞麦根 15g	矮地茶 15g	甘草 6g

5 剂，水煎服，每日 1 剂，分早晚 2 次温服。

服药期间嘱患者忌食辛辣油煎油炸食品，多饮水，注意休息。

复诊： 2014 年 4 月 19 日。诉症状基本好转，精神转佳，稍有咳嗽，无明显口干，晨起或者说话过多稍感咽痒，二便如常，舌质黯，舌苔薄白，脉稍细，仍以前方加减。

百部 10g	蜜紫菀 10g	前胡 10g	桔梗 10g
木蝴蝶 3g	蝉蜕 10g	天冬 12g	麦冬 12g
百合 15g	沙参 12g	黄芪 15g	白术 10g
野荞麦根 15g	矮地茶 15g	甘草 6g	

7 剂，水煎服，每日 1 剂，早晚温服，7 剂后诸症悉除。

【评析】 本病当属中医“咳嗽”范畴，其病位在肺。肺为“娇脏”，外合皮毛，最易受外邪侵袭而发病，外邪犯肺，肺失宣降，肺气上逆则发为咳嗽。本案患者年过七旬，气阴渐衰，此次不慎初感风寒之邪，经输液治疗，寒邪已祛，风邪独恋。风者，咽痒而咳，故遇冷空气等刺激则易诱发咳嗽，呛咳过甚气机逆乱则见胸闷不适，风邪恋肺，阴伤气耗，阴伤渐有化热之势故见神疲易倦，口干，大便偏干，结合舌脉，故辨证为风邪恋肺，气阴耗伤之证。方中蜜紫菀、百部润肺化痰止咳；前胡、桔梗复肺宣降之性而止咳；防风、蝉蜕祛除独恋之风邪合木蝴蝶以利咽；款冬花、炙枇杷叶、矮地茶共降肺气以止咳；芦根、沙参生津润燥；野荞麦根除肺之余毒。另投黄芪、白术，寓玉屏风散之意，巧用培土生金之法以健脾益肺，甘草调和诸药。方投5剂，风邪已祛，虚热不显，肺气宣降之性渐复，二诊则去防风、款冬花、炙枇杷叶、芦根，患者仍见肺气阴虚之症，故加天冬、麦冬、百合滋阴润肺。继服7剂，疗效满意。

[9] 康玲玉，柏正平．柏正平教授治疗感染后咳嗽的临床经验[J]．中医药导报，2014，20（15）：89-90.

九、高忠英医案

何某，女，55岁。

初诊： 1999年7月8日。主诉：咳嗽咽痒1月余。病史：1月前感冒，经治疗后感冒愈，但咳嗽未除，虽服多种中西药物，其效不显。月经半年未至。既往有胆结石、肾结石、脂肪肝、胆固醇高等病史。刻下症见：咽痒引咳，咳声重浊，痰白，口中有味，纳虽可，但胃中不适，反酸，睡眠无规律，阵汗出，二便调。舌脉：舌黯淡，苔白黄腻，脉沉滑。

诊断： 中医：咳嗽；

西医：急性支气管炎。

辨证： 痰湿化热，肺失肃降。

治法： 清热化痰，宣肺止咳。

处方： 清气化痰丸加减。

瓜蒌 12g	白前 10g	黄连 10g	吴茱萸 5g
半夏 10g	胆南星 10g	款冬花 10g	海浮石（先煎）10g
射干 10g	黄芩 10g	枳壳 10g	桔梗 10g

水煎，每日1剂，分2次温服。

嘱饮食清淡，起居有常。

服上药3剂后咳嗽及咽痒症大减，汗出亦减，睡眠转佳；继服7剂咽痒及咳嗽均止，但胃中不适仍存，进而转调胃疾。

【评析】 咳嗽虽已月余，但从病史、舌脉分析仍证属痰热，治宜清热化痰。用胆南星、海浮石、瓜蒌、半夏、款冬花化痰；黄芩、白前、射干、桔梗清肺；吴茱萸、黄连主要针对胃病反酸而设。服用后诸症大减，说明方药对证，则能收速效。

［10］邹志东，金丽杰，陆绮，等．高忠英验案精选［M］．北京：学苑出版社，2006.

十、马新云医案

徐某，女，4岁。

初诊： 1991年12月25日。主诉：咳嗽频作1周。病史：患儿1周前不慎着凉引起咳嗽，有痰伴发热，流涕，曾于市某院就诊，肌内注射小诺霉素、病毒唑，口服祛痰灵、清热解毒口服液，热虽解，但咳嗽如往，饮食不振，时有痰鸣，昼轻夜重，大小便正常。患儿面色不华，呼吸微促，喉中漉漉有声。舌脉：舌红苔白，脉浮数略滑。听诊：两肺有痰鸣音，心率108次／分，律齐，心音有力，腹（－）。血常规：白细胞 $5.2 \times 10^9/L$，中性粒细胞0.27，淋巴细胞0.73，胸透肺纹理明显增粗。

诊断： 中医：咳嗽；

西医：急性支气管炎。

辨证： 痰热壅肺，肺失宣肃。

治法： 清泄余热，宣肺化痰止咳。

处方： 麻杏石甘汤加减。

炙麻黄 5g	杏仁 8g	鱼腥草 8g	生石膏（先煎）12g
前胡 8g	炙枇杷叶 12g	冬瓜仁 9g	瓜蒌 8g
川厚朴 8g	丝瓜络 12g	鸡内金 10g	桃仁 8g
甘草 3g	白茅根 12g		

水煎服取汁50mL。

二诊： 服上药3剂后，饮食正常，咳嗽大减，但仍痰多，咳痰不利，舌偏红，苔白，脉滑。继用前方去鸡内金、白茅根，加浙贝母8g以增化痰止咳之效。

处方：

炙麻黄 5g	杏仁 8g	鱼腥草 8g	生石膏（先煎）12g
前胡 8g	炙枇杷叶 12g	浙贝母 8g	冬瓜仁 9g
瓜蒌 8g	川厚朴 8g	丝瓜络 12g	桃仁 8g
甘草 3g	芦根 12g		

共服 6 剂而愈。

【评析】 患儿咳嗽频作 1 周，经用中成药及西药诸症不减，且喉中痰鸣，呼吸急促，纳呆食少，舌红苔白薄黄，脉滑数。实为痰热壅肺，肺失宣肃所致，治应清热化痰止咳为法。方取麻黄、杏仁宣肺化痰止咳；配冬瓜仁、桃仁、瓜蒌以润肺化痰；鱼腥草、芦根以清热解毒，肃肺解郁；前胡、炙枇杷叶疏表宣肺止咳；川厚朴、鸡内金苦温通降，和胃消导，以截生痰之源；丝瓜络温运化痰，并搜络中之痰，故能病愈。

［11］焦平．中国百年百名中医临床家丛书·马新云［M］．北京：中国中医药出版社，2014.

十一、李寿彭医案

王某，男，54 岁。

初诊：1999 年 10 月 4 日。主诉：咳嗽、咳痰 3 天。病史：患者自诉 3 天前因淋雨受凉后出现咳嗽、咳痰，胸部有压迫感，咽部疼痛，全身酸痛，肢软无力。舌脉：舌苔黄，脉浮数。血常规：白细胞总数、中性粒细胞比例均升高。X 线片提示：肺纹理增多且粗。呼吸音粗糙。刻下症见：咳嗽，咽部明显充血，吐黄稠痰。

诊断：中医：咳嗽；

西医：急性支气管炎。

辨证：风热犯肺。

治法：疏散风热。

处方：桑菊饮合重楼甘草汤加减。

桑叶 15g	野菊花 10g	知母 12g	瓜蒌皮 12g

半夏 10g　　桔梗 10g　　五味子 10g　　白芍 12g
重楼 10g　　远志 10g　　甘草 6g

每日 1 剂，水煎服。

服上方 3 剂后咳嗽减轻，痰质变稀且量少，胸闷好转，粗糙呼吸音消失。原方再服 5 剂，症状全部消失。

【评析】 方中桑叶、野菊花轻清宣达，疏散上焦风热，清肺止咳，李寿彭认为野菊花抗炎效果较一般菊花好。桔梗、重楼、甘草祛痰利咽，知母、半夏、瓜蒌皮合用能宽胸散结，消除胸中满闷，加用一味远志，旨在增强排痰之力。本方为其经验方，一年四季皆可运用。

［12］陈代斌，王恩元 . 中国百年百名中医临床家丛书 · 李寿彭［M］. 北京：中国中医药出版社，2006.

十二、翁维良医案

吕某，男，41 岁。

初诊：1997 年 8 月 21 日。病史：感冒发热咳嗽 3 天，体温 38.5℃，发热无汗，咳嗽，不易咳出痰，头痛头胀，咽痛，食纳不香，曾在某医院按急性支气管炎治疗，首服西药头孢唑林钠（先锋 V 号），热退反复。舌脉：脉浮滑数，苔黄腻，舌质正常。

诊断：中医：咳嗽；
西医：急性支气管炎。

辨证：外感风寒。

治法：宣肺解表，祛痰止咳。

处方：

桑叶 12g　　金银花 15g　　金莲花 15g　　杏仁 12g
桔梗 12g　　菊花 12g　　生甘草 6g　　鱼腥草 12g
紫菀 10g　　瓜蒌仁 12g　　青果 12g

二诊：前方服 4 剂，发热已退，体温正常，咽痛好转，但咳嗽重，咳吐白色黏痰，不易咳出，胸闷胀不运。脉滑，苔白腻，舌质正常。治宜宣肺祛痰。

处方：

陈皮 10g　　法半夏 12g　　款冬花 12g　　杏仁 10g

远志 10g　　桔梗 12g　　白前 12g　　紫菀 10g

金银花 15g　　连翘 12g　　金莲花 15g

三诊：又服 6 剂，药后咳嗽减，痰能咳出，色黄，量仍较多，胸闷减轻。脉滑，苔白，舌质正常，仍宣肺祛痰。

处方：

陈皮 10g　　半夏 10g　　甘草 10g　　款冬花 12g

百部 12g　　全瓜蒌 15g　　杏仁 10g　　枇杷叶 12g

桔梗 10g　　金银花 12g　　金莲花 12g

【评析】　本例为急性支气管炎，发热，咳嗽，当宜宣肺解表，祛痰止咳，方中桑叶、金银花、菊花、金莲花清热解毒，鱼腥草清肺热，桔梗、杏仁、紫菀宣肺祛痰，瓜蒌仁祛痰润肠，生甘草和胃，青果生津止咳。

［13］翁维良．翁维良临床经验辑要［M］．北京：中国医药科技出版社，2001.

十三、吴熙伯医案

医案一

陈某，女，40 岁。

病史：呛咳痰少，咽中干痛，唇红鼻燥，口渴咯血，胸透示两肺纹理增粗，诊为急性气管炎，用青霉素、链霉素及止咳剂，获效不显，咳嗽咯血仍然，转而就诊中医。刻下症见：呛咳少痰，咽中干痛，鼻腔干燥，口渴欲饮，痰中带血，有时口口皆带血。舌脉：舌红苔淡白少津，脉滑数。

诊断：中医：咳嗽；

西医：急性支气管炎。

辨证：温邪燥气侵犯娇脏。

治法：清金肃肺。

处方：清燥救肺汤加减。

南沙参 15g	麦冬 10g	玉竹 10g	天冬 10g
川贝母 6g	胖大海 5g	百合 10g	炙桑白皮 12g
炙甘草 3g	仙鹤草 20g		

6 剂。

二诊：药后咽痛口干显著好转，呛咳仍作，守原方加知母 10g、鲜茅根 100g。继服 7 剂而愈。

【评析】 本例为温邪燥热犯肺，选投清金润肺之品，书有“肺燥宜润”的记载，故仿喻嘉言清燥救肺汤加减，肺金得其清肃，其咳自止矣。

医案二

王某，男，40 岁。

病史：入夏以来，咳嗽胸闷，咽痒痰少，身热口渴，胁肋疼痛，胸透示两肺纹理增生，诊为气管炎，服用西药未效。刻下症见：咳嗽胸闷，咽痒痰少，身热口渴，胁痛不舒。舌脉：舌苔黄，脉濡滑而数。

诊断：中医：咳嗽；

西医：急性支气管炎。

辨证：暑热袭肺，肺气失宣。

治法：宣肺止咳。

处方：

冬桑叶 10g	牛蒡子 15g	川贝母 6g	蝉蜕 5g
瓜蒌皮 12g	桔梗 10g	杏仁 10g	炙马兜铃 10g
炙枇杷叶 15g	粉甘草 3g	滑石（包煎）20g	

6 剂。

二诊：服药后，咳嗽减半，余亦觉佳，守原方续服 6 剂而愈。

【评析】 肺为五脏之华盖，暑邪袭人，肺经受病，选用牛蒡子、贝母、杏仁、蝉蜕、兜铃、瓜蒌皮、桔梗清热宣肺；桑叶、枇杷叶清降肺气；甘草、滑石解肌行水清燥，促使暑热清，肺宣气降而愈。

[14]吴熙伯，吴少清.吴熙伯弟兄临床治验集锦[M].南京：东南大学出版社，2006.

十四、沈绍功医案

医案一

金某，女，54岁。

初诊：2001年12月4日。病史：患者素体肥胖，活动量稍大则感气短。又因上呼吸道感染后咳嗽月余，伴咳痰，色白量多易咯，胸闷气短，无发热，饮食正常，小便调畅，大便稀薄，日行2～3次，先后服用通宣理肺丸、枇杷止咳露等药物症状无改善，故来求治。舌脉：苔白腻，脉弦滑。检查：两肺呼吸粗，X线胸片示两下肺纹理增粗，呈支气管炎改变。

诊断：中医：咳嗽；

西医：急性支气管炎。

辨证：痰浊阻肺，肺气失降。

治法：健脾祛痰，宣肺止咳。

处方：三子养亲汤加减。

莱菔子10g	紫菀10g	款冬花10g	炒葶苈子（包煎）10g
炙枇杷叶15g	橘红10g	桑白皮10g	杏仁10g
云苓10g	炒白术10g	焦三仙30g	大枣3枚

上方每日1剂，水煎分2次服。连用7剂后，咳嗽、咳痰明显减轻，唯感胸闷气短，动则尤甚，大便次数多，苔微腻。痰浊渐祛，肺脾气虚之征呈现，上方去葶苈子、莱菔子加生黄芪、山药、五味子以补气健脾。再服7剂咳嗽止，胸闷气短大减，改服参苓白术丸6g，每日3次，口服巩固，未再复诊。

【评析】 呼吸系统疾病见痰必先祛痰，而祛痰之主方为三子养亲汤。因痰浊有化热趋势，故沈绍功以葶苈子替代三子养亲汤中的白芥子、苏子，意在泻肺降气，祛痰止咳，炒用以防其苦寒，并加大枣缓其烈性，以防伤害脾胃；“脾为

生痰之源，肺为贮痰之器”，治痰之源必健脾，合用云苓、白术、焦三仙，取培土生金之效。效不更法，守法易药加黄芪、山药等重在健脾以治其本。

医案二

王某，女，56岁。

初诊：2002年12月4日。主诉：干咳2个月。病史：患者感冒后出现干咳近2个月，未行诊治。偶有少量白痰，质黏，咽干咽痒，口渴欲饮，时感低热，手足心热，腰酸耳鸣，尿频色黄，大便通调，曾先后服用养阴清肺糖浆、通宣理肺丸，疗效不显，故来门诊求治。舌脉：舌质红少苔，脉细数。检查：体温36℃，两下肺呼吸音粗，未闻及干湿啰音，血常规未见明显异常，X线胸片示两下肺纹理增粗。

诊断：中医：咳嗽；

西医：急性支气管炎。

辨证：阴虚火旺，木火刑金。

治法：清燥润肺，养阴生咳。

处方：清燥救肺汤加减。

沙参10g	麦冬10g	生地黄10g	桑白皮10g
知母10g	紫菀10g	川贝母10g	生石膏（先煎）30g
炙枇杷叶10g	杏仁10g	百部10g	黛蛤散（包煎）30g

上方每日1剂，水煎分2次服。运用7剂后，自觉干咳、咽痒减轻。原方再服7剂后咳嗽消除，烦热消失，咽干轻微，改服六味地黄浓缩丸和养阴清肺口服液，未再复诊。

【评析】　清燥救肺汤为治疗燥热伤肺的要方，再配白虎汤，既养肺阴，又清燥热；以沙参易人参，配麦冬、生地黄以滋肺肾之阴而润燥。上方中沈绍功投用两个止咳有效药对：桑白皮配炙枇杷叶、川贝母配紫菀。

医案三

郝某，男，7岁。

初诊： 2004年1月15日。病史：患儿素易感冒，食欲欠佳，嗜好零食及饮料，食量较少，近2周来偶有咳嗽，未经治疗，咳嗽时断时续。刻下症见：咳嗽时作，痰声不著，食欲较差，脘腹胀满，手足心热，大便干结。形瘦面黄。舌脉：舌质红，苔厚腻，脉滑数。

诊断： 中医：咳嗽；

西医：急性支气管炎。

辨证： 痰食积滞，热蕴肺胃。

治法： 消食导滞，和胃清肺。

处方： 保和丸加减。

云苓 10g	陈皮 10g	连翘 10g	莱菔子 10g
竹茹 5g	枳壳 5g	郁金 5g	石菖蒲 5g
紫菀 5g	桔梗 5g	藿香 5g	焦三仙 30g
桑白皮 5g	全瓜蒌 15g	车前草 15g	

每日1剂，水煎分2次服。连服7剂后，咳嗽消失，便干解除，腹胀减轻，食纳增加，苔由厚腻变为薄腻，脉仍滑数，手足心仍热。肺气已宣，脾胃运化尚未恢复。方中去桑白皮、紫菀、桔梗，加生鸡内金、木香，加强健脾和胃之力；服法改为水煎分2次服，每晚服1煎。

再服7剂后，腹胀消失，食欲恢复，手足心热已除，面色由萎黄渐见红润，舌苔由薄腻转为薄白，脉由滑数变为弦细。肺气已降，胃纳亦和，嘱其常食山楂片以健胃消食，脾胃健运，卫外自固，以防止咳嗽复发。

【评析】 咳嗽有外感与内伤之别，《素问·咳论》云：“五脏六腑，皆令人咳，非独肺也。”咳嗽虽是肺经的病，但并不只限于肺脏，小儿脾胃较弱，容易引起食积纳差，积食化热，痰热内扰，气机不畅，肺胃不和，亦致咳嗽，如本案即为积食咳嗽，沈绍功治疗此证的关键为消食和胃。同时咳嗽虽不止于肺，亦不离于肺，应以治肺为辅助，配以清肺、宣肺，肺胃同治，方可收敛。

本案特色用药：①竹茹、枳壳、云苓、陈皮与焦三仙、莱菔子、连翘相配，可祛痰消食，并清透热邪；②全瓜蒌既可清肺祛痰，又可通利大便，与通大便的

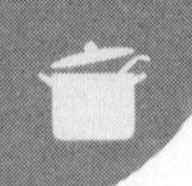

莱菔子及利小便的车前草相配，分利二便，给痰热以出路，并利于肺气的宣降；③桔梗不仅善于祛痰，同时能宣开肺气，与降气的莱菔子、清泻肺火的桑白皮同用，升降相配，以助肺气宣降功能的恢复；④石菖蒲、郁金相配行气解郁祛痰，有利于气机的调畅；⑤藿香为时令用药，解暑湿而和脾胃。

[15] 韩学杰，李成卫. 沈绍功验案精选 [M]. 北京：学苑出版社，2013.

十五、岳美中医案

刘某，男。

病史：患感冒咳嗽，感冒已愈，咳仍不止，且咳痰不爽。喉一痒，咳即作，早起尤甚，力咳而痰始稍去，总有痰涎黏着于喉间，胸闷。舌脉：舌红，脉数。

诊断：中医：咳嗽；

西医：急性支气管炎。

辨证：风痰恋肺。

治法：利肺化痰，畅胸止咳。

处方：

沙参 9g　马兜铃 6g　山药 9g　牛蒡子 6g

桔梗 6g　枳壳 6g　化橘红 4.5g　杏仁 9g

贝母 9g　白薇 6g　甘草 3g

服 3 剂，咳即爽，胸亦畅。再服 3 剂，咳嗽基本痊愈。

【评析】 本方沙参补益肺气，马兜铃开郁结痰，一阖一开；用山药补虚羸，牛蒡子散结节，一补一泄；用桔梗引气排痰，枳壳下气止逆，一升一降。六味相反相成，宣肺而不伤气，化痰而不耗阴，组方恰当，确为止咳化痰之良方。

[16] 张昱. 当代名医临床秘诀 [M]. 北京：科技文献出版社，2004.

十六、印会河医案

陈某，男，30 岁。

初诊：1992 年 4 月 14 日。主诉：感冒咳嗽 10 余天。病史：因感冒后咳嗽

10 余天就诊。X 线胸透（-），诊断为上呼吸道感染、急性支气管炎，予抗生素、止咳药等效果不佳。刻下症见：干咳无痰，由于剧咳，彻夜不能眠，受寒后咳嗽尤甚。舌脉：舌尖红，舌苔薄白，脉浮滑。检查：X 线胸片示急性气管支气管炎。血常规：白细胞 8.7×10^9/L，中性粒细胞 0.76，淋巴细胞 0.23，嗜酸细胞 0.1，血红蛋白 151g/L。听诊：两肺呼吸音粗糙。

诊断： 中医：咳嗽；

西医：急性支气管炎。

辨证： 肺热燥咳。

治法： 清肺润燥止咳。

处方： 清燥救肺汤加减。

桑叶 10g	桑白皮 12g	杏仁 10g	生石膏（先煎）30g
沙参 15g	浙贝母 10g	炙枇杷叶 12g	阿胶珠（烊化）10g
麦冬 12g	桔梗 10g	生甘草 10g	黑芝麻（打碎）10g

7 剂，每日 1 剂，水煎服。

上方服 4 剂后，咳嗽明显减轻，夜间亦能入睡，继服 3 剂后，咳嗽即告愈。

【评析】 本案患者证属肺热燥咳，治疗以清燥救肺汤为主加减。印会河教授治疗燥咳基本上使用此方加减。该方中桑叶甘寒味苦，轻清凉散，能清热宣肺润燥，为主药；生石膏辛甘大寒，喜清泻肺经之热；麦冬滋养肺阴而润燥。三药相伍，一宣一清一润，宣中有清，清中有润，其效相得益彰。佐以杏仁、枇杷叶止咳化痰；阿胶、黑芝麻滋阴润肺，砂参、甘草补益肺气。而且甘草兼有润肺止咳作用。临床应用此方，凡症见干咳无痰，或咳喘吐白沫而不爽为主症者，并有口干咽燥，舌红苔少，脉细数者均可使用，一般疗效较好。

在辨证时应当区分痰与沫之不同。痰为水湿所生，一般量多有块，较易咯出；沫为燥热灼伤肺阴而成，量少质黏，轻如飞絮，胶黏难出，此方适用于后者。

[17] 陈庆平，王诗雅 . 名医印会河教授抓主症经验集粹 [J]. 中国乡村医药，2000，7（10）：20.

十七、彭胜权医案

雷某，女，30岁。

初诊：1999年3月21日。主诉：咳嗽1个月。病史：患者因感冒而咳嗽，感冒愈后，咳嗽迁延1月，曾服中西药均罔效。刻下症见：咳嗽频作，说话则咳，声高气急，咽喉痒，易咳，痰白而黏，纳呆少饮，大便干结。舌脉：舌质淡胖，边有齿痕，苔白腻，脉弦滑数。检查：咽部检查见充血，咽后壁黏膜可见扩张的毛细血管，淋巴滤泡增生，腭弓充血。双肺听诊有散在干湿啰音，X线胸透诊为支气管炎。

诊断：中医：咳嗽；

西医：咽炎，支气管炎。

辨证：脾虚痰湿，肺有郁火。

治法：健脾化痰，宣郁散火。

处方：二陈汤合升降散加减。

大黄8g	姜黄10g	蝉蜕10g	僵蚕10g
黄芪30g	茵陈30g	法半夏12g	茯苓20g
生薏苡仁20g	陈皮6g	黄芩15g	

服3剂后，咳已大减，喉不痒，痰易咯出，大便已通，胃纳欠佳。原方去大黄、姜黄，减黄芩为10g，加麦芽、山药各30g，续服5剂而愈。

【评析】 本例咳嗽，由外感风热之邪，痹阻咽喉，故喉痒难除，咳嗽难平。又因用抗生素和寒凉中药太过，损伤脾胃，湿浊积滞内停，故纳呆，大便干结，痰白而黏。用升降散升清可以解表利咽，降浊可以清里之积滞，加用二陈、黄芪、薏苡仁健脾祛湿以治本。

升降散出自清代名医杨栗山《伤寒温疫条辨》，方由4味药组成，既有一升一降调畅气机之功，又有气分药（蝉蜕、僵蚕）、血分药（姜黄、大黄）并用，使气血调和，升降畅通。现代药理学研究认为，僵蚕对金黄色葡萄球菌、大肠杆菌、铜绿假单胞菌等细菌有一定抑制作用；蝉蜕有抗惊厥、镇静、解热作用，有明显抗过敏作用；姜黄有抗炎、抗凝血和抑制血小板聚集的作用；大黄药理作用广泛，对病原微生物有抗菌、抗真菌、抗病毒等作用，说明升降散用于治疗呼吸系统疾病，具有一定的现代药理学依据。

[18]张佳扬.彭胜权教授运用升降散的临床经验[J].新中医，2000，32(1)：5-6.

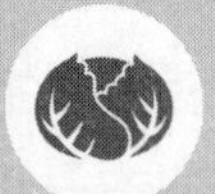

第二章 慢性支气管炎

慢性支气管炎（简称慢支）是指气管、支气管黏膜及其周围组织的慢性非特异性炎症。临床上以咳嗽、咳痰或伴有喘息及反复发作的慢性过程为特征。

慢性支气管炎是一种严重危害人民健康的常见病，尤以老年人多见。1992年国内普查的部分统计资料提示，患病率为3.2%。

西医认为慢性支气管炎的病因极为复杂，迄今尚有许多因素还不够明了。①吸烟。现已公认吸烟为慢性支气管炎最主要的发病因素，吸烟能使支气管上皮纤毛变短，不规则，纤毛运动发生障碍，降低局部抵抗力，削弱肺泡吞噬细胞的吞噬、灭菌作用，促使腺体增生与肥大，平滑肌收缩，引起支气管痉挛，增加气道阻力。流行病学调查显示，慢性支气管炎患者吸烟者比例高于非吸烟者，且吸烟量与病情严重程度相关。②空气污染。化学气体如氯、二氧化氮、二氧化硫等烟雾，对支气管黏膜有刺激和细胞毒性作用。二氧化硫能刺激腺体分泌增加，使痰量增多，二氧化氮能诱导实验动物的小气道阻塞。空气中的烟尘或二氧化硫超过100μg/m^{3}时，慢性支气管炎的急性发作显著增多。③职业。职业性接触烟雾、粉尘和有害气体与慢性支气管炎发病有关。流行病调查显示某些职业工人肺功能减退速度较无职业史者为快。④感染。呼吸道感染可能是慢性支气管炎发作的重要因素。在慢性支气管炎急性发作期，呼吸道病毒感染的发生率在7%～64%。主要有鼻病毒、流感病毒和副流感病毒、冠状病毒。病毒感染造成呼吸道上皮损害，有利于细菌感染，常见细菌为肺炎链球菌、流感嗜血杆菌和卡他莫拉菌。但是感染作为慢性支气管炎的病因目前仍不能作出肯定结论，而且有研究表明感染并不造成本病肺功能的进行性恶化。⑤过敏因素。细菌感染的代谢产物，某些吸入物（尘埃、尘螨、花粉、杀虫药、化学气体等）、气温、气压等，均可成为过敏因素引起发病。特别是喘息型慢支患者与过敏因素关系较密切。⑥其他。除上述主要因素外，尚有机体内在因素参与慢支的发生，呼吸道局部防御和免疫功能低下及自主神经功能失调，特别是老年人呼吸道组织退行性变和免疫功能低下时更易受病原微生物的感染。

病理变化主要是呼吸道的一种慢性非特异性炎症。支气管黏膜的柱状上皮细胞变性、变性、坏死、增生、再生，甚至发生鳞状化生。纤毛发生粘连、倒伏、变短、卷曲、折断，甚至脱落。纤毛的运送功能减弱。杯状细胞明显增生，向终末细支气管延伸；黏液腺肥大、增生，分泌旺盛，浆液腺发生黏液化。支气管壁有炎症细胞浸润、充血、水肿和纤维增生。黏膜下层平滑肌束可断裂、萎缩。喘息型患者的固有膜和黏膜下层平滑肌束可肥大、增生，使管腔狭窄。电镜下可见纤毛上皮细胞变性，线粒体膨胀或空泡化，内质网部分扩张成囊状，纤毛减少，纤毛内部分末梢微管变性、浓缩、吸收。杯状细胞浆内充满黏液颗粒。毛细血管基底膜增厚，内皮细胞损伤，血栓形成，管腔闭塞。Ⅰ型肺泡上皮细胞肿胀变厚，Ⅱ型肺泡上皮细胞增生，肺泡壁纤维组织增生。

慢性支气管炎为西医病名，中医古籍无此专论，而见诸“咳嗽”“上气”“痰饮”等证中的相关论述。本病的发生与发展常与外邪的反复侵袭，肺、脾、肾等脏功能失调密切相关。①外邪侵袭。肺为娇脏，不耐寒热，风寒或风热等六淫邪气，由鼻窍直犯于肺，或从皮毛而入从其合，郁闭肺气，皆可导致肺卫失宣，宣肃失常致使肺气上逆，引发咳喘；再加上宣肃失常则津液失于敷布，聚而成痰，阻塞气道，亦成咳嗽。其他如吸入烟尘秽浊之气亦可犯肺致咳喘。②肺气虚弱。咳久伤肺，肺气亏虚，失于宣肃，致使咳嗽时作。③脾虚及肺。脾主运化水谷精微，与肺相为母子，如脾虚不能上输水谷精微以荣肺金则肺气亏虚，是为土不生金，可致肺脾两虚之咳喘；如脾虚不能运湿，酿成痰湿，上渍于肺，亦能致咳喘。④肝火灼肺。肝主疏泄，若因情志所伤，肝郁气滞，疏泄失常，可以化火上炎，灼伤肺金成木火刑金之久咳久喘。⑤肾气虚衰。肺主气在上，肾主纳气在下，肾精充足，吸入之气，经过肺的肃降，才能下纳于肾。若肾精亏损，不能下纳于肾，就会出现气上逆而咳，若肾阴下亏不能上滋肺金或虚火上炎，灼伤肺阴，就会出现干咳，若肾阳不振，气化不利，津液不行，泛为痰饮，停聚于肺，亦可致咳。

本病常在寒冷季节起病，出现咳嗽、咳痰，尤以晨起为著。痰呈白色黏液状，黏稠不易咳出，量不多。在急性呼吸道感染时，症状迅速加剧，痰量增多，黏稠度增加或为黄色脓性，偶有痰中带血，可伴喘息。随着病情发展，终年咳嗽咳痰不停，秋冬加剧。并发肺气肿后，呼吸困难逐渐增剧。①咳嗽。支气管黏膜充血、水肿或分泌物积聚于支气管腔内均可引起咳嗽。咳嗽严重程度视病情而定，一般晨间咳嗽较重，白天比较轻，晚间睡前有阵咳或排痰。②咳痰。由于夜间睡眠后管腔内蓄积痰液，加以副交感神经相对兴奋，支气管分泌物增加，因此，起床后或体位变动引起刺激排痰，常以清晨排痰较多，痰液一般为白色黏液或浆液泡沫性，偶可带血。若有严重而反复咯血，提示严重的肺部疾病，如肿瘤。急性发作伴有细菌感染时，则变为黏液脓性，咳嗽和痰量亦随之增加。③喘息或气急。喘息性慢支有支气管痉挛，可引起喘息，常伴有哮鸣音。早期无气急现象。反复发作数年，并发阻塞性肺气肿时，可伴有轻重程度不等的气急，先有劳动或活动后气喘，严重时动则喘甚，生活难以自理。总之，咳、痰、喘为慢支的主要症状，并按其类型、病期及有无并发症，临床可有不同表现。

一、姜春华医案

屠某，男，44 岁。

初诊：1973 年 10 月 3 日。主诉：咳嗽、咳痰 7 年，加重 1 年。病史：患支气管炎 7 年，逢冬必发，至翌年春末才见好转。近年来发作愈加频繁，时间也延长，每年历时约 7 个月。一直服氨茶碱等治疗鲜效。面色晦黯，形寒怕冷，气急，痰清稀，色白，咳时胸胁痛。舌脉：舌胖、苔薄白湿润，脉弦滑。

诊断：中医：咳嗽；

西医：哮喘型慢性支气管炎。

辨证：肺寒伏饮。

治法：温肺化痰。

处方： 小青龙汤加减。

麻黄 6g　　桂枝 6g　　五味子 6g　　干姜 6g
炙甘草 6g　　白芍 9g　　半夏 9g　　细辛 2.4g

3 剂，每日 1 剂，水煎服。

二诊： 10 月 6 日。药后即感痰减、咳平。拟以左、右归丸各 120g，每次各服 6g，每日服 2 次，补肾固本以预防其发作。

【评析】 本案为寒咳兼里有水饮，小青龙汤证悉具。投小青龙汤 3 剂后，患者即显著好转，此可谓急则治其标。“慢支咳嗽，发作时治肺，平时治肾。”本例所以用左、右归丸者，以补肾固本，预防支气管炎再行发作。若无左、右归丸，常服七味都气丸亦可。

[1]戴克敏.姜春华治疗慢性支气管炎的经验[J].山西中医，2002，18(6)：3-6.

二、洪广祥医案

喻某，男，63 岁。

初诊： 1990 年 12 月 11 日。主诉：反复咳喘 10 余年。病史：患者缘于 10 年前无明显诱因出现咳嗽、咳痰、咳甚则喘。后受寒易发，冬季较甚。近 2 年来咳喘明显加重，在某医院诊断为慢性支气管炎（喘息型）。4 天前，因气候骤变寒冷，咳嗽夜间加重，痰白而黏稠，气喘，气短，某医务所给服乙酰螺旋霉素、必嗽平、氨茶碱等，症状稍减。就诊时，仍咳喘，且背部怯寒，唇黯，口干，二便正常。舌脉：舌质黯红，苔黄腻，脉弦滑数。

诊断： 中医：喘证；
西医：喘息型慢性支气管炎。

辨证： 阳气虚弱，痰瘀化热。

治法： 温补阳气，涤痰化瘀，佐以宣肺气。

处方：

生黄芪 15g　　青皮 15g　　蔓荆子 15g　　葶苈子（包煎）15g

熟附子 15g　　广陈皮 10g　　生麻黄 10g　　杏仁 10g
紫菀 10g　　款冬花 10g

7 剂，水煎服，每日 1 剂。

二诊：咳嗽、气喘减轻，痰量明显减少，但仍感背部怯寒，肢冷，舌偏黯红，苔薄黄，脉弦滑。续用上法加强温补阳气之品。处方：生黄芪 15g，茯苓 15g，葶苈子（包煎）15g，蔓荆子 15g，熟附子 10g，桂枝 10g，白术 10g，炙甘草 6g。7 剂。

三诊：咳喘控制，背怯寒减轻，肢末转温。此乃阳气渐复之象，续服上方 20 余剂，阳虚症状明显改善，仅活动后感气短，后续以温补阳气治之，配合复方参蛤片，每次 5 片，每日 2 次，巩固疗效，咳喘年余未发。

【评析】　本案为慢性咳喘疾患的缓解期，表现为阳气虚弱、痰瘀伏肺证并见，属中医“虚喘”范围，虚中挟实，缓解期补虚不忘实，洪广祥以温补阳气以散痰瘀，虚实同治，待阳气渐复，痰瘀症状改善，继以温补肺肾之阳为主，缓收其功。阳虚之因，除与先天禀赋不足有关外，还与痰瘀伏肺伤及阳气和咳喘反复发作重伤阳气有关。阳气不足，无力温散痰瘀，痰瘀不去，重伤阳气形成恶性循环。临床呈现阳虚证与痰瘀化热证并见时，而阳虚为其根本，故在温阳的基础上以散痰瘀，即收效甚捷。

［2］赵凤达．洪广祥治疗慢支、肺气肿的经验［J］．新中医，1995（2）：1-3.

三、高体三医案

余某，男，16 岁。

初诊：1997 年 11 月 12 日。主诉：反复咳嗽 6 年。病史：患者每遇外感及秋冬季节则咳喘加重，被确诊为慢性支气管炎，经多方医治，开始服药疗效尚可，继则咳嗽依旧，近年来中西药治疗效果均不理想，且有加重之势，故前来我院应诊。刻下症见：咳嗽气急，张口抬肩，发如水洗，咳痰清稀量多，喉间有痰鸣声，夜卧尤甚，伴食欲不振，倦怠乏力，二便正常。舌脉：舌质淡，苔黄腻，脉沉滑。

诊断： 中医：咳嗽；

西医：慢性支气管炎。

辨证： 脾肾阳虚，肺失宣降。

治法： 温补三阴，宣肺化痰，止咳平喘。

处方： 茯苓四逆汤、苓甘五味姜辛汤合二陈汤加减。

茯苓 20g	党参 15g	附子 10g	干姜 10g
五味子 12g	细辛 3g	陈皮 15g	半夏 15g
杏仁 10g	当归 15g	地龙 12g	炙甘草 10g
柴胡 12g	黄芩 10g	麻黄 6g	石膏（先煎）30g
瓜蒌仁 12g	川贝母 10g		

3 剂，水煎服，每日 1 剂。

二诊： 咳喘症状明显减轻，吐痰量少，食欲增加，苔厚腻微黄，脉沉细。原方去麻黄、石膏、瓜蒌仁、川贝母，加前胡、厚朴各 15g，继服 15 剂。

三诊： 诸症得以控制，嘱其坚持服药 3 个月以巩固疗效。1 年后随访未曾复发而病告痊愈。

【评析】 高体三以茯苓四逆汤、苓甘五味姜辛汤和二陈汤三方加减。其中茯苓四逆汤大辛大热入于脾肾以温肾暖脾、培土生金；苓甘五味姜辛汤温补脾肺以化痰饮，宣降肺气以平咳喘，二方相合，重在温补，以固其本。二陈汤燥湿化痰，健脾和中，杏仁止咳化痰，降气平喘。配伍当归、地龙温补养血，活瘀疏肝，其中地龙据现代药理学研究具有抗组胺及扩张气管的作用，具有独特的止咳平喘之功。另外，高体三根据本病日轻夜重、秋冬较甚的发病特点，性属虚寒，以温补为主进行加减治疗，打破了传统的宣肺化痰、止咳平喘，或宣肺解表，或清热化痰，或温肺化饮等单一治法，而是采用寒热并用，补泻兼施，标本兼顾，且以温补为主的配伍方法。如此，诸药相伍则三阴并补，可使水暖、土和、木达，肺金得养，宣降正常则咳喘自愈。

[3] 高天旭 . 高体三治疗慢性支气管炎经验 [J]. 中医研究，2000，13（1）：17-18.

四、曹玉山医案

患者，男，72 岁。

初诊：2002 年 8 月 27 日。主诉：间歇性咳痰喘 7 年，加重伴水肿 20 余日。病史：间歇性咳痰喘 7 年，加重伴水肿 20 余日。就诊时咳嗽，咳痰，痰白量多，胸闷、喘息，活动后心悸，全身水肿，双下肢尤甚，纳可，大便干，无恶寒发热、潮热盗汗，无胸骨后疼痛等。诸症午后加重。舌脉：舌质黯，苔白厚腻，脉弦滑。检查：口唇发绀，指甲青紫，胸廓呈桶状，肋间隙增宽，双肺叩诊呈过清音，呼吸音减弱，双肺底闻及细小湿啰音，心音低钝遥远，心率 98 次 / 分，肺动脉瓣区第二心音亢进，肝大，在右锁骨小线肋缘下 2cm，肝颈反流征阳性，血压 120/75mmHg。有原发性高血压史（自服降压药），心电图提示右心室肥大。血常规：红细胞 6.9×10^{12}/L，血红蛋白 227g/L，血小板 157×10^{9}/L，白细胞 6.2×10^{9}/L。

诊断：中医：咳嗽；

西医：慢性支气管炎，肺源性心脏病。

辨证：痰瘀阻肺。

治法：降气祛痰，泻肺平喘。

处方：四子养亲汤加减。

紫苏子 15g　瓜蒌 15g　薤白 20g　葶苈子（包煎）25g
鱼腥草 20g　桑白皮 12g　黄芩 12g　沙参 20g
紫菀 15g　泽泻 15g　猪苓 12g　鲜竹沥（冲服）10mL
红花 12g　甘草 9g　泽兰 15g　生牡蛎（先煎）30g

5 剂，水煎服，每日 1 剂。

二诊：咳嗽不停，痰明显减少，发绀征、胸闷消失，继服 3 剂。

三诊：诸症基本消失。后继服下方。

生黄芪 30g　党参 20g　白术 12g　紫菀 12g
瓜蒌 20g　紫苏子 12g　桑白皮 15g　葶苈子（包煎）20g
泽兰 12g　炙百合 15g　茯苓 15g　泽泻 15g

甘草 9g　　　　鲜竹沥（冲服）10mL

3 剂，临床症状消失。

【评析】 曹玉山应用四子养亲汤（紫苏子、白芥子、莱菔子、葶苈子）博采而不拘泥，每据其症，随其加减，独居匠心。咳嗽痰甚，胸脘作闷，食纳不佳，舌苔白腻者合用二陈汤及苍术、厚朴、薏苡仁、杏仁之类；痰多清稀者遵小青龙之意，合用桂枝、细辛、五味子、白芍、干姜等；有化热之象者加用黄芩、鱼腥草、贝母、桑白皮等肃肺化痰；二便不畅者加用瓜蒌仁、冬瓜仁既宣肺又润肠通便；慢支日久不愈或至后期发展为肺气肿、肺心病时，气不煦则血不濡，加用茯苓、黄芪、川芎、丹参、桃仁、莪术等；血瘀证明显时，合用水蛭、地龙，均获满意疗效。

［4］滕政杰．曹玉山用四子养亲汤治疗慢性支气管炎的经验［J］．中医研究，2004，17（4）：46.

五、吴熙伯医案

医案一

姚某，男，53 岁。

主诉：反复咳嗽，气喘多年。病史：咳嗽绵绵，吐稠白痰，时感气喘不舒，天寒剧增，过劳亦增，胸透示两肺纹理增生，久治无效。刻下症见：咳喘发作，昼夜均喘咳，不能平卧，痰色白多泡沫，喉中有水鸡声，形寒背冷，四肢欠温，纳少便溏。舌脉：舌苔白腻，脉弦滑。检查：胸透示两肺纹理增生。

诊断：中医：哮喘；

西医：慢性支气管炎。

辨证：脾肺两虚，中阳不振，痰饮上犯。

治法：温阳化饮，健脾补肾。

处方：苓桂术甘汤加减。

云苓 10g　　桂枝 10g　　炒白术 10g　　炙甘草 4g

法半夏 10g　　干姜 6g　　五味子 6g　　白前 10g

白芥子 15g　　紫苏子 10g　　紫苏梗 10g　　熟附片 10g

5 剂，水煎服，每日 1 剂。

二诊：服药有效，效不更方，原方续服 5 剂。

三诊：咳嗽平，喘促止，痰量少再拟六君子汤加味。潞党参，炒白术，云苓，炙甘草，法半夏，广陈皮，桂枝，五味子，干姜。续服 20 剂而愈。

【评析】　本例乃痰饮为患，脾肺两虚，中阳不足，输化失常，化饮为痰，上迫于肺，肺失宣降而生咳喘。选用苓桂术甘汤加熟附片温阳化饮，加紫苏子、白芥子、半夏、干姜、五味子、白前降气平喘化痰，痰饮消，则咳喘自平，后以六君子汤加味以恢复元气。

医案二

谢某，女，71 岁。

主诉：反复咳嗽多年。病史：咳嗽多年，感寒加剧，经多次胸透均示两肺纹理增生，发作时服抗炎镇咳之西药即能缓解，此次外感风热，久咳不愈，服药乏效。刻下症见：咳嗽痰稠，胸闷气急，咽痒而痛，神疲面黄。舌脉：舌质淡，苔薄白，脉滑。检查：经多次胸透均示两肺纹理增生。

诊断：中医：咳嗽；

西医：慢性支气管炎。

辨证：风热外受，痰滞内潜。

治法：疏风化痰。

处方：

蝉蜕 6g　　焙蜂房 10g　　浙贝母 10g　　木蝴蝶 5g

桔梗 10g　　白前 10g　　橘红 10g　　百部 10g

牛蒡子 12g

6 剂，水煎服，每日 1 剂。

二诊：药后，咳平痰利，咽痒疼痛消失，宗原方续服 5 剂。

三诊：咳嗽已平，精神转佳，停药调理，慎避风寒。

【评析】 前贤有“咳证虽多，无非肺病”之说，对咳证应以对症治疗为原则，见咽痒喉痛咳嗽，无非是外感因素，还有一种过敏因素存在，因此选方以清肺止咳、抗敏消炎为法。选用蝉蜕、蜂房等虫类药物治疗，考虑蝉蜕、蜂房对解除气管痉挛有良效，同时可以消除咽部炎症或对作痒引起的咳嗽亦有较好的疗效。

[5]吴熙伯，吴少清.吴熙伯兄弟临床治验集锦[M].南京：东南大学出版社，2006.

六、施今墨医案

张某，男，45岁。

主诉：咳嗽痰多10余年。病史：10余年来咳嗽痰多，早晚较重，每届秋冬为甚。近时眠食欠佳，大便不实。屡经治疗，效果不大。舌脉：舌苔薄白，脉缓弱。

诊断：中医：咳嗽；

西医：慢性支气管炎。

辨证：肺脾两虚。

治法：补肺健脾。

处方：延年紫菀散会四君子汤加减。

百部5g	炙紫菀6g	云苓10g	炙白前5g
炙化橘红6g	云茯神10g	野党参10g	炒白术10g
川贝母6g	北沙参6g	枇杷叶6g	炒杏仁6g
炙甘草3g	半夏曲10g	炒远志10g	南沙参6g

6剂，水煎服，每日1剂。

二诊：服药6剂，咳嗽大减，食眠均转佳，二便正常，前方加玉竹10g，冬虫夏草10g。

三诊：服5剂后，咳嗽基本停止，返里在即。诸将前方剂量加5倍研细末，炼蜜为丸，每丸重10g，每日早晚各服1丸，白开水送服，并嘱其加强锻炼，防止外感。

【评析】 肺司呼吸，其主皮毛，形如华盖，以覆脏腑。外感之邪，首先

犯肺而为嗽。内伤五脏六腑，影响及肺而为咳。外感之症，其来多暴。内伤之症，其来多缓。外感之咳，实中有虚，内伤之咳，虚中有实。临床必须审其新久虚实而施治。此例是为脾肺俱虚，初用延年紫菀散、四君子汤加味以治，继用丸剂收功。

[6] 祝谌予，翟济生. 施今墨临床经验集 [M]. 北京：人民卫生出版社，2006.

七、许公岩医案

张某，女，46 岁。

初诊：1983 年 12 月 26 日。主诉：反复发作咳喘 15 年，加重 4 个月。病史：该患者患慢性支气管炎 15 年。每年冬天病情加重，春暖稍减，经中西药及单验方治疗无效。近年来病情日益加重。经常咳嗽，痰多白黏，咳甚则兼气短，喘息气急，胸憋痰黏难以咯出，严重影响工作与生活。4 个月前受凉后上症加重。目前胃纳尚可，平素喜嗜凉饮，大便干而不爽。舌脉：舌黯，苔薄白，脉沉细滑弦，左脉尤甚。

诊断：中医：咳喘；

西医：慢性支气管炎。

辨证：寒湿伤脾，脾虚湿困。

治法：升脾宣肺，化湿祛痰。

处方：

苍术 18g　麻黄 6g　莱菔子 30g　桔梗 10g
茯苓 10g　前胡 15g

嘱其服药后如无任何不适，应守方常服，并戒嗜茶多饮。

二诊：1984 年 5 月 14 日。自述服上方半月后症状明显减轻，且便爽渴止，又继服 1 个月后咳痰、喘憋气促诸症俱已消除。

【评析】 本案患者素有慢性咳喘 15 年，肺气已伤，肺主皮毛，腠理不固，易受外感，风寒袭表，遂咳嗽不止。久咳必脾虚，加之患者素嗜凉饮，损伤脾阳，致脾运失健而痰湿内生，治宜升脾宣肺，化湿祛痰。方以苍术升脾气，使困脾的水湿得行，茯苓助苍术健脾渗湿。麻黄疏风散寒，宣通肺气，将湿邪以通调下输，水津各为其所，桔梗启肺以驱痰浊，前胡助桔梗宣肺化痰，莱菔子降气化痰。药后痰消湿化，脾复健运，痰无所生，则咳痰自愈。再经巩固治疗，效果较好，病未复犯。

［7］单书健，陈子华．古今名医临证金鉴·咳喘肺胀卷下［M］．北京：中国中医药出版社，1999.

八、刘渡舟医案

柴某，男，53岁。

初诊：1994年12月3日。主诉：反复咳喘10余年，冬重夏轻。病史：患者咳喘10余年，冬重夏轻，许多大医院均诊为慢性支气管炎，或慢支并发肺气肿。选用中西医药治疗而效果不显，就诊时，患者气喘憋闷，耸肩提肚，咳吐稀白之痰，每到夜晚则加重，不能平卧，晨起则吐痰盈杯盈碗，背部恶寒，视其面色黧黑。舌脉：舌苔水滑，脉弦，寸有滑象。

诊断：中医：咳喘；

西医：慢性支气管炎。

辨证：寒饮内伏，上射于肺。

治法：温肺胃以散水寒。

处方：小青龙汤加减。

麻黄 9g	桂枝 10	干姜 9g	五味子 9g
细辛 6g	半夏 14g	白芍 9g	炙甘草 10g

7剂，水煎服，每日1剂。

二诊：服7剂咳喘大减，吐痰减少，夜能卧寐，胸中觉畅，后以《金匮要略》之桂苓五味甘草汤加杏仁、半夏、干姜正邪并顾之法治疗而愈。

【评析】　小青龙汤是治疗寒饮咳喘的一张名方，张仲景用它治疗“伤寒表不解，心下有水气”以及“咳逆倚息不得卧”等支饮为患。本案咳喘吐痰，痰色清稀，背部恶寒，舌苔水滑，为寒饮内扰于肺，肺失宣降之职，方中麻黄、桂枝

发散寒邪，兼以平喘；干姜、细辛温肺胃，化水饮，兼能辅麻桂以散寒；半夏涤痰浊，健胃化饮；五味子滋肾水以敛肺气；芍药养阴血以护肝阴，而为麻、桂、辛三药之监，使其祛寒邪，水饮去，肺气通畅则咳喘自平。

[8] 单书健，陈子华．古今名医临证金鉴·咳喘肺胀卷下［M］．北京：中国中医药出版社，1999.

九、董建华医案

宋某，男，53 岁。

初诊：1993 年 10 月 12 日。主诉：反复咳喘 20 余年，加重 3 天。病史：咳喘 20 余年，多在秋冬季节因感冒、寒冷空气刺激喘促咳嗽发作，喘咳甚时影响睡眠及日常生活，经检查诊为慢支、肺气肿。近 3 天气候骤冷，喘咳又作，活动或上楼梯时则喘甚，伴咳嗽痰多色白而稀、喉中有痰鸣声、畏寒。舌脉：苔薄白，脉沉细。

诊断：中医：咳喘；

西医：慢性支气管炎，慢性肺气肿。

辨证：外寒内饮，痰饮壅肺。

治法：宣肺平喘，温阳祛痰。

处方：

麻黄 5g　杏仁 10g　地龙 10g　川芎 10g

白芥子 10g　桂枝 10g　干姜 6g　全蝎（研末冲服）3g

细辛 3g

5 剂，水煎服，每日 1 剂。

二诊：服 5 剂后咳喘明显减轻，唯痰白黏不易咯出。上方去桂枝加海浮石（先煎）、海蛤壳（先煎）各 10 克。续服 5 剂。

三诊：续服 5 剂，喘止，偶有咳嗽痰少，伴气短乏力、多汗。方加黄芪、白术、党参善后。

【评析】 肺宣降失调，可见喘或咳。董建华在此验方中，不论虚实，首推麻黄，以其性味辛苦而温，宣通肺气，降逆平喘，杏仁苦温，善于除痰下气；地龙咸寒，善治肺热咳喘；川芍味薄气雄，性最疏通，能升能散，走而不守，方中加此有促进药物发散分布，使其有效而迅速地发挥药效；全蝎解痉，缓解喘咳作用迅速。诸药协和，全面调正，切合病机，故临床疗效满意。

[9] 安莉萍．董建华经验方治疗咳喘症37例[J]．新疆中医药，1995（2）：48-49.

十、张琪医案

汪某，男，42岁。

初诊：1994年10月18日。主诉：咳喘倚息不得卧反复发作多年。病史：咳喘倚息不得卧，喉中哮鸣音，咳黄痰，面青唇紫，大便7日未行。舌脉：舌苔干黄，脉象滑数。

诊断：中医：咳喘；

西医：慢性支气管炎，肺气肿合并感染。

辨证：腑气不通，肺气受阻，失于肃降。

治法：通腑泻热，宣通肺气。

处方：大承气汤加味。

大黄 20g	麦冬 20g	芒硝 15g	枳实 15g
厚朴 15g	杏仁 15g	黄芩 15g	葶苈子（包煎）15g
沙参 15g	甘草 10g		

3剂，水煎服，每日1剂。

二诊：服上方3剂，大便下泻3次，黏秽污水样便，咳喘大减，能平卧入睡，痰转白，呼吸较前通顺，痰鸣音大减，苔转白，脉滑，继以清肺化痰之剂，治之而安。

【评析】 急重症感染性疾病易引起急性呼吸窘迫综合征，临床表现为喘促不得卧，呼吸困难，胸满腹胀，大便不通，脉象滑实，舌苔黄燥，此为毒热壅肺，肺失肃降。用通腑泄热之剂，有利于腹胀减轻，膈肌下降，解除肺膨胀，改善肺的通气功能。张琪以承气汤为基础组方：大黄20g，芒硝、枳实、厚朴、葶苈子、黄芩各15g，甘草10g，该方通腑泻热解毒，服药后大便通，肺气得以下降，哮喘迅即缓解。

[10]刘来，迟继铭.张琪教授运用仲景方治疗咳喘的经验[J].中医药学报，2001（5）：55.

十一、陆芷青医案

蔡某，男，57岁。

初诊：1992年5月2日。主诉：咳嗽反复发作30余年。病史：咳嗽反复发作已有30年，经西医诊断为慢性支气管炎、肺气肿。久治少效，近日咳嗽气急，心悸胸闷加剧，经同事介绍前来求治。面色黯滞，语声不扬，咳嗽气急，痰多色白，口干不欲饮。舌脉：苔黄腻，脉沉细。

诊断：中医：咳嗽；

西医：慢性支气管炎。

辨证：肺不肃降，肾不纳气，痰瘀阻滞，所化失司。

治法：温肾纳气，利肺化痰。

处方：

紫苏子10g	莱菔子12g	白芥子2g	葶苈子（包煎）12g
丹参30g	当归5g	沉香曲10g	降香（后下）5g
瓜蒌皮10g	薤白10g	生地黄15g	半夏10g
茯苓15g	陈皮5g		

7剂，水煎服，每日1剂。

二诊：5月9日。服药7剂，胸闷、心悸、气急减轻，效不更方，原方再服7剂。

三诊：5月16日。胸闷、心悸已除，咳嗽等诸症悉减，原方去白芥子、半夏，再进7剂。

【评析】 肺为气之主，肾为气之根，肺主呼气，肾主纳气。咳喘之因在肺为实，在肾为虚，故咳喘之病主要在肺又关乎肾，其治不离肺肾。又脾为生痰之源，治痰不应忘理脾。白芥子温肺利膈豁痰，莱菔子利气行滞消痰，葶苈子泻肺化痰利水，四者合用共奏化痰之功；沉香、生地黄为臣，取沉香温肾纳气平喘，生地黄滋肾培本，且制诸药之燥；佐以半夏陈皮燥温健脾。更用当归，一则《神农本草经》谓治咳逆上气，则合丹参以增养血活血化瘀作用，共为使药。全方配伍，有行有补，有燥有润，降纳并施，标本兼顾，是一则治疗肺实肾虚咳喘的效方。

［11］单书健，陈子华.古今名医临证金鉴·咳喘肺胀卷下［M］.北京：中国中医药出版社，1999.

十二、翁维良医案

白某，女，62岁。

初诊：1996年12月7日。主诉：咳喘反复发作20余年，加重10余天。病史：患有咳喘宿疾20余年，每冬加剧，10余天前又因感冒引发，咳嗽，咳痰不爽，胸闷憋，动则作喘，腹胀纳呆。舌脉：脉滑，苔白腻，舌质黯。

诊断：中医：咳嗽；

西医：慢性支气管炎。

辨证：痰湿内蕴。

治法：健脾利湿，宣肺祛痰。

处方：

南沙参 12g　　白术 12g　　茯苓 12g　　薏苡仁 12g
杏仁 10g　　枇杷叶 12g　　款冬花 12g　　全瓜蒌 20g
陈皮 10g　　法半夏 10g　　远志 10g

6剂，水煎服，每日1剂。

二诊：前方服6剂，咳痰比前减少，咳嗽也有减轻，胸闷好转，痰黄而黏，仍乏力。脉滑，苔白，舌质黯，仍宗前法。

处方：

南沙参 15g　　党参 12g　　苍白术各 12g　　陈皮 10g
法半夏 12g　　全瓜蒌 20g　　款冬花 10g　　桔梗 12g
杏仁 10g　　枇杷叶 12g　　黄芩 15g　　丹参 15g。

三诊： 上方服 6 剂，咳嗽作喘均有减轻，痰量多而有黄色，能吐出，精神、食纳好转。脉滑，苔白，舌质黯，前方继服。

【评析】 慢性支气管炎急性发作的治疗需注意“衰其半而止”及“扶正祛邪”两项原则。慢性支气管炎患者的发作，有时与气候有关，要注意预防为主。预防复发可服河车大造丸，每日 3 次，每服 1 丸，或用固本丸，每日 3 次，每次 3 片。

［12］翁维良．翁维良临床经验辑要［M］．北京：中国医药科技出版社，2001.

十三、曹世宏医案

李某，男，60 岁。

初诊： 1995 年 2 月 20 日。主诉：咳嗽反复发作 16 年，近 2 年来加重。病史：患者 16 年来咳嗽反复发作，尤以冬季及深秋好发。近 2 年来又伴气喘等症。发作时常咳喘，胸闷，咳痰，需经当地医院输液、抗感染、解痉等处理方可缓解。2 个月前咳喘再发，虽经抗生素、氨茶碱等治疗，咳嗽未止，咳痰量少，气喘动甚，口唇略紫。舌脉：舌淡红、苔薄，脉细。检查：轻度桶状胸，双肺散在干啰音，右下肺少许细湿啰音。X 线胸片示：肋间隙增宽，肋骨平行，膈肌下降且变平，两肺野透亮度增加，两下肺纹理增多紊乱，心影呈垂直位。

诊断： 中医：咳喘；

西医：慢性支气管炎，慢性阻塞性肺气肿。

辨证： 肺病日久，痰热余邪未净，肺肾气阴（血）不足。

治法： 益肾补气，润肺养血。

处方：

太子参 20g	黄芪 20g	当归 10g	紫石英（先煎）15g
款冬花 10g	熟地黄 10g	郁金 10g	沉香（后下）5g
杏仁 10g	白前 10g	海蛤壳（先煎）10g	

7 剂，水煎服，每日 1 剂。

二诊： 服药 7 剂，咳减喘平。又加入怀山药、薏苡仁、白术等健脾之品，肺脾肾同治，气血同理，服药1月，咳喘遂愈。

【评析】 虽“五脏六腑皆令人咳，非独肺也”（《素问·咳论》），然“咳证虽多，无非肺病”（《景岳全书》），故咳不止于肺，也不离于肺。肺为气之主，肾为气之根。肺病咳嗽，日久及肾而致久咳劳嗽，甚则虚喘动甚。治以益肾养血、温养肺气。太子参、黄芪、当归、熟地黄益气养血，款冬花、杏仁、白前化痰止咳平喘，沉香、海蛤壳益肾纳气。

[13] 潘正连，孙子凯. 曹世宏教授治疗慢性咳嗽的经验[J]. 江苏中医，2000，21（4）：3-4.

十四、张之文医案

陈某，女，65岁。

主诉：反复咳嗽、咳痰30年，复发加重1周。病史：此次发病因1周前感冒导致咳嗽，咳痰，发热，微恶寒，体温38℃，头身痛，口微干，服用羟氨苄青霉素胶囊后，发热、恶寒、头身痛症状解除，刻下症见：咳嗽不止，咳白色黏痰，胸闷，口干。舌脉：舌尖红，苔白略黄，脉细数。检查：X线胸片提示支气管炎，肺气肿。

诊断：中医：咳嗽；

西医：慢性支气管炎急性发作，阻塞性肺气肿。

辨证：肺阴损伤，痰湿留恋，肺气闭郁，余邪未净。

治法：养阴化痰，宣肺止咳，清泄余邪。

处方：加味麦门冬汤加减。

炙麻黄9g　前胡15g　麦冬15g　生地黄12g
苦桔梗12g　桑白皮12g　刺蒺藜15g　金银花15g
黄芩15g　甘草6g　地骨皮12g　瓜蒌皮15g
广陈皮12g　杏仁12g　川贝母（打粉，兑服）12g

3剂，水煎服，每日1剂。

二诊：服上药3剂后，胸闷、咳痰症状消失，但仍偶见干咳，舌苔已变为正

常，舌尖不再红，脉细略数。辨证：热病后肺阴虚，治以润肺止咳、补益肺脾为主。药用：北沙参 20g，麦冬 18g，炒白术、茯苓各 15g，广陈皮 12g，甘草 6g。服 3 剂而愈。

【评析】 本案患者一诊苔白微黄、脉细数，说明余邪尚未完全衰减；咳嗽有痰色白，说明痰浊内阻；口干、脉细，肺阴受损，故方中以金银花、黄芩、地骨皮清泄余热；以麻黄、前胡、瓜蒌皮、苦桔梗、广陈皮开宣肺气，止咳平喘；以麦冬、生地黄养阴润肺；方中配以刺蒺藜，既增强止咳平喘作用，又制约麻黄升阳发汗升动之不良反应；以川贝母、广陈皮化痰。二诊时，该患者病情大为改善，余邪已退，痰湿基本化解，然正气未完全恢复，阴虚肺燥，肺脾气虚，故以养肺阴为主。方中麦冬、北沙参养阴润肺，白术、茯苓、广陈皮、甘草健脾益气、培土生金。善后而愈。

[14] 冯全生 . 张之文运用加味麦门冬汤治疗咳嗽经验 [J] . 辽宁中医杂志，2005，32（89）：772-773.

第三章

慢性阻塞性肺疾病

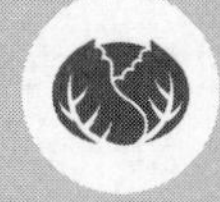

慢性阻塞性肺疾病，简称慢阻肺，是以持续气流受限为特征的疾病，其气流受限多呈进展性。与气道和肺组织对香烟烟雾或有害颗粒的异常慢性炎症反应有关。由于吸烟、感染、大气污染等有害因素的刺激，引起终末细支气管远端（呼吸细支气管、肺泡管、肺泡囊和肺泡）的气道弹性减退，过度膨胀、充气和肺容量增大，并伴有气道壁的破坏。肺功能检查对于确定气流受限有重要意义。如慢性支气管炎和肺气肿患者的肺功能检查出现持续气流受限，则可诊断为慢阻肺；如患者只有支气管炎或肺气肿，而无持续气流受限，则不能诊断为慢阻肺。

由于大多数肺气肿患者同时伴有慢性咳嗽、咳痰病史，很难严格将肺气肿与慢性阻塞性支气管炎的界线截然分开。因此，临床上统称他们为慢性阻塞性肺疾病（COPD）。由于大气污染、吸烟人数的增加，COPD 近几十年有逐渐增加的趋势。1992 年我国在东北部和中部地区对 102 230 例农村成年人的调查显示，COPD 的成人患病率为 3.17%，45 岁以后随年龄增加而增加。因肺功能进行性减低，严重影响患者的劳动力和生活质量，造成巨大的社会和经济负担。

一些已知病因或具有特征病理表现的疾病也可导致持续气流受限，如支气管扩张、肺结核纤维化病变、严重的间质性肺疾病、弥漫性泛细支气管炎和闭塞性细支气管炎等，但均不属于慢阻肺。

阻塞性肺气肿的病因和发病机制复杂，仍未完全阐明，一般认为是多种因素协同作用形成的。引起慢支的各种因素如感染、吸烟、大气污染、职业性粉尘和有害气体的长期吸入、过敏等，均可引起阻塞性肺气肿，其中主要原因是吸烟。发生机制可归纳如下：①由于支气管的慢性炎症，使管腔狭窄，形成不完全阻

塞，吸气时气体容易进入肺泡，呼气时由于胸膜腔内压增加使气管闭塞；残留肺泡的气体过多，使肺泡充气过度；②慢性炎症破坏小支气管壁软骨，失去气管正常的支架作用，吸气时支气管舒张，气体尚能进入肺泡，但呼气时支气管过度缩小、陷闭，阻碍气体排出，肺泡内积聚多量的气体，使肺泡明显膨胀和压力升高；③肺部慢性炎症使白细胞和巨噬细胞释放的蛋白分解酶增加，损害肺组织和肺泡壁，致多个肺泡融合成肺大疱或气肿；④肺泡壁的毛细血管受压，血液供应减小，肺组织营养障碍，也引起肺泡壁弹力减退，更易促成肺气肿发生。

关于肺气肿的形成，目前主要有两种推测性理论。

（1）蛋白酶—抗蛋白酶失衡假说。正常人体内蛋白酶和抗蛋白酶平衡是保护肺组织结构免受破坏的重要环节。抗蛋白酶系统中 α_1- 抗胰蛋白酶（α_1-AT）活性最强。1963 年在瑞典首先发现 α_1-AT 缺乏者极易发生肺气肿，其解释是蛋白酶抑制剂 α_1-AT 缺乏，使蛋白酶活性升高，肺的结构蛋白特别是弹性蛋白被降解，而弹性蛋白是细胞外基质主要结构弹性纤维的基本成分，其降解造成肺结构破坏，导致肺气肿。但后来的研究表明，α_1-AT 遗传性缺乏在人群中比例很低，肺气肿患者血浆和肺组织内 α_1-AT 活性大多正常。因此，有学者认为因为各种原因引起蛋白酶活性增高致抗蛋白酶相对缺乏可能是更重要的因素。

（2）炎症修复假说。肺泡隔胶原破坏和胶原修复的紊乱也是肺气肿形成的重要机制。肺气肿的形态学重要特征之一是肺泡隔的孔道增多和扩大，以致最终肺泡隔消失，众多肺泡融合，其原因不清楚。在肺间隔壁中间质胶原和基底膜胶原含量远较弹性纤维为高。推测它们更易遭到降解，可能与孔道形成有关。

病理变化主要为肺过度膨胀、失去弹性，剖胸时肺泡部分不能回缩，外观呈灰白或苍白，表面可有多个大小不一的大疱。镜检见肺泡壁很薄、胀大、破坏或形成大疱，血液供应减少，弹力纤维网破坏。细支气管壁有炎症细胞浸润，管壁黏液腺及杯状细胞增生、肥大，纤毛上皮破损、纤毛减少。有的管腔纤细狭窄或扭曲扩张，管腔内有痰液存留。细支气管内膜可增厚或管腔闭塞。按累及肺小叶的部位，可将阻塞性肺气肿分为小叶中央型、全小叶型及介于两者之间的混合型三类，其中以小叶中央型为多见。小叶中央型由于终末细支气管或一级呼吸细支气管因炎症而致管腔狭窄，其远端的二级呼吸细支气管呈囊状扩张，其特点是囊状扩张的呼吸细支气管位于二级小叶的中央区。全小叶型是呼吸细支气管狭窄引起所属终末肺组织，即肺泡管—肺泡囊及肺泡的扩张，其特点是气肿囊腔较小，遍布于小叶内。有时两型同时存在一个肺内，称为混合型肺气肿。多在小叶中央型基础上，并发小叶周边区肺组织膨胀。

慢阻肺特征性病理生理变化是持续气流受限致肺通气功能障碍。随着病情加重，肺组织弹性日益减退，肺泡持续扩大，回缩障碍，则残气量和残气量占肺总量的百分比增加。肺气肿加重导致大量肺泡周围的毛细血管受膨胀肺泡的挤压而退化，致使肺毛细血管大量减少，肺泡间的血流量减少，此时肺泡虽有通气，但肺泡壁无血流灌注，导致无效腔样含气量增大；也有部分肺区，虽有血液灌流，但肺泡通气不良，不能参与气体交换，导致功能性分流增加，从而产生通气血流比例失调。同时肺泡及毛细血管大量丧失，弥散面积减少。通气血流比例失调和弥散障碍共同作用，导致换气功能发生障碍。通气和换气障碍可引起缺氧和二氧化碳潴留，发生不同程度的低氧血症和高碳酸血症，最终引起呼吸衰竭。

根据阻塞性肺气肿的临床表现，本病一般属于中医“肺胀”“咳喘”等病范畴。本病的发生多因久病肺虚，致痰瘀潴留，肺不敛降，气还肺间，胸膺胀满而成，逐渐损及脾肾与心，每因复感外邪诱使病情发作或加剧。①久病肺虚。内伤久咳、久哮、久喘、肺痨等慢性肺系疾病是引起本病的原发病。肺病迁延失治，一方面引起宣降失常，津液不布，或久病肺气虚损，气不布津，津液凝聚为痰浊，或肺阴虚火旺，灼津为痰，痰浊潴留，伏于肺间，肺气壅滞，久则气还于肺间，肺气胀满，不能敛降，而成本病。另一方面痰浊滞留日久，气滞血瘀，或肺气胀满，不能敛降，而成本病。②感受外邪。久病肺虚，卫外不固，易致六淫外邪反复乘袭。肺中痰瘀内结也是外邪入侵的重要因素，因外邪每借有形质者为依附，易于形成内外相引。外邪犯肺，愈加闭郁肺气，损伤肺脏，加重痰、瘀的形成。反复感邪诱发本病，是本病日益加重的主要原因。

本病起病隐匿，病程较长。以慢性支气管炎为病因者，有多年的咳嗽、咳痰史。吸烟者常在晨起后咳嗽和咳黏液痰。并发呼吸道感染时痰呈黏液脓性。咳嗽、

咳痰症状多在冬季加重，翌年气候转暖时逐渐减轻。病变严重者咳嗽、咳痰常年存在，无冬重夏轻季节性变化的规律。肺气肿患者常有气急症状，早期多在活动后如登楼或快步行走时感气急，以后发展到走平路时亦感气急。若在说话、穿衣、洗脸乃至静息时有气急，提示肺气肿相当严重。此外尚有疲乏、纳差和体重减轻等全身症状。急性发作期并发呼吸衰竭或右心衰可出现相应症状。肺气肿患者出现头痛可能提示二氧化碳储留，应进一步做动脉血气分析。低氧血症者可有发绀，也可有继发性红细胞增多。

本病早期体征多不明显，随着病情的发展，胸廓前后径增加，肋间隙饱满，剑突下胸骨下角增宽，胸廓外观呈桶状。部分患者呼吸频率增宽，呼吸变浅，严重者可有缩唇呼吸。触诊双侧语颤减弱。叩诊胸廓回响增加，肺部过清音，心浊音界缩小或消失，肺下界及肝浊音界下降。听诊呼吸音和语音均减弱，呼气延长，有时两肺可闻及干湿啰音，心音遥远。

实验室和其他辅助检查。①肺功能检查。是判断持续气流受限的主要客观指标。使用支气管扩张剂后，第一秒用力呼气容积（FEV1）/ 用力肺活量（FVC）< 0.7 可确定为持续气流受限。肺总量（TLC）、功能残气量（FRC）和残气量（RV）增高，肺活量（VC）减低，表面肺过度充气。②肺部 X 线和 CT 检查。早期 X 线胸片可无异常变化，以后可出现肺纹理增粗、紊乱等非特异性改变，也可出现肺气肿改变。其主要临床意义在于排除其他具有相似症状的呼吸系统疾病。③血气检查。对确定发生低氧血症、高碳酸血症及酸碱平衡失调以及判断呼吸衰竭的类型具有重要价值。④其他。慢阻肺合并细菌感染时，可见白细胞升高，核左移，痰培养可查出病原菌。

（1）稳定期治疗。①教育和劝导患者戒烟，因职业和环境粉尘、刺激性气味所致者，应脱离污染环境。②应用支气管扩张剂是现有控制症状的主要措施，常见药物有 $β_2$ 肾上腺素受体激动剂（短效有沙丁胺醇气雾剂、特布他林，长效有沙美特罗、福莫特罗）、抗胆碱能药物（短效有异丙托溴铵气雾剂，长效有噻托溴铵）、茶碱类药物（茶碱缓释片、氨茶碱）。③糖皮质激素。研究显示长期应用糖皮质激素和长效 $β_2$ 肾上腺素受体激动剂的联合制剂可增加运动耐量，减少急性加重发作的频率，提高生活质量。常用剂型有沙美特罗加氟替卡松、福莫特罗加布地奈德。④祛痰药。痰粘不易咳出者，可用盐酸氨溴索、*N*–乙酰半胱氨酸。⑤长期家庭氧疗。对慢阻肺并发慢性呼吸衰竭者可提高生活质量和生存率。一般用鼻导管吸氧 1 ～ 2L/min，吸氧时间 10 ～ 15h/d。使患者在静息状态下，氧分压（PO_2）≥ 60mmHg 和（或）动脉血氧饱和度（SaO_2）升至 90% 以上。

（2）急性加重期治疗。常见的急性加重病因多为细菌或病毒感染，临床表现为咳嗽咳痰、呼吸困难比平时加重，根据其严重程度，决定门诊或住院治疗。①低流量吸氧。发生低氧血症可鼻导管吸氧，或用文丘里面罩吸氧，一般吸入氧浓度为 28% ～ 30%，应避免吸入氧浓度过高，产生二氧化碳潴留。若发生严重呼吸衰竭，需应用呼吸机辅助通气。②支气管扩张剂。严重喘息患者可应用较大剂量雾化吸入治疗，如沙丁胺醇、异丙托溴铵，通过小型雾化器给患者吸入以缓解症状。③抗生素。根据病原菌和药物敏感情况积极选用抗生素治疗。④糖皮质激素。对于需住院治疗的急性加重期患者，可考虑口服泼尼松或静脉应用甲泼尼龙。⑤祛痰剂。盐酸氨溴索或溴已新化痰，促进痰液引流，有利于尽快缓解症状。

一、方和谦医案

医案一

赵某，男，79 岁。

主诉：咳喘反复发作 30 年，加重伴高热 2 周。病史：患者有慢性咳喘史 30 余年，2 周前因复感风寒引起发热，咳喘加重。门诊以“慢性喘息型支气管炎急性发作，阻塞性肺气肿，肺源性心脏病，心功能不全 I 级，肺功能不全”收住院。入院体检：体温 38.6℃，心率 88 次 / 分，呼吸 21 次 / 分，血压 16.0/10.7kPa。半卧位，精神弱，面色潮红，头灼热无汗，颈静脉怒张，桶状胸，剑突下可见心尖搏动，心律齐，心率 88 次 / 分，心音远，双肺布满哮鸣音及湿啰音，双下肢水肿。实验室检查：白细胞 $16.2 \times 10^9/L$，中性粒细胞比例 87%，血气分析为低氧血症。入院后给予吸氧，静脉滴注抗生素及对症治疗，体温下降，第二天体温达 39.2℃，心率 112 次 / 分。血气复查为呼吸衰竭。病情危重，下病危通知。由于体温不退，以冰袋物理降温，并急请方和谦会诊协助治疗。刻下症见：体温波动在 38.5 ～ 39.6℃，曾用多种抗生素效果不佳，病情加重。患者半卧位，精神差，面色潮红，唇紫发绀。咳声低，喉中痰鸣，喘促气不接续，动则尤甚。口干，但不欲饮水，手足冷，身微恶寒，不痛。不恶心，无呕吐，5 天来未排大便。舌脉：舌质嫩红，苔滑微腻，脉细数。

诊断：中医：喘证；

西医：慢性喘息型支气管炎急性发作，阻塞性肺气肿，肺源性心脏病，心功能不全Ⅰ级。

辨证：本虚标实，气阴两虚，外感表邪不解，肺气不利。

治法：扶正固本，益气养阴，解表宣肺化痰。

处方：

西洋参 6g	北沙参 10g	麦冬 10g	浙贝母 10g
芦根 15g	白茅根 15g	豆豉 10g	生甘草 10g
瓜蒌子 15g	炒栀子 5g	桑叶 10g	薄荷（后下）3g
白前 10g	茯苓 12g		

3 剂。

二诊：药后头部、身上微有汗出，咳喘、气短、心悸有好转，体温有下降趋势，精神较前明显好转，仍觉口干，咽干，咳痰不爽。听诊示两肺喘鸣音减少。脉较前有所缓和。舌质嫩微红，苔薄白润，在前方基础上加重育阴清热药物，兼以调和胃气。

处方：

西洋参 6g	北沙参 10g	天冬 10g	麦冬 10g
玉竹 15g	百合 15g	茯苓 15g	炙甘草 10g
紫苏梗 6g	桔梗 6g	浙贝母 10g	白前 10g
化橘红 10g	炙枇杷叶 6g	炒山药 15g	海浮石（先煎）15g

3 剂。

三诊：体温已降至正常，咳喘明显减轻，能吐出少量痰液，双肺无哮鸣音。

唯食欲欠佳，仍治以扶正化痰和中。

处方：

西洋参 6g	北沙参 20g	麦冬 10g	法半夏 10g
白前 10g	炙枇叶 6g	化橘红 6g	茯苓 12g
炙甘草 6g	百合 15g	玉竹 10g	海浮石（先煎）15g
丝瓜络 6g			

3 剂。

四诊：患者精神好，食欲增加，白细胞 8.4×10^9/L，血红蛋白 110g/L。病情平稳，继上方西洋参易为党参，加生姜、大枣，益气养阴，和中调理巩固。

【评析】 本案患者是一名年高体迈的慢性咳喘患者，机体抗病能力很差，因复感外邪、高热不退入院。经用大量抗生素药物及冰袋物理降温等方法，体温不降，以致发展为呼吸衰竭，心功能不全加重，病到垂危之际。方和谦会诊后认为正虚邪实，正不胜邪，邪陷深入，而呈危候。方和谦在益气养阴又固其本的同时，兼以解表宣肺除邪，以鼓舞汗液解出，邪随汗解而体温下降，后又经调理而收功效。方和谦在分析病情时指出，类似这种扶正祛邪的方法前人早就有很好的经验，如人参败毒散、参苏饮、加减葳蕤汤等就是很好的例证。著名医家喻嘉言曾说："伤寒病有宜用人参入药者，其辨不可不明，盖人受外感之邪，必先发汗以驱之，惟元气大旺者，外邪始乘药势而出。若元气素弱之人，药虽外行，气从中馁，轻者半出不出，留连为困，重者随元气缩入，发热无休……所以虚弱之体，必用人参三五七分，入表药中少助元气，以为驱邪之主，使邪气得药一涌而去，全非补养虚弱之意也。"先生所拟标本兼治，扶正祛邪，领邪外出之方，正是基于古人"正气不存，邪将焉去"的邪正观。致此使得正气得充，而祛邪有力，使高热已持续 2 周的垂危患者，得以转危为安。

［1］胡青懿．方和谦治高热验案二则［J］．北京中医．1997（6）：42-43.

医案二

冯某，77 岁，退休工人。

病史：患者有慢性气管炎病，病史长达20余年，咳喘反复发作，近1周加重。刻下症见：咳嗽，气喘，胸闷，喉中痰鸣，脘腹胀满，咳痰量多色白，较易咯出，夜寐欠佳，畏寒。舌脉：舌苔白腻，脉弦缓。

诊断：中医：肺胀；

西医：慢阻肺急性加重期。

辨证：痰浊内蕴，肺气不宣。

治法：燥湿健脾，止咳化痰。

处方：二陈汤加味。

陈皮 10g	法半夏 10g	茯苓 12g	炙甘草 6g
杏仁 10g	炒枳壳 6g	紫苏梗 6g	薄荷（后下）3g
太子参 15g	炒白术 10g	白前 10g	苦桔梗 6g
桂枝 6g	炙紫菀 6g	首乌藤 15g	大枣 3 枚
冬瓜仁 15g			

服药5剂后，患者咳喘减轻，胸部舒畅，痰减少，舌洁脉平缓。继服上方5剂，咳喘基本平复，痰量不多，以香砂六君子汤调理善后，并嘱患者勿食生冷之物，注意寒暖，预防感冒，防止咳喘病证复发。

【评析】 脾失健运，聚湿生痰，痰湿犯肺，发为咳喘，治以健脾燥湿化痰、止咳平喘，方用二陈汤、苓桂术甘汤或香砂六君子汤加减。但此时患者已有宿根，而成病疾，易反复发作。方和谦的经验是运用治湿之法，犹如铲草除根，要除之务 尽，需长期调治方可。在服药的同时还要严加纠正患者的嗜烟嗜酒或暴饮暴食或 饮食生冷等不良生活习惯，以免给治疗用药增加困难。

[2] 胡青懿．“宣、燥、疏、补”四法治咳喘——从方和谦老师学医有得［J］．北京中医杂志，1996（6）：43-44.

医案三

宋某，女，41岁。

病史：患者有慢性支气管炎病30余年，并发肺源性心脏病，1周来病情加重。

初诊患者面色紫黯，唇舌紫黯，大口喘气，咳声低微，气短不足以息，身有虚汗，喉中痰鸣，不易咯出，口舌干燥，不欲饮水，胃脘不舒，尿不畅，便先干后软，双肺听诊有干湿啰音，双下肢有凹陷性水肿。舌脉：舌质紫黯，舌嫩少苔，脉虚细数。

诊断：中医：肺胀；

西医：慢阻肺，肺源性心脏病。

辨证：元气大虚，气阴两伤，痰浊阻于肺络。

治法：大补元气，益肾补阴，化痰降逆。

处方：

红参 20g	麦冬 10g	五味子 10g	茯苓 15g
炙甘草 10g	山茱萸 15g	紫丹参 15g	代赭石（先煎）15g
紫苏子 10g	厚朴 10g	补骨脂 15g	沉香粉（冲服）1.5g
炙紫菀 10g	款冬花 10g	车前子（包煎）30g	

3 剂后，患者精神好转，咳喘气促明显减轻，虚汗减少，纳少量稀粥，痰易咯，下肢水肿渐消，原方不变，继服 5 剂。三诊时病情明显好转，再服上方 5 剂，然后用中成药善后调理而愈。

【评析】 “肺为气之主，肾为气之根”，凡肾虚不能固摄于下，每致肾不纳气，气浮于上，发作咳喘。治宜补肾敛气，降气平喘。肾阳不足者，则取补肾纳气归元之法，用人参生脉散、人参胡桃汤、金水六君煎等加减；属肾阴偏虚者，宜滋肾纳气，麦味地黄丸等加减，总以固本为主，标本兼顾。

［3］胡青懿.“宣、燥、疏、补”四法治咳喘——从方和谦老师学医有得［J］.北京中医杂志，1996（6）：43-44.

二、洪广祥医案

医案一

患者，男，68 岁。

初诊：2009 年 4 月 14 日。主诉：反复咳嗽 20 年，气喘 3 年，加重 2 周。病史：

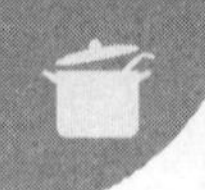

患者2周前开始出现咳嗽、胸闷气喘，在当地医院治疗后症状缓解。为进一步治疗，求治于中医。刻下症见：咳吐白色黏痰，日5～6口，不易咳出，动则胸闷气喘，呼吸费力，气短不足以息，休息后稍缓解，神疲易累，怯寒肢冷，口苦，纳减，夜寐可，二便平。听诊：双肺未闻及明显干湿性啰音。舌脉：舌质黯夹紫，边有齿痕，苔白腻，脉弦滑。

诊断： 中医：肺胀；

西医：慢阻肺稳定期。

辨证： 气阳虚弱，痰瘀伏肺。

治法： 温阳益气，涤痰行瘀。

处方： 补元汤合千缗汤、桂枝茯苓汤加减。

生黄芪30g	党参30g	山茱萸15g	锁阳15g
桂枝10g	白术10g	陈皮15g	当归10g
升麻10g	柴胡10g	猪牙皂6g	半夏10g
桃仁10g	牡丹皮10g	赤芍15g	茯苓15g
生姜3片	炙甘草6g。		

14剂，每日1剂，水煎分2次温服。

二诊： 2009年4月29日。患者咳嗽、咳痰症状明显缓解，喘促减轻，手足复温，时有自汗，纳差，舌质淡，苔微白，脉细弱。更方为补中益气汤合益气护卫汤加减。

生黄芪30g	防风10g	党参30g	仙茅10g
白术10g	淫羊藿15g	炙甘草6g	桂枝10g
陈皮15g	白芍10g	生姜3片	当归10g
大枣6枚	升麻10g	神曲10g	柴胡10g
炒山楂15g	炒谷芽15g	炒麦芽15g	厚朴10g

7剂，煎服法同前。

三诊： 2009年5月6日。患者食欲渐复。去神曲、炒山楂、炒谷芽、炒麦芽，守方服用2个月。3个月后复查，患者诸症好转，未见复发。

【评析】 本案患者慢阻肺病程长，病情易反复发作，此次发病经治疗后处于慢阻肺稳定期。其稳定期的症候表现为虚实夹杂之证，气短、乏力、肢冷为气阳虚弱之候；痰不易咳、唇舌紫黯为痰瘀伏肺之象。治疗上初诊选用补元汤固本培元，温阳益气以治疗慢阻肺本虚；合用千缗汤、桂枝茯苓汤涤痰祛瘀，以除痰瘀伏肺之标实。虚实并治，则扶正不碍邪，祛邪不伤正。二诊时患者咳嗽咳痰明显缓解，喘促减轻，自汗出，纳差，舌质淡，苔微白，脉细弱，此为肺脾两虚。选用补中益气汤补益中气以滋养宗气，益气护卫汤温补肺卫之气，二方合用，培土生金，温阳护卫，鼓舞正气，御邪于外，以提高机体的抗邪能力。三诊时患者食欲渐复，自汗止，营卫和，未出现虚不受补和伤津耗液之象，守方服用以巩固疗效，从根本上减少慢阻肺急性加重的发作频率。

［4］龚年金，兰智慧.国医大师洪广祥辨治慢性阻塞性肺疾病稳定期经验探析［J］.中华中医药杂志，2018，33（3）：951-954.

医案二

患者，58岁，男。

初诊：2001年2月28日。病史：患者反复咳嗽、咳痰16年，动则气喘5年，常于冬季寒凉时病情加重而入院治疗。刻下症见：咳嗽频作，咳痰不畅，痰黏稠如胶，伴胸部憋闷，喉间吼鸣，喘息不能平卧，动则加剧，痰出后喘咳及憋闷减轻，大便不畅，口干口黏，脘腹饱胀，汗出烦热，口唇黯紫。舌脉：舌质红黯，苔白黄厚腻，脉弦滑近数，重按无力。

诊断：中医：肺胀；

西医：慢阻肺急性加重期。

辨证：痰浊壅肺，兼有血瘀，郁久化热，肺之肃降失常。

治法：涤痰除壅，利气平喘。

处方：皂荚丸、千缗汤、蠲哮汤加减。

猪牙皂6g　法半夏10g　生姜10g　葶苈子（包煎）30g

青皮15g　陈皮15g　生大黄10g　海浮石（先煎）20g

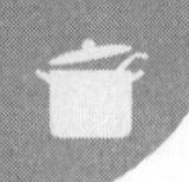

黄芩 10g　　桃仁 10g　　礞石（包煎、先煎）20g

7 剂，每日 1 剂，水煎分 2 次服用。

二诊：2001 年 3 月 7 日。服药后患者咯出大量浊痰，大便通畅，喘咳憋闷症状显著改善，烦热汗出已除，能平卧入睡。此时原方再加桔梗 30g，以加大排痰力度。7 剂，每日 1 剂，水煎分 2 次服用。

三诊：2001 年 3 月 14 日。二次服药后患者痰热壅肺证候明显缓解，但动则仍感气喘，略有咳嗽、咳痰，伴体倦乏力、气短，胃纳差，进食后感脘腹饱胀，肢冷怯寒，面色无华，唇黯舌黯，苔微腻，脉虚弦滑，右关弦滑明显，右寸细滑。此时证属气阳亏虚，痰瘀伏肺，脾虚失运。方拟补元汤、苓桂术甘汤、香砂六君子汤加减。

生黄芪 30g　　党参 30g　　白术 15g　　炙甘草 10g
当归 10g　　陈皮 15g　　升麻 10g　　葫芦巴 10g
补骨脂 15g　　桂枝 10g　　茯苓 30g　　木香 10g
法半夏 10g　　川芎 10g　　砂仁（后下）6g

7 剂，每日 1 剂，水煎分 2 次服用。

服药后患者阳虚气弱等症状改善，继续拟原方加减调理，病情逐渐稳定。

【评析】　患者反复咳嗽、咳痰 16 年，动则气喘 5 年，病程较长，就诊时咳嗽频作，咳痰不畅，痰黏稠如胶，胸闷，咳痰后缓解，汗出烦热，舌红黯，苔白黄厚腻，脉弦滑近数，此为痰瘀壅肺，郁久化热之证。患者咳嗽频作，咳痰后胸闷缓解，故痰邪壅肺是目前较主要的矛盾，治应以涤痰除壅，利气平喘为主，故方中选用猪牙皂通窍祛痰、法半夏燥湿化痰、海浮石清肺化痰、葶苈子泄肺平喘、青皮陈皮破气理气；患者咳痰不畅，痰黏稠如胶，汗出烦热，舌脉也可见明显热象，若此时重用温药以理气涤痰，会加重热邪耗伤阴液而成难治之证，故再加生大黄、黄芩等苦寒清热之品，以保清热之疗效。虽然此时患者热象明显，但也不可过分寒凉，因为痰饮血瘀皆为阴邪，非温而不化，过用寒凉之品恐伤肺脾之阳气，不利于后续治疗，此为“温清适宜”原则。服药后患者咳出大量浊痰，喘咳憋闷症状显著改善，但考虑到患者病程长，伏痰日久，故在原方基础上加以桔梗，加大排痰力度。此时患者烦热汗出症状已除，热象较之前改善，但仍继用原方，并未减去清热药物，因痰瘀为此时主要病理矛盾，以防郁热复来，此为“随证调整”原则。患者二次服药后出现阳虚气弱症状，此时标证基本解除，本虚上升为主要矛盾，故及时予以温补之品，此为“中病即止”原则。此病例完整演绎了慢阻肺患者痰瘀郁而化热，热退邪平后本为阳虚的一个病理过程，临床处理时国医大师依据寒热症状的轻重占比、兼夹证型、患者体质等方面选定温法、清法的药物和配比，即时刻抓住疾病最主要的矛盾，及时予以针对性治疗。

[5] 柯诗文，朱伟. 国医大师洪广祥教授温清并用治疗慢性阻塞性肺疾病浅析[J]. 中华中医药杂志，2018，33(5)：1965-1967.

医案三

患者，男，78岁。

初诊：2010年4月8日。病史：患者咳嗽、气喘12年，加重1周。刻下症见：咳嗽，咳白色泡沫样痰，日咳痰量120mL以上，胸满气短，动则喘甚，爬楼后伴劳累，不能平卧，无汗，微恶风寒，口淡不渴，纳差乏力，脘腹微胀，起则头眩，二便平。舌脉：舌质黯，苔白厚腻，脉浮弦滑。

诊断：中医：肺胀；

西医诊断：慢阻肺急性加重期。

辨证：宗气虚衰，外寒内饮。

治法：补益宗气，温肺散寒，涤痰平喘。

处方：补中益气汤、温肺煎合用千缗汤加减。

生黄芪30g　西党参30g　白术10g　当归10g
陈皮10g　升麻10g　柴胡10g　生麻黄10g
细辛3g　紫菀10g　款冬花10g　矮地茶20g
天浆壳15g　法半夏10g　猪牙皂6g　炙甘草10g
生姜3片

7剂，水煎温服，每日2次。

二诊: 2010年4月15日。服药后咳嗽、咳痰减少，但出现呼吸气促，腰膝酸软，神疲易呆，动则胸闷气喘，背寒肢冷，早晨精神不振，下午、夜间精神可，焦虑明显，大便不成形，每日3次，舌质黯红，苔白腻，脉弦滑。更方为补元汤合苓桂术甘汤加减。

生黄芪 30g	西党参 30g	白术 10g	当归 10g
陈皮 10g	升麻 10g	炙甘草 6g	柴胡 10g
锁阳 20g	山茱萸 15g	熟附子 10g	补骨脂 10g
云苓 30g	桂枝 10g	蔓荆子 20g	青皮 20g

7剂，煎服法同前。

三诊： 2010年4月22日。患者咳嗽，咳少量白痰，量不多，易咳出，自汗，无胸闷气促，无畏寒发热，口干欲饮，胃纳可，夜寐安，舌质淡，前1/2舌苔较少，后1/2苔白黄腻，脉弦滑。听诊：双肺未闻及明显干湿性啰音。方选益气护卫汤合参苓白术散加减。

生黄芪 30g	西党参 30g	防风 15g	白术 10g
仙茅 10g	淫羊藿 15g	桂枝 10g	白芍 10g
生姜 3片	红枣 6枚	炙甘草 10g	太子参 30g
茯苓 15g	莲子 10g	炒白扁豆 10g	桔梗 15g
山药 15g	薏苡仁 20g	陈皮 15g	诃子 10g
益智仁 10g	金樱子 15g	猪苓 15g	五味子 10g
麦冬 10g	泽泻 15g	白蔻仁 6g	

7剂，煎服法同前。

3周后复诊，诸症自平，未因病情加重而住院治疗。

【评析】 本案患者病程长，病情迁延，久病喘咳，伤及宗气，复感外寒，形成外寒内饮之急候，初诊选用补中益气汤以补益宗气，扶正祛邪；温肺煎外散表寒，内化寒饮，兼收止咳化痰之功，合用千缗汤涤痰平喘，以祛除痰涎壅肺之标实。二诊时患者外寒已散，然邪去正虚，气虚及阳，表现为阳虚内寒的症候，在甘温补气基础上加用辛热助阳之品，选方补元汤加熟附子、补骨脂以温肾扶阳；

患者咳嗽减轻，痰量较前减少，然痰液未尽，合用苓桂术甘汤健脾化痰，以绝痰源。三诊时患者寒证已除，然自汗，选用益气护卫汤以补肺固卫。伴口干欲饮，苔白黄腻，此为气阴耗伤之象，合用参苓白术散以健脾益气，祛湿养阴。3 周后复诊，患者诸症自平。本案洪教授联合运用了温散、温化、温补（补气、扶阳）之法，获得良好的临床疗效，在慢阻肺的治疗过程中，辨证运用温法是根治慢阻肺的有效途径，也更进一步证实了国医大师提出的“治肺不远温”学术思想的正确性。

[6] 龚年金，兰智慧.国医大师洪广祥温法治疗慢性阻塞性肺疾病经验探析[J].2019，34（3）：1029-1031.

三、卢芳医案

于某，男，45 岁。

初诊：2018 年 7 月 7 日。主诉：咳嗽、咳痰 10 年，加重 3 天。病史：咳嗽，咳痰，痰色黄，胸闷，气短，时有喘促。既往有慢性阻塞性肺疾病病史。查体：体温 36.5℃，慢性病容，听诊双肺底干啰音，心脏听诊未见异常。血常规：白细胞 12.5×10^9/L。X 线胸片：肺纹理增强，间质性改变，肺气肿。舌脉：舌体胖大，有齿痕，舌苔黄腻。

诊断：中医：肺胀；

西医：慢阻肺。

辨证：痰热郁肺。

治法：清热化痰，降气平喘。

处方：止喘汤加减。

炙麻黄 15g　杏仁 20g　白前 20g　葶苈子（包煎）20g
紫苏子 20g　白芥子 20g　木蝴蝶 20g　半夏 15g
桑白皮 15g　厚朴 15g

7 剂，每日 1 剂，水煎，300mL 早晚分服。

二诊：2018 年 7 月 14 日。咳嗽、咳痰减轻，无胸闷气短。守上方去厚朴，

继服7剂。

三诊：2018年7月21日。咳嗽、咳痰偶作，听诊双肺未闻及啰音，上药加补气纳肾药人参5g，蛤蚧5g，黄芪50g，党参30g。随访2月未再复发。

【评析】 COPD病机复杂，辨证是关键，卢芳对该病首先提出听诊辨虚实，听诊时患者有干啰音为实喘，听诊时患者无干啰音为虚喘。“本虚标实、虚实夹杂”是该病的基本病机。卢芳临床中抓住痰、热、瘀、壅、虚这5个关键环节仔细进行辨证治疗。根据“感邪时偏于标实，平时偏于本虚”的不同，有侧重地选用扶正与祛邪的不同治法。对于实喘型慢性阻塞性肺疾病临床确立宣降肺气、化痰平喘的治疗原则，并自拟止喘汤重用炙麻黄治疗此病，疾病恢复期酌加补气纳肾药，防止复发，临床上取得较好效果。炙麻黄药性辛散而微兼苦降之性，可外开皮毛的郁闭，以使肺气宣畅，内降上逆之气，以复肺司肃降之常，故善平喘，为主治肺气壅遏所致喘咳的要药。臣以杏仁、葶苈子、黄芩配伍清热降气平喘。杏仁味苦性温，降气止咳平喘，润肠通便；葶苈子味辛、苦，大寒，泻肺平喘，行水消肿；黄芩味苦性寒，清热燥湿，泻火解毒，止血，安胎。佐以白前、半夏、紫苏子、白芥子配伍化痰平喘。木蝴蝶、桔梗为使药，清利咽喉。卢芳对该病的认识，辨证上突破传统，理论成熟，治疗上突破常规，大胆用药，临床疗效可靠，值得学习和借鉴。

［7］李光，李倜．国医大师卢芳自拟止喘汤重用麻黄治疗实喘型慢性阻塞性肺疾病［J］．湖北民族学院学报·医学版，2019，36（4）：54-63.

四、裘沛然医案

姚某，男，72岁。

初诊：2001年11月。主诉：咳痰气促、胸闷心悸、下肢水肿2年余，加重1月余。病史：患老年慢性支气管炎20多年，经常咳嗽、咳痰、吐泡沫样的白色黏痰，偶尔痰中带小血块，反复缠绵未愈，常在季节变化时诱发。有吸烟史40多年。患者近2年来咳嗽气促加重，痰多色白稠黏，上楼时气短更明显，面色虚浮，口唇灰黯，伴有胸闷心悸，严重时入睡难以平卧。最近2年下肢逐渐出现水肿，按之有指印，服用利尿剂能消退，停药后则水肿又起，偶有肝区隐隐作胀，伴纳呆，小便量较少。X线胸片：两肺有轻度积水。舌脉：舌淡胖，略黯，苔薄腻，脉沉带数。

诊断：中医：喘证；

西医：慢阻肺，肺源性心脏病。

辨证：阳虚水泛，痰瘀交结。

治法：温阳利水，化痰消瘀。

处方：真武汤、葶苈大枣泻肺汤合麻黄附子细辛汤加减。

熟附子 12g　细辛 12g　桃仁 12g　杏仁 12g
干姜 15g　猪苓 15g　茯苓 15g　净麻黄 15g
生甘草 15g　生白术 18g　五味子 9g　葶苈子（包煎）18g
生黄芪 35g　大枣 7 枚

14 剂，每日 1 剂，水煎服。

药后诸症明显改善，遂以此为基本方随症加减，至今病情稳定。

【评析】　慢性支气管炎久经迁延而成肺气肿，变生肺源性心脏病，出现气急喘促、心悸、唇甲紫绀、颈静脉怒张、足跗肿胀等临床表现。此时病机具有以下特点。①病变由实变虚或以虚为主，虚实相夹，其中以阳虚水泛为主要特征。②病变由气分波及血分，常出现唇甲紫绀的瘀血症状。此由肺气虚而气不帅血，心阳虚不能温运血脉，寒邪凝滞、阻遏营血，血脉郁滞所致。③病位由肺累及脾、肾、肝、心、三焦等。脾肾不足，谷不化精，精反化水，水饮泛滥凌心射肺；肾虚不能纳气，加剧喘促；心阳不振，神气衰靡，精神萧索；心脉痹阻则心悸不宁，紫绀时现；三焦气化失司则饮邪泛滥成肿胀、腹满。肺心病的基本病机是肺、心、脾、肾阳气虚乏伴见饮停、血瘀，部分患者可出现风动之证。也有一些患者因寒痰留滞，郁而化热，或风热引动痰饮，痰热相搏伤及阴分。本例患者之治疗方剂由真武汤、葶苈大枣泻肺汤、麻黄附子细辛汤等相合而成。真武汤主治“有水气中外皆虚寒之病”（《医宗金鉴》），为“镇水”良方。方中生姜易为干姜，意在配合附子振奋脾肾心阳并促进气化水饮；且干姜与细辛、五味子相配寓有深意。

《金匮要略·痰饮咳嗽病脉证治》有治疗痰饮的苓甘五味姜辛汤等4方。其组方核心就是干姜、细辛、五味子3味。陈修园也认为此3味是小青龙汤方的重要组成《医学三字经·咳嗽》说："《金匮要略》治痰饮咳嗽不外小青龙汤加减，方中诸味皆可去，唯细辛、干姜、五味不肯轻去……学者不可不深思其故也。"裘沛然认为此3味相伍有蠲饮、敛肺、止咳之功。葶苈子、大枣泻肺气壅闭以消痰饮。麻黄附子细辛汤外散表寒，内温少阴虚寒；且此3味均属辛药，"辛走气"有"开腠理、致津液、通气"之功，有助于水液气化。其中麻黄合葶苈子平喘之功益彰。黄芪用量宜大，可在30～60g，以大补肺气，令"大气一转，其气乃散"。《本经疏证》亦载其能"浚三焦之根，利营卫之气。故凡营卫间阻滞，无不尽通；所谓源清流自洁者也"。桃仁既可活血行瘀，又合杏仁共化痰浊。全方共奏补气温阳、化饮利水、降逆平喘之功。对肺源性心脏病出现慢性心衰者有一定疗效。若气虚甚加人参；瘀阻明显加丹参、红花；寒痰留滞、郁而化热加黄芩、生石膏、桑白皮；肾虚纳气不足加补骨脂、沉香；心阳不振加桂枝等。

［8］王庆其，李孝刚．国医大师裘沛然之诊籍（七）［J］．浙江中医杂志，2011，46（8）：558.

五、熊继柏医案

王某，男，68岁。

初诊：2019年6月8日。病史：喘促不宁，张口抬肩，胸膺仰息，大汗出，痰少，不发热，口不干，发病1月余。患者从呼吸科病房被家属用轮椅推到门诊，医院诊断为：慢阻肺急性发作，肺心病，肺大疱，支气管扩张，呼吸衰竭，冠心病，高血压。舌脉：舌质鲜红，苔少，脉滑。

诊断：中医：喘证；

西医：慢阻肺急性发作，肺心病，呼吸衰竭。

辨证：肺热炽盛，内闭外脱。

处方：生脉散合三石汤加减。

西洋参15g　　麦冬30g　　五味子6g　　生石膏（先煎）12g

滑石 10g　　杏仁 10g　　甘草 6g　　寒水石（先煎）10g

7 剂。

二诊：2019 年 5 月 15 日。仍然坐轮椅来门诊，但是已经恢复平静呼吸，精神好转，不咳不喘，病房医生根据患者的情况，停止使用呼吸机及抗生素。舌质由鲜红色转为稍红，苔薄黄，脉细。辨证：气阴两虚，兼有痰热。处方：生脉散合桑贝散加减。西洋参 10g，麦冬 30g，五味子 6g，桑白皮 20g，川贝母 8g，杏仁 10g。20 剂。患者药后症状平稳。

【评析】　本案患者一诊时表现为喘促不宁，大汗出，舌质鲜红，苔少，脉滑，病机为肺热炽盛，邪热内闭，正气欲脱，病性是热盛；同时表现为大汗出，张口抬肩，胸膺仰息，兼有肺气欲脱，为虚实夹杂证。此时若只用清热法，元气将脱，如果专养肺阴，补肺气，那么火热更甚。治法上，首先要清肺热，其次要救肺气。方拟生脉散合三石汤。生脉散救肺之气阴，《温病条辨·暑温》曰："汗多脉散大，喘喝欲脱者，生脉散主之。"而三石汤则是温病学家吴鞠通治疗暑热弥漫三焦，致使三焦气机受阻的主方，由滑石、石膏、寒水石、杏仁、通草、金银花、竹茹组成。熊教授治疗肺热炽盛时，重用三石（滑石、石膏、寒水石），目的是清肺热，配合杏仁宣肺气，虚实兼顾，直中病机，故而取效。二诊时病机转为肺热未尽，而气阴两虚，用生脉散补益气阴，桑白皮清肺热，川贝母润肺化痰，杏仁宣肺止咳以取效。

［9］刘通，曾光，黄惠勇．国医大师熊继柏辨治肺炎咳喘临证经验［J］．湖南中医药大学学报，2020，40（6）：643-646.

六、晁恩祥医案

患者，女，73 岁。

主诉：反复咳嗽、咳痰、气促 5 年余，加重 1 天。病史：于 2020 年 2 月 5 日入院。既往有慢性阻塞性肺疾病、慢性肺源性心脏病、支气管扩张、高血压病史。刻下症见：意识模糊，极度消瘦，咳嗽，痰多色白质黏难咯出，气促，动则加重。查体：体温 38.3℃，血压 120 次 / 分，血压 130/68mmHg，呼吸 28 次 / 分，经皮动脉血氧饱和度94%；昏睡，三凹征（+），双肺叩诊呈过清音，双肺呼吸音弱，可闻及散在哮鸣音及湿啰音，心律欠齐，各瓣膜听诊区未闻及病理性杂音。血常规：白细胞13.33×10^9/L，中性粒细胞比例91.0%；血气分析：pH 7.288，氧分压66.8mmHg，二氧化碳分压89.5mmHg，吸入气氧浓度60%，乳酸2.6mmol/L；降钙素原：0.83ng/mL；C反应蛋白58.7 mg/L；肾功能：尿素17.69mmol/L，肌酐138.0μmol/L；痰细菌培养（+）药敏定量：泛耐药鲍曼不动杆菌。X线胸片：肺水肿，心影增大，双肺感染。舌脉：舌淡黯，苔白腻，脉细数。

诊断：中医：肺胀，神昏病；

西医：慢阻肺急性加重期；呼吸衰竭Ⅱ型；肺部感染；肺性脑病；慢性肺源性心脏病失代偿期；高血压（3级，很高危组）；肾功能异常（急性肾损伤）。

辨证：肺脾肾虚，痰浊阻肺，上蒙清窍。

治疗：患者意识欠清，严重酸中毒，入院即予气管插管接有创呼吸机辅助通气，纤维支气管镜加强痰液引流。药物予氨茶碱静脉泵入、可必特雾化解痉平喘，亚胺培南西司他丁钠抗感染，沐舒坦化痰，孟鲁司特钠降低气道高反应，普米克令舒抗炎平喘，以及其他对症支持治疗。

治法：健脾益气化痰，泻浊纳气平喘。

方药：泻浊纳气醒神汤加减。

党参15g　石菖蒲15g　山茱萸10g　生大黄（后下）15g
苍术10g　法半夏10g　厚朴10g　葶苈子（包煎）30g
杏仁10g　紫苏子10g　茯苓30g

上方加水300mL浓煎至100mL，每日分3次鼻饲。

二诊：5剂后患者病情好转，气促改善，X线胸片提示肺炎有所吸收，呼吸机支持力度降低，予拔除气管插管改为无创呼吸机辅助通气。续予陈夏六君子合三子养亲汤加减。

陈皮15g　法半夏15g　党参15g　茯苓20g
白术15g　甘草10g　莱菔子15g　紫苏子15g

白芥子 15g

三诊：复查 X 线胸片提示炎症逐渐吸收，予下调呼吸机支持力度，但患者呼吸肌疲劳，脱机困难，考虑为肾虚不纳之证。予调补肺肾方加减。

西洋参 30g　　冬虫夏草 30g　　山茱萸 15g　　五味子 15g

枸杞子 10g　　女贞子 10g　　丹参 10g　　茯苓 30g

补骨脂 30g　　菟丝子 10g　　淫羊藿 10g

加水 300mL 浓煎至 100mL，每日分 3 次鼻饲，并配合外用温补肾阳法脐疗及床上八段锦肺康复治疗。经中西医结合治疗后，患者病情逐渐恢复，可耐受间断停机，评估病情基本稳定，予转普通病房。

【评析】　晁恩祥认为慢阻肺急性加重期呼吸衰竭的总病机为肺肾气衰、痰瘀内阻，属本虚标实之证。虚主责其肺肾虚损，实则关乎气机郁滞，痰浊、瘀血内壅。痰瘀内阻，郁闭肺气，临床症见咳、痰、喘、胀的急性加重；痰浊蒙窍，上扰神明，导致神志障碍等变证；甚者水气凌心射肺，出现喘脱危候。临床治疗当遵循“急则治其标为主”的原则，同时兼顾中医学“治病必求其本”的理念。治疗上当重视泻浊纳气醒神法的运用，标本兼治。祛邪为先，其法有三。一为泻肺化痰，外散表邪，截断病原，内蠲水饮，化痰泻浊，宣畅肺气；二为活血化瘀，予以祛瘀通络之品，疏解肺络中的浊毒之邪。血瘀消散，气机调达，肺脉通利，痰水自消；三为通腑泻热，肺与大肠相表里，肺气壅塞可致腑气不通，大肠秽浊之邪又可上犯熏蒸于肺，终致肺热腑实的恶性循环，在呼吸衰竭机械通气的人群中尤为突出。故晁恩祥临证注重肺肠同调，善用下法治疗合并有腹满拒按、腑气不通等胃肠功能障碍表现的呼吸衰竭患者。大便通利，肠中秽浊排出，肺中壅滞之气方可宣畅，上逆肺气乃平。纳气法是针对其肺肾气虚的内伤基础提出，急性期治疗可兼用调补肺肾之品，扶正固本。肾气充沛，摄纳有度，虚逆之气方可得以下纳，从而达到纳气平喘的疗效。醒神法即为开窍法，主要针对因急性缺氧或二氧化碳潴留导致的肺性脑病患者，其病机多为痰蒙心窍、上扰神明，治当对症予以清热涤痰、化瘀泻浊、醒脑开窍之法，改善其神志障碍等状况。基于急性期治疗理念，承袭前人肺系疾病治疗经验，晁恩祥自拟泻浊纳气醒神方用于呼吸衰竭患者的急

性期临床救治，主要由葶苈子、大黄、石菖蒲、山茱萸组成。方中葶苈子，味辛苦，性大寒，主入肺与膀胱经，能下气行水，善治肺胀喘急、痰饮咳嗽、水肿胀满等症。大黄，性寒味苦，归胃、大肠、肝经，主泄热解毒、荡涤积滞、行血破瘀、推陈致新之效，《本草正义》言其“迅速善走，直达下焦，深入血分，无坚不破，荡涤积垢，有犁庭扫穴之功”。大黄与葶苈子合用，可起到通腑泻下、清热化瘀之用。山茱萸，性微温，味酸，入肝、肾二经，取其补益肝肾、敛精固虚之功，张锡纯在《医学衷中参西录》中言其“能大补元气，振奋精神，固涩滑脱”，收敛之中兼有调畅之性。石菖蒲辛苦、性温，归心、肝、胃 经，具有化痰开窍、聪明耳目、化湿和胃、散寒除痹的功效。山茱萸配伍石菖蒲，具有纳气开窍的作用。诸药相合，共奏泻浊纳气、醒神开窍之功，使痰瘀可消，肾气得纳，气逆乃平，喘汗自止，血脉畅利。当慢阻肺急性加重期诱因得到基本控制，肺部痰液引流通畅，脏腑功能逐渐恢复，生命体征基本平稳，即进入稳定期，可逐步行抗感染方案降阶梯调整及呼吸机脱机治疗，促进呼吸功能恢复。此期外邪、痰浊、瘀血等标实已有所缓解，证型逐渐转化为以肺脾肾诸脏虚损为主的虚喘。晁恩祥结合肺肾气虚的病机特点，研制调补肺肾方用于慢阻肺急性加重期呼吸衰竭稳定期的调护，正所谓“肺为气之主，肾为气之根，肺主出气，肾主纳气，阴阳相交，呼吸乃和”，此时当以调补肺肾为要，兼顾脾胃之气，培土生金，益气扶正。

[10] 韩彦，张燕．国医大师晁恩祥教授序贯治疗慢性阻塞性肺疾病急性加重期呼吸衰竭临证经验［J］．中国中医急症，2021，30（5）：905-908.

七、徐经世医案

刘某，男，75 岁。

初诊：2017 年 11 月 26 日。病史：患者年逾七旬，有糖尿病、冠心病、肺气肿病史，平素口服药物维持，病情稳定，刻下症见：易疲劳，偶有少许白痰，偶有胸闷，双目干涩，眠浅多梦，大便日行 2 次，成形，尿频，夜尿 3 ～ 4 次，偶有排不尽感。舌脉：舌淡红，边有齿痕，苔薄白，脉滑，至数不齐。

诊断：中医：肺胀；

西医：慢阻肺，冠心病，糖尿病。

辨证：脾虚痰浊阻络。

治法：健脾益气，化痰通络。

处方：

北沙参 20g	怀山药 20g	石斛 15g	仙鹤草 20g
熟女贞子 15g	橘络 20g	竹茹 10g	远志 10g
酸枣仁 25g	丹参 15g	覆盆子 15g	密蒙花 15g
煨益智仁 10g	灯心草 3g		

10 剂。

二诊：药尽缓解，可停服汤剂，原方改为膏方而缓以调之。

【评析】 本案患者年过七旬，基础疾病较多，肺气肿病史多年合并有冠心病、糖尿病，故日久，五脏虚损，患者表现为疲劳、咳嗽、咳痰、胸闷为肺脾气虚不足之证，双目干涩、眠浅多梦为肝血不足之象，尿频、夜尿增多均为肾阳不足所致。徐经世观其舌、苔，切其脉，舌淡红、边有齿痕、脉滑，至数不齐，为脾虚湿盛，夹瘀。故遣方健脾益气、化痰通络之剂，以资调节。脾脏乃后天之本，气血生化之源。脾主运化，包括运化水谷及运化水湿，运化水谷将水谷精微转化为气血津液，转输供养全身，同时将饮入于胃的水分转输到肺肾，通过肺肾的气化功能，化为汗和尿排泄于体外。故脾虚运化水谷无力，气血不足，使肝藏血功能下降，日久肝血亦不足，出现目涩，眠差。运化水液失司，则水液内停，形成湿、痰等病理产物。日久湿、痰等病理产物进一步使气血运行不畅，气血运行失调，瘀血自生，相互影响，合而为病。北沙参、怀山药、石斛补肺健脾，培土生金，肺脾同治；仙鹤草、女贞子滋补肾阴，竹茹、灯心草、远志、酸枣仁，宁心安神、清热除烦，覆盆子归肝经、肾经，具有益肾固经缩尿、养肝明目之功效；密蒙花归属肝、肺经，具有清肝明目、止咳平喘之功效；益智仁，具有暖肾缩尿，主治肾虚遗尿、尿频。丹参、橘络活血通络，体现病从络治，况且肺病，久则肺络瘀滞，不仅治痰，活血道通络亦当寓于其中；临床证明化瘀法在治疗肺系疾病中能起协同和提高免疫力的作用。全方合力，标本兼施，缓解症状，调节整体，可望远期佳效。

[11]程玉峰，王虹．国医大师徐经世谈肺系常见病证治[J]．中医药临床杂志，2019，31（12）：2210-2212.

八、颜德馨医案

张某，男，60岁。

病史： 患慢性支气管炎、肺气肿病史10余年，每因气候交变而发作。2周来因受凉而病情加剧，咳喘，胸闷，夜间不能平卧，下肢水肿，呼吸喘急，口唇紫绀，精神萎软，白昼神志尚清，傍晚则出现嗜睡，呼之尚能睁眼，小便失禁，颈静脉怒张，球结膜水肿，两下肺闻及干湿性啰音。血常规：白细胞 7.8×10^9/L，中性粒细胞0.8。血气分析：pH 7.296，二氧化碳分压79.5，氧分压30，血氧饱和度48%。诊断为肺性脑病，急予吸氧，给予呼吸兴奋剂可拉明、洛贝林及抗生素青霉素、氟哌酸、氧哌嗪、先锋铋等，并使用解痉剂喘定，利尿剂双氢克尿塞、安体舒通及补液支持，纠正电解质紊乱，中药小青龙汤加味等中西药抢救，病情未得好转。患者神志逐渐昏糊，烦躁不安，语无伦次，颜面水肿，球结膜水肿，故请颜德馨诊治。舌脉：舌质红绛无苔，脉细滑。

诊断： 中医：肺胀；

西医：慢阻肺急性加重期，肺源性心脏病，肺性脑病。

辨证： 痰瘀交阻，蒙蔽心脑，肺失清肃，宣降无权，郁久化热，暗耗阴液。

治法： 下瘀泄热，宣窍豁痰。

处方： 抵当汤合葶苈大枣泻肺汤加减。

水蛭3g　大黄9g　大枣7枚　葶苈子（包煎）3g
半夏30g　石菖蒲30g　苏木4.5g　海浮石（先煎）30g
枳实9g　降香（后下）2.4g

2剂。

上方进服1剂，当天大便畅解，量多，至次日神志清醒应对清晰，精神略振，咳喘稍平，口干欲饮，纳食思进，小便畅利，颜面水肿消减，球结膜水肿消退。方药颇合病机，病势已衰，乃小其制而进。前方改葶苈子 15g、大黄 6g，再进 3 剂，诸症悉平。复查血气分析：pH 7.344，二氧化碳分压 55.9，氧分压 97，血氧饱和度 96.9。遂以健脾宣肺、养阴化痰之剂善后。

【评析】 肺性脑病，一般多责肺肾之虚，痰涎之盛。颜德馨认为，本病除具有咳喘、咳痰等痰浊蕴肺症状外，往往伴见不同程度的面色晦滞，甚至黧黑，口唇紫绀，颈静脉怒张，肝肿大有压痛，舌质淡紫或黯红、或瘀斑，舌下静脉青紫、粗大屈曲，脉象迟、涩、促、数等瘀血指征。肺性脑病乃肺源性心脏病之危象，病及肺、心、脑等重要脏器。肺主气而心主血，脑为元神之府，至高至上，乃清灵之地，纯者灵而杂者钝。若津凝成痰，血凝成瘀，痰瘀阻于肺，蒙蔽于心，交阻于脑，以致肺失宣肃而喘促，神明失主而妄言，脑府失灵而昏昧。种种危象，皆因痰瘀作祟，治疗亟当逐瘀、涤痰，以合“必伏其所主，而先其所因”之旨。方以抵当汤合葶苈大枣泻肺汤同用。方中水蛭、大黄为抵当汤意，属逐瘀峻剂，主治瘀结实证；葶苈大枣泻肺汤本治肺痈初期之实证，但本案患者肺病通调失职，水气逆行，故颜面虚浮，球结膜水肿，下肢水肿；肺失肃降，故咳逆上气，喘鸣迫急，皆为邪气壅实之候，当开肺逐邪，故以葶苈大枣泻肺汤开泄肺气，泻水逐痰。另取苏木加强方中活血之力；海浮石、半夏祛痰。石菖蒲宣窍醒神，标本兼顾，遂获明显疗效。

［12］颜新，夏韵，吴鸿洲．颜德馨教授运用经方治疗顽疾的经验［J］．上海医药杂志，1999（7）：14-15.

九、朱良春医案

黄某，女，71 岁。

主诉：反复咳喘 10 余年，本次发作 10 余天。病史：10 余年来反复咳嗽、咳痰、气喘，多次做胸部CT示慢性支气管炎、肺气肿。现咳嗽、咳痰、气喘再发 10 余天，痰黄黏，量中等，难咯，轻度活动即气喘，时有夜间汗出，口干乏力，夜眠差，大便秘，3～4 日 1 次，小便正常。否认既往其他特殊病史。体格检查：神志清，精神稍萎，桶状胸，两肺呼吸音低，闻及散在干湿啰音，心率92次/分，律齐，无杂音。腹部阴性。神经系统无特殊。舌脉：舌质红，苔薄黄稍腻，脉弦细。

诊断： 中医：肺胀；

西医：慢阻肺急性加重期。

辨证： 气阴亏虚，痰热瘀毒阻肺。

治法： 清肺化痰，活血解毒通络，益气养阴安神。

处方：

鱼腥草30g　天竺子10g　牛蒡子10g　白花蛇舌草30g

竹茹15g　山茱萸20g　生地黄20g　生龙骨（先煎）30g

浙贝母10g　地龙10g　半夏10g　杏仁10g

麦冬20g　炙甘草3g

7剂，每日1剂，早晚顿服。

二诊： 1周后复诊诉咳嗽、咳痰、气喘减轻，口干、夜眠改善，出汗亦有减少，大便1～2日1次，小便正常。舌稍红苔薄，脉弦细。仍从气阴亏虚，痰热瘀毒阻肺论治，继予中药清肺化痰，益气养阴安神。

鱼腥草30g　天竺子10g　牛蒡子10g　太子参20g

山茱萸30g　生地黄20g　浙贝母10g　生龙骨（先煎）30g

半夏10g　竹茹15g　桃杏仁各10g　地龙10g

麦冬20g　炙甘草3g

7剂，每日1剂，早晚顿服。

三诊： 患者诉咳嗽、气喘明显改善，痰量少，色白，精神好转，夜寐亦有好转，食纳可，二便正常，听诊肺部无啰音。舌质稍红，苔薄白，脉细弦。治以益气养阴，化痰活血通络，予加味定喘散加减。

太子参20g　天麦冬各20g　五味子12g　橘红10g

紫菀10g　浙贝母10g　法半夏10g　地龙10g

蜂房10g　诃子10g　山茱萸20g　桃杏仁各10g

15剂，每日1剂，早晚顿服。

【评析】 本案患者为慢性阻塞性肺疾病，急性发作期痰热瘀毒阻肺为标，气阴亏虚为本，朱良春侧重清肺化痰，降气平喘，活血解毒通络，辅以益气养阴安神。清热解毒化痰喜用天竺子、白花蛇舌草、牛蒡子、鱼腥草等，且牛蒡子能清热通便，地龙、杏仁、浙贝母化痰平喘、活血通络，夜间汗出，夜眠欠佳，考虑气阴亏虚、热扰心神，清热化痰基础上，予山茱萸、麦冬、地黄、生龙骨益气养阴，安神敛汗，收效甚佳。病情好转后仍以标本兼治，但稍有侧重，根据病情加强益气养阴扶正，辅以化痰活血，解毒通络。进入缓解期后，以扶正化痰，降气平喘，活血通络为主。

[13] 朱金风. 朱良春扶正通络法治疗肺系难治病经验及治疗支气管哮喘的临床研究 [D]. 南京：南京中医药大学，2015.

十、周仲瑛医案

医案一

孔某，男，58 岁。

初诊：2009 年 10 月 10 日。病史：咳喘反复发作 10 余年，经常感染，曾因慢性阻塞性肺疾病急性加重、肺源性心脏病合并呼吸衰竭、心力衰竭住当地医院，病情控制好转出院。目前咳嗽，咳痰黏白或黄，胸闷气喘，动则加重，心悸气短，大便正常，食纳平平，尿量尚可。舌脉：苔淡黄腻，舌质黯紫，瘀斑明显，脉细滑。

诊断：中医：喘证；

西医：慢阻肺，肺源性心脏病。

辨证：痰瘀阻肺，肺心同病，气阴两虚，肺热内蕴。

治法：益气养阴，清肺化痰，活血化瘀，利水消肿。

处方：

南沙参 12g	北沙参 12g	麦冬 10g	太子参 12g
炒玉竹 10g	生黄芪 20g	桃仁 10g	葶苈子（包煎）15g
泽漆 15g	鱼腥草 20g	法半夏 10g	炒紫苏子 10g

陈皮 6g　　丹参 15g　　桑白皮 12g　　砂仁（后下）3g
茯苓 10g　　炙远志 5g

28 剂，每日 1 剂。

二诊：咳嗽不显，胸闷，动则气短，行走困难，下肢水肿。食纳尚可，大便尚调，口干，苔黄腻，舌质黯紫，舌体胖大，脉小滑数。痰瘀阻气，气阴两伤，肺心同病，久病及肾。原方去鱼腥草，加泽兰、泽泻各 15g，苏木 10g，山茱萸 10g，石菖蒲 10g，沉香（后下）3g。14 剂，每日 1 剂。后经电话随访症情稳定。

【评析】　本案患者咳喘日久，肺病及肾，由气及阴，肺肾气阴两虚，痰浊潴留，肺失治节，心血营运不畅，血脉瘀阻，而致肺病及心，痰瘀互结，瘀滞心肺。周仲瑛肺心同治，标本兼顾，益气养阴，肃肺化痰，佐以健脾和胃。方中南沙参、北沙参、麦冬、太子参、玉竹、生黄芪益气养阴补肺；桑白皮、葶苈子、泽漆泻肺利水；紫苏子、半夏、陈皮、茯苓、远志降气化痰；桃仁、丹参活血化瘀；鱼腥草清热解毒。二诊加入山茱萸滋阴益肾，沉香纳气归元，苏木活血化瘀，泽兰、泽泻利水消肿。药证相合，疗效满意。

[14]孙子凯，陈玉超.周仲瑛辨治慢性阻塞性肺疾病经验[J].辽宁中医杂志，2013，40（5）：881-882.

医案二

患者，男，66 岁。

初诊：1997 年 10 月 20 日。病史：患者反复咳嗽、咳痰、气喘 30 余年，曾在上海某医院诊断为慢性支气管炎、肺源性心脏病，经中西医多种药物治疗仍难阻止病情发展。本次因天寒受凉感冒而诱发。刻下症见：面部乌紫，咳嗽、气喘，咳痰，夜不能平卧，面部、下肢水肿，小便量少，大便偏稀，日行 1 ～ 2 次。舌脉：舌质瘀紫，苔薄腻。

诊断：中医：肺胀；

西医：慢阻肺，肺源性心脏病。

辨证：痰瘀痹阻，水饮凌心，虚实错杂，肺心同病。

治法：温肺化饮，涤痰化瘀，益气活血。

处方：

炙麻黄 5g	炙附子 10g	干姜 3g	炙桂枝 10g
茯苓 20g	汉防己 12g	苏木 10g	炒紫苏子 10g
生黄芪 25g	桃仁 10g	五加皮 10g	葶苈子（包煎）15g
党参 15g	法半夏 10g	泽兰 15g	泽泻 15g
石菖蒲 10g	万年青叶 1 片		

7 剂。

二诊：1997 年 10 月 27 日。服上药后面唇发绀显减，尿量增多，下肢肿消不尽，咳逆喘息痰黏，咯吐困难，舌质瘀紫减轻，苔薄腻。守原法进取，仍防变化。原方加砂仁（后下）3g，炙远志 6g，陈皮 5g。续服 21 剂，症状改善显著，面部紫黑转黄，口唇爪甲发绀消退，稍有胸闷，喘息不著，食纳知味，大便日行，小便量多。故三诊仍守原法，加沉香 3g，改陈皮 10g。继续巩固治疗。

【评析】 肺源性心脏病急性发作期以肺肾阳虚为本，痰瘀阻肺、水气凌心、心脉瘀阻为标。因此，治疗以温阳化饮、涤痰化瘀、益气活血为基本大法。方中麻黄一药，既取其宣肺平喘之效，又与温少阴之里寒，补命门真阳之附子相配以发越凝寒、通达阳气，改善患者“缺氧”状态；桂枝温通心阳；苏木、桃仁、泽兰、五加皮、防己、泽泻活血化瘀、利水消肿；紫苏子、葶苈子降气涤痰平喘；半夏、石菖蒲化痰开窍；党参、黄芪配苏木等益气活血，利水消肿。现代药理学证明，方中麻黄、附子、泽兰、苏木、五加皮、党参、黄芪、万年青均有不同程度的增强心肌收缩力、强心利尿、抗缺氧等作用。此外，该患者面色青紫表现突出，符合《黄帝内经》中“手少阴气绝，则脉不通……脉不通则血不流，血不流则髦色不泽，故其面黑如漆柴者，血先死”的描述。通过温阳通脉、涤痰化瘀治疗，血脉通畅，面色青紫得以改善，严重病势得以逆转。

[15]王志英，郭立中.周仲瑛教授治疗肺系病证的经验[J].中华中医药杂志，2009，24（1）：55.

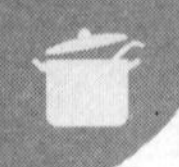

医案三

秦某，男，55岁。

病史：咳喘5年，冬夏易发。此次于2004年10月复发，迁延2个月，经用西药抗生素、平喘止咳等治疗减不足言，上月因外感而加重，乃予入院。刻下症见：气急咳喘，不能平卧，胸膈满闷，喉有水鸡声，痰多色黄，咯吐不易，汗多怕冷，大便溏薄。舌脉：舌苔薄黄，脉细滑数。

诊断：中医：肺胀；

西医：慢性喘息性支气管炎急性发作，肺气肿。

辨证：痰浊阻肺，肾不纳气。

治法：化痰宣肺，补肾纳气。

处方：三拗汤、三子养亲汤、二陈汤加南沙参、熟地黄、沉香、脐带，同服黑锡丹，并予吸氧，配用氨茶碱等治疗。经9天，病情迄无好转，喘甚时头汗多，痰黄稠如脓，舌质红，舌苔黄，中后光脱，脉细数（110次/分）。此属痰热伤阴，拟麻杏石甘汤加味。

麻黄3g	杏仁6g	甘草3g	石膏（先煎）30g
黄芩10g	桑白皮10g	川贝母10g	紫苏子10g
蛤蚧粉12g	射干3g	竹茹5g	

药后喘急缓而头汗少，越日能停止输氧。上方加鱼腥草、芦根，又经4天，脉静（90次/分），喘递减，仍服上方。

1周后喘平。但咳痰稠黄难咯，口咽干，舌红少津，脉细滑。阴虚之象已露，转予养阴清化痰热，药用南沙参、北沙参、天冬、五味子、白芍、蛤蚧粉、知母、贝母、白前、杏仁、紫苏子、生甘草、瓜蒌皮。经治半月，症情得解，继予六味地黄汤加味，巩固后出院。

【评析】 本案始起虽因感寒而作，并见汗多怕冷、便溏、动则喘甚等肾不纳气之症，但痰多色黄、舌苔薄黄、脉数等症，提示病有化热趋势，先投以温化寒痰、补肾纳气等药，效均不显，后改予清化痰热治之，方合效机，终投滋养肾阴而使病情稳定。

[16] 王志英，金路. 周仲瑛教授治疗慢性阻塞性肺病的经验 [J]. 南京中医药大学学报，2013，29（6）：585-587.

十一、赵昌基医案

赖某，女，53岁。

初诊：1983年12月。主诉：喘咳10余年，加重5年。病史：患者素有腹胀纳差，气喘咳嗽，曾经某医院先后诊断为胃下垂、喘息性支气管炎、肺气肿、肺源性心脏病等。患者于1983年12月因喘咳而就诊。患者喘咳10余年，近5年逐渐加重，发病有季节性，以冬春为甚。近日因着凉，喘咳加重，咳痰稀白，量多，畏寒，头痛，全身疲乏无力，动则喘甚，汗出不畅，胸脘痞塞，腹胀纳呆，食后胀增，并脘腹漉漉有声，面色灰黯。舌脉：舌淡，苔薄腻，脉有弦意，按之乏力，寸脉尤弱。

诊断：中医：喘咳；

西医：慢性肺气肿，慢性支气管炎。

辨证：脾胃不健，阴阳反复，升降失司。

治法：健脾益气，升清降浊。

处方：补中益气汤加减。

党参 20g	黄芪 15g	当归 10g	白术 10g
陈皮 9g	升麻 9g	柴胡 10g	葶苈子（包煎）15g
炙甘草 9g	乌药 6g	枳壳 15g	车前子（包煎）10g

3剂，水煎服，每日1剂。

二诊：1剂病减，3剂后诸症悉退。宗前方调治月余，腹胀基本消除，喘咳明显缓解，食欲转佳，体质渐强。

三诊：随访1年，一般情况可，喘咳未再大发，能操持家务劳动。

【评析】 肺胀的临床表现，往往虚实交织，原因亦多，但其病机在于“气虚气滞”。盖气根于肾，主于肺，若喘咳日久，必先损肺气，反复不愈，由肺及肾，乃致肾气日亏。由于肺不主气而气滞，肾不纳气而气郁。气之升降失常，肺不能交通，喘咳心悸。在病理过程中，由于气虚，鼓动无力，一方面不能使津液转化为水饮、痰浊；另一方面，可致血行不畅而成瘀血。总之，肺肾心脾脏气亏虚是形成肺胀的主要根源，气滞、饮停、痰凝、血瘀是其主要因素，这些因素又常相互兼杂。正虚、邪实彼此影响，互为因果，循环往复，致使本病经久难愈。诊治要点，当分虚实，上述验案，可见一斑。

[17] 赵晓琴. 赵昌基临床经验与学术研究 [M]. 北京：中医古籍出版社，2006.

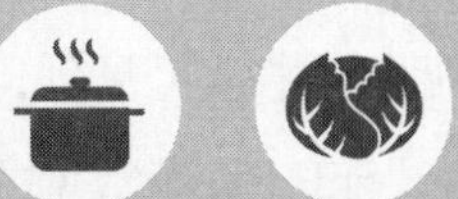

第四章 支气管哮喘

支气管哮喘（简称哮喘），是由嗜酸性粒细胞、肥大细胞、中性粒细胞、气道上皮细胞、T 淋巴细胞等多种炎症细胞和细胞组分参与的气道慢性炎症疾患。这种炎症使易感者对各种激发因子具有气道高反应性，并引起气道缩窄，通常出现广泛多变的可逆性气流受限，并引起反复发作的喘息、气急、胸闷或咳嗽等症状，常在夜间和（或）清晨发作、加剧，多数患者可自行缓解或经治疗缓解。

哮喘是一种常见的反复发作性疾患，一年四季均可发病，尤以寒冷季节和气候急剧变化时较多，且易复发，男女老幼皆可罹患。据统计，全球约有 1 亿 6 千万支气管哮喘患者，各地患病率为 1%～13%，我国患病率约为 1%，半数在 12 岁以前发病，成人男女患病率大致相同。约 40%的患者有家族史。发达国家高于发展中国家，城市高于农村。

哮喘与遗传的关系已日益引起重视。根据家系资料，早期的研究大多认为哮喘是单基因遗传病，有学者认为是常染色体显性遗传的疾病，也有学者认为是常染色体隐性遗传的疾病。目前则认为哮喘是一种多基因遗传病，其遗传度在 70%～80%。

哮喘的形成和反复发病，常是许多复杂因素综合作用的结果。①吸入物。吸入物分为特异性和非特异性两种。前者如尘螨、花粉、真菌、动物毛屑等；非特异性吸入物如硫酸、二氧化硫、氯氨等。职业性哮喘的特异性吸入物如甲苯二异氰酸酯、邻苯二甲酸酐、乙二胺、青霉素、蛋白酶、淀粉酶、蚕丝、动物皮屑或排泄物等，此外，非特异性的尚有甲醛、甲酸等。②感染。哮喘的形成和发作与反复呼吸道感染有关。在哮喘患者中，可存在有细菌、病毒、支原体等的特异

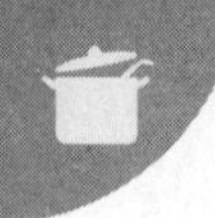

性 IgE，如果吸入相应的抗原则可激发哮喘。③食物。由饮食而引起哮喘发作的现象在哮喘患者中常可见到，尤其是婴幼儿容易对食物过敏，但随年龄的增长而逐渐减少。引起过敏最常见的食物是鱼类、虾蟹、蛋类、牛奶等。④气候改变。当气温、温度、气压和（或）空气中离子等改变时可诱发哮喘，故在寒冷季节或秋冬气候转变时较多发病。⑤精神因素。患者情绪激动、紧张不安、怨怒等，都会促使哮喘发作，一般认为它是通过大脑皮层和迷走神经反射或过度换气所致。⑥运动。70% ～ 80% 的哮喘患者在剧烈运动后诱发哮喘，称为运动诱发性哮喘，或称运动性哮喘。⑦药物。有些药物可引起哮喘发作，如心得安等因阻断 $β_2$ 肾上腺素能受体而引起哮喘。2.3% ～ 20% 的哮喘患者因服用阿司匹林类药物而诱发哮喘，称为阿司匹林哮喘。⑧月经、妊娠。不少女性哮喘患者在月经期前 3 ～ 4 天有哮喘加重的现象，这可能与经前期黄体酮的突然下降有关。

哮喘的发病机制有如下几点。①变态反应：支气管哮喘的发病与变态反应有关，已被公认的主要为 I 型变态反应。②气道炎症：气道炎症是近年来哮喘发病机制研究领域的重要进展。支气管哮喘患者的气道炎症是由多种细胞特别是肥大细胞、嗜酸性粒细胞和 T 淋巴细胞参与，并有 50 多种炎症介质和 25 种以上的细胞因子相互作用的一种气道慢性非特异性炎症。气道炎症是哮喘患者气道可逆性阻塞和非特异性支气管高反应性的重要决定因素。③气道高反应性：气道高反应性是指气道对正常不引起或仅引起轻度应答反应的非抗原性刺激物出现过度的气道收缩反应。气道高反应性是哮喘的重要特征之一。目前普遍认为气道炎症是导致气道高反应性最重要的机制之一。

基本病理改变为气道炎症和重构。炎症包括肥大细胞与中性粒细胞浸润；气道黏膜下组织水肿，微血管通透性增加，支气管内分泌物潴留，支气管平滑肌痉挛，纤毛上皮剥离，基底膜露出，杯状细胞增殖及支气管分泌物增加等病理改变，称为慢性剥脱性嗜酸细胞性支气管炎。若哮喘长期反复发作，则可进入气道不可逆性狭窄阶段，即气道重构。主要表现为支气管平滑肌肌层肥厚，气道上皮细胞下纤维化等，致气道重构和周围肺组织对气道的支持作用消失。

哮喘属于中医学“哮病”“喘证”“痰饮”范畴。基本病因病机为痰饮伏于内，继感新邪，壅于气道，致使肺气失于宣肃而成哮喘。临床上一般分为虚实两大类。

实证为外感风寒、风热之邪或吸入风尘花粉、烟尘、异味气体等，影响肺气的宣发，以致津液凝聚，痰浊内蕴，阻遏气道而成哮喘；饮食不节、进食生冷、或嗜食油腻甘肥，或因进食海鲜鱼蟹虾等发物，而致脾失健运，饮食不能运化，痰浊内生，上干于肺，壅遏肺道，而生哮喘，其中又有寒热之分。①外寒袭肺：感受风寒，或坐卧寒湿之地，或进食生冷，或气候突变，新邪引动伏肺之宿痰，壅于气道，痰气相搏，可致呼吸急促，哮喘有声之“冷哮”证。②痰热遏肺：感受风热，或进食肥甘厚味，酿痰积热，熏灼肺胃，引动宿痰，阻遏关隘，使肺失清肃，而致痰喘哮鸣之“热哮”。

虚证由哮喘日久，反复发作，累及他脏，尤以肺、脾、肾三脏为甚。①脾肺气虚：哮喘反复发作，正气日伤，脾肺两虚，脾虚运化失职，则痰饮更甚，肺虚皮毛不固，更易受邪侵而发病。②肺肾两虚：肺为气之主，肾为气之根。哮喘日久，则由肺及肾，肾虚则摄纳无权，动则哮喘尤甚。且肾主一身之水，肾虚则水湿泛滥，聚湿成痰而致痰饮更甚。

哮喘的先兆症状有鼻痒、咽痒、喷嚏、流涕、咳嗽、胸闷等。发作症状：胸闷窒息，咳嗽，迅即呼吸气促困难，呼气延长，伴有哮鸣音，具体表现如下。①呼吸困难：常紧随先兆症状后出现胸闷、胸部紧迫甚至窒息感，胸部似被重石所压，10 ～ 15 分钟后发生以呼气困难为主的呼吸困难，并带有哮鸣音。患者被迫端坐，不能平卧，头向前俯，两肩耸起，两手撑膝，用力喘气。②咳嗽、咳痰：于先兆期因支气管黏膜过敏而引起咳嗽。一般为干性无痰咳嗽，程度不等。至发作期咳嗽减轻，以喘息为主。待发作接近尾声时，支气管痉挛及黏膜水肿减轻，大量分泌物得以排出，而咳嗽、咳痰症状加重，咯出较多稀薄痰液或黏液性痰栓。若合并感染时，可咳出脓性痰。少数患者可以咳嗽为唯一的表现。③其他：支气管哮喘发作较严重、时间较久者，可有胸痛。部分患者也可有呕吐甚至大小便失禁。当呈重度持续发作时，有头痛、头昏、焦虑和病态行为，以及神志模糊、嗜睡和昏迷等精神、神经症状。

一、洪广祥医案

患者，男，26岁。

初诊：1998年3月6日。主诉：胸闷气喘。病史：患者近日因受风寒，胸闷气喘，难以平卧，咳嗽、咳痰，痰色白质黏，伴鼻塞，易出冷汗，四肢不温，口干欲饮水，唇、甲颜色黯紫。舌脉：舌黯苔白腻，脉浮滑弦。查体：听诊双肺布满哮鸣音。

诊断：中医：哮病；

西医：支气管哮喘。

辨证：风寒犯肺，痰瘀气阻，郁而化热。

治法：温肺散寒，利气平喘，兼清郁热。

处方：小青龙汤合蠲哮汤加减。

麻黄10g	桂枝10g	细辛5g	干姜10g
法半夏10g	白芍10g	五味子10g	葶苈子（包煎）15g
炙甘草10g	青皮10g	厚朴10g	杏仁10g
石膏（先煎）30g			

5剂，水煎，每日1剂，分2次温服。

二诊：1998年3月11日。上方服1剂后症状改善大半，3剂后症状缓解。予以益气温阳护卫汤加茯苓15g，白术10g以扶正固本。后嘱患者继续坚持门诊口服中药治疗，以控制或减少哮喘发作，并以益气温阳护卫汤为主方调理数月，患者无特殊明显不适，期间未见哮喘发作，病情稳定。

【评析】 本案洪教授以全程温法治疗，得到了显著疗效。患者因受风寒而发病，及时选用温宣、温散、温化之力小青龙汤为主方治疗，针对痰瘀气阻，方中加葶苈子、青皮、厚朴以舒畅气机，以达到“治痰治瘀以治气为先”的目的，同时用石膏以清解郁热，故全方以温法温药为主，同时将温宣、温散、温化、温通、温清之法并用，从而使症状迅速缓解。随之后面的治疗巩固中，重点关注到素体气阳虚弱和宿根痰瘀的因素，仍以温药为主线，结合患者的实际情况，将温补和温化之法结合，以控制或减少哮喘的日后发作。

[1]孙朋，叶超，喻强强，等.国医大师洪广祥全程温法治哮喘经验探析[J].中华中医药杂志，2019，34(10)：4610-4613.

二、王烈医案

患者，女，12岁。

初诊：2016年01月19日。主诉：咳喘10余日。病史：既往于当地某医院诊断为哮喘5年，平素易感冒，伴喘促，常于晨起时流涕、喷嚏，时鼻塞。此次因受寒外感后发病10日，病起表现为鼻痒、流涕，继则出现咳嗽、喘促。除上述主症外，无其他不适症状。家长自述患儿对海鲜类食物过敏。五官科诊为鼻鼽，儿科以哮喘治疗，病情未见明显好转，为求根治而至本院。就诊时患儿咳嗽、喘促，多于活动后及夜间加重，晨起喷嚏、鼻塞、流涕，食纳尚可、夜卧不宁，大便略干，每日1行，小便略黄。检查：神疲，面色㿠白，鼻孔处色红，流清涕，口唇红，咽部略红。舌脉：舌苔薄黄，舌质淡红，脉数无力。查体：心音正常，双肺可闻及少许哮鸣音。腹部平软，肝脾未触及。

诊断：中医：哮病；

西医：支气管哮喘。

辨证：鼻性哮喘，发作期，寒热夹杂。

治法：散寒清热，利鼻止哮，化痰平喘。

处方：

鹅不食草15g　细辛2g　麻黄5g　全蝎3g

紫苏子25g　地龙25g　前胡25g　杏仁5g

射干25g　黄芩25g　川芎25g　白鲜皮25g

2日1剂，每日3次，水煎服。

二诊：服用8天后，哮喘缓解，晨起仍有鼻塞、流涕，余症可。

处方：

黄芩25g　川芎25g　黄芪25g　白术25g

白芷 25g	通草 15g	白木通 8g	防风 15g
乌梅 15g	细辛 3g	甘草 5g	苍耳子 10g
五味子 5g	辛夷（包煎）10g		

水煎服。

三诊：鼻息通畅，无涕。临床所见亦较平稳。上方减细辛、白木通、通草，加白果 8g、紫草 5g 续服。

四诊：经系统治疗 16 日，患儿无咳，无涕，偶有鼻塞，一般状态可。

处方：

黄芪 25g	补骨脂 20g	百合 25g	赤芍 20g
黄芩 20g	苍耳子 5g	五味子 5g	乌梅 5g
甘草 3g			

2 日 1 剂，水煎服。

五诊：治疗 16 日，患儿已无症状，疗效巩固。

处方：

黄芪 25g	百合 25g	玉竹 25g	补骨脂 20g
女贞子 20g	大枣 10 枚	五味子 5g	牡蛎（先煎）20g
太子参 5g			

连服 1 个月，其中第 1 周前方加山药 20g，第 2 周加熟地黄 20g，第 3 周加何首乌 20g，第 4 周加海螵蛸 20g。服用 4 周后停药。分别于 3 个月、1 年后复查，鼻鼽与哮喘未再发作。

【评析】 鼻鼽和哮喘之疾，均属临床难治之证，而两病并存则治疗更为棘手。该患儿曾先后于儿科和五官科诊治，因分而治之，收效不明显，以鼻性哮喘合治而起效。鼻性哮喘临证多见，但临床因个体差异，而表现迥异，故需医者结合患儿病情变化加减用药，方能取效。因本病迁延难愈、疗程较长，治以三期分治序贯治疗以善其后，尚需鼓励患儿及其家长坚持。

［2］马敬璐，王烈，孙丽平．国医大师王烈教授治疗小儿鼻性哮喘经验［J］．时珍国医国药，2018，29（8）：1998–1999.

三、王琦医案

患者，女，48 岁。

主诉：2015 年 3 月 9 日。主诉：胸闷气短反复发作 4 年。病史：患者 4 年前因接触狗毛后诱发哮喘，2 年前曾严重发作一次，经住院治疗后缓解。平素间断吸入糖皮质激素，口服孟鲁司特钠治疗。现自觉胸闷，气短，难以平卧，闻油烟味等加重。晨起时有黄稠黏痰，常闻到空气中弥漫着土腥味。既往患有湿疹近 10 年，现两侧颈部、左侧腰部遗留散在黄豆大小黯红色脱屑病灶，时有瘙痒。过敏原检测显示对狗、猫毛屑，花粉，室外粉尘等过敏，冷空气和烟味刺激可诱发咳嗽症状。舌脉：舌质红，苔薄白，脉滑数。检查：血清总 IgE 明显增高。肺功能检测：肺通气功能重度阻塞，可逆试验阳性。

诊断：中医：哮病；

西医：支气管哮喘；湿疹。

辨证：痰热蕴肺，禀赋不足。

治法：清热化痰利湿，脱敏调体平喘。

处方：脱敏调体方、麻杏石甘汤合麻黄连翘赤小豆汤加减。

乌梅 20g	蝉蜕 10g	赤芝 10g	防风 10g
炙麻黄 10g	杏仁 10g	僵蚕 10g	生石膏（先煎）30g
地龙 10g	蜂房 10g	金荞麦 30g	连翘 20g
赤小豆 20g	桑白皮 20g	生甘草 6g	

21 剂，水煎服，每日 1 剂。

二诊：2015 年 4 月 27 日。胸闷憋气基本消失，时有少许白色黏痰，仍在吸入糖皮质激素，孟鲁司特钠已停止使用。湿疹面积明显变小，减轻约 80%，时有红痒。舌质红，苔薄白，脉弦滑。处方：守上方减去杏仁、生石膏、地龙、蜂房及生甘草，加用首乌藤 30g。21 剂，水煎服，每日 1 剂。

三诊：2015 年 5 月 18 日。咳痰消失，偶有胸闷、憋气，但不影响睡眠，夜间已能平卧。伴有乏力，活动后尤甚。两侧颈部湿疹消退，左侧腰部少许，未有

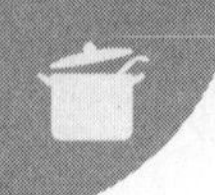

新病灶出现。复查肺功能：FEV_1/pred 由原来的 35% 升高到 50%。舌质淡红，苔薄白，脉弦滑。

处方：

乌梅 20g	蝉蜕 10g	赤芝 10g	防风 10g
太子参 15g	僵蚕 10g	百合 20g	地龙 10g
蜂房 10g	金荞麦 30g	桑白皮 20g	生甘草 10g

21 剂，水煎服，每日 1 剂。

3 周后电话随访，病情稳定，未再发作。

【评析】 本案患者素有过敏性哮喘合并湿疹病史，属于特禀质之体。既有禀赋不耐的体质因素，又有哮喘怫郁化热，肺气上逆的病机存在，且有痰热蕴肺的证候表现。因此王教授根据辨体—辨病—辨证三维诊疗模式，初诊以乌梅、赤芝、防风、蝉蜕（脱敏调体方）脱敏扶正以调体，以麻杏石甘汤合金荞麦清热化痰、降气平喘以针对哮病郁热、气逆之病机，以麻黄连翘赤小豆汤（炙麻黄、连翘、赤小豆、桑白皮）清热利湿解毒以治疗迁延不愈之湿疹。辅以僵蚕、地龙、蜂房，体病双调，既能脱敏调体又能息风止痉。患者二诊时胸闷憋气明显减轻，郁热、气逆之表现不著，故停用杏仁、生石膏、生甘草、地龙及蜂房，加用首乌藤养血通络、散风止痒以除未尽之湿疹。三诊时患者病情渐趋稳定，痰、喘、疹明显缓解，但气阴已伤。故王教授仍以脱敏调体、息风止痉为法加用太子参和百合益气养阴以善其后。纵观整个治疗过程，王教授以脱敏调体方贯穿治疗始终，根据病机演变特点加减用药，既是辨体—辨病—辨证三维诊疗模式灵活运用的典范，也是其“主病主方”学术思想的体现。

［3］崔红生，姚海强，王济，等．国医大师王琦教授从体—病—证三维角度辨治过敏性哮喘经验［J］．中华中医药杂志，2018，33（1）：130-132.

四、朱良春医案

医案一

张某，女，38 岁。

初诊：1980年5月29日。主诉：哮喘气促反复发作20天。病史：宿有支气管哮喘史多年，每于春秋发作。此次反复发作20天，呼吸气促，喉中痰鸣，咳痰色微黄而黏，胸闷如窒。平素经常感冒，畏寒怕冷，腰脊痛楚，每食冷物或稍受寒冷则胃酸时泛，或呕吐白色痰涎。2年前因子宫肌瘤行子宫全切术。舌脉：舌质红，舌苔薄白微黄，脉细小数。

诊断：中医：哮病；

西医：支气管哮喘。

辨证：痰湿蕴肺化热，肺失肃降。

治法：祛痰湿，平咳喘，清肺热。

处方：

炙麻黄6g	甜杏仁15g	黄芩6g	金荞麦30g
浙贝母10g	天竺子10g	炙枇杷叶10g	降香（后下）8g
薤白9g	地龙10g	甘草5g	葶苈子（包煎）15g

7剂，每日1剂，水煎分2次服。

二诊：1980年6月5日。药后气促渐止，咳痰也少，胸闷好转。舌质淡红，苔薄白，脉细滑。热象已挫，痰湿未尽，当标本同治。

处方：

甜杏仁15g	浙贝母10g	炙枇杷叶10g	蒸百部15g
陈皮5g	薤白10g	炙蜂房10g	葶苈子（包煎）15g
炙黄芪15g	炒白术10g	甘草5g	钟乳石（先煎）12g

7剂。

三诊：1980年6月12日。诸象均见瘥减，宿有哮喘，体质素虚，怯冷，易感冒，乏力，便软，舌质淡苔薄，脉细软。证属脾肾阳虚，肺气亦虚。治宜培益，徐图效机。

处方：

炙黄芪15g	潞党参12g	怀山药20g	炒白术10g
陈皮5g	山茱萸12g	补骨脂12g	淫羊藿12g

炙蜂房 10g　　炙僵蚕 12g　　炒防风 5g　　炙甘草 5g

7 剂。

此后守方调治月余，入秋未再复发。

【评析】　支气管哮喘属中医“哮喘”范畴，哮为喉中鸣息有声，喘为呼吸气促困难，一般呈发作性。《金匮要略》称本病为“上气”，并将其归属于痰饮病中的“伏饮”。其病因与外邪侵袭、饮食失当、素体不强、病后体虚等有关；病理因素以痰为主。朱丹溪云：“哮喘专主于痰。”痰的来源因于脏腑阴阳失调，复加外邪、饮食、病后等因素，使津液运行失常，停聚而成，伏藏于肺，乃成哮喘发作之“夙根”，一遇各种诱因，便引起发作，痰随气升，气因痰阻，壅塞气道，升降失常，喘促痰鸣，故治疗当以化痰降气为要。本案咳痰色微黄而黏、舌质红、舌苔薄白微黄、脉细小数为痰湿化热之象，朱良春在麻杏石甘汤意中参入黄芩、金荞麦、断贝母、天竺子等清热化痰之品，予葶苈子、降香降气平喘，地龙解痉平喘，全方寓意化痰清热、降气平喘。俟气促平，咳嗽减，痰热清，则转为补益培本。其人易于感冒，畏寒怕冷，腰脊痛楚，每食冷物或稍受寒冷，则胃酸时泛，或呕吐白色痰涎，朱良春认为，其肺、脾、肾之阳气虚弱，故予益气、健脾、温肾之品调治，以善其后。

医案二

沈某，男，35 岁。

初诊：1999 年 12 月 11 日。主诉：咳喘 5 年余，伴加重数日。病史：咳喘 5 年，每年秋冬季节发作。近日喘促咳嗽，动则尤甚，晨轻夜重，喉中痰鸣，色白量少，纳少，便溏，腹胀。舌脉：舌质淡红，苔薄白，脉细滑。

诊断：中医：喘证；

西医：支气管哮喘。

辨证：肺肾两虚，肺失宣降，肾不纳气。

治法：平喘降气，止咳化痰，兼以补益肺肾。

处方：

炙麻黄 4g　　甜杏仁 10g　　炙紫菀 10g　　款冬花 10g
蔓荆子 15g　　白果 7 枚　　核桃仁 10g　　钟乳石（先煎）10g
甘松 6g

7 剂，每日 1 剂，水煎分 2 次服。

二诊： 1999 年 12 月 18 日。咳喘好转，喉中痰鸣减轻，纳增，腹胀减轻，胸闷不畅。舌质淡红，苔薄，脉细滑。原法既效，率由前章。

处方：

炙麻黄 4g　　甜杏仁 10g　　炙紫菀 10g　　款冬花 10g
瓜蒌皮 15g　　白果 7 枚　　核桃仁 10g　　钟乳石（先煎）10g

10 剂。

三诊： 2000 年 1 月 8 日。咳喘已瘥，苔脉同前。证属肺肾两亏，治宜益肺补肾，以治其本。

处方：

党参 15g　　炒白术 12g　　茯苓 12g　　熟地黄 12g
山茱萸 12g　　怀山药 30g　　紫河车 10g　　钟乳石（先煎）10g
核桃仁 10g　　炙甘草 6g

10 剂。

【评析】　此例患者喘促较著，动则尤甚，热象不甚，舌质淡红，苔薄白，脉细，且伴口干、大便偏干，可知其肺肾素虚，痰浊内阻，因此，朱良春先予炙麻黄、杏仁、紫菀、款冬花、蔓荆子平喘止咳，白果“入肺经、益肺气、定喘嗽”（李时珍），钟乳石、核桃仁温肺助阳、补肾纳气，并用甘松理气健胃醒脾。《本草纲目》谓甘松“芳香能开脾郁”“甚醒脾气”，《日华子本草》亦云其“治心腹胀，下气”。二诊在原方基础上加瓜蒌皮以化痰定喘，利气宽胸。在咳喘缓解后即转从补益肺肾，予四君子汤合六味地黄丸方补益肺肾为主，参入平喘纳气之紫河车、钟乳石、核桃仁等，以冀全功。

［4］高想，吴坚，姜丹，等. 国医大师朱良春支气管哮喘辨治实录及经验撷菁［J］. 江苏中医药，2014，46（11）：1-2.

五、裘沛然医案

医案一

谢某，男，59岁。

初诊：1970年2月23日。主诉：咳嗽气促1周。病史：哮喘反复发作已有2年余，近1周来咳嗽气逆，哮吼痰鸣，咳甚则痰中带血，痰多呈稀薄，服抗生素及氨茶碱疗效不明显。舌脉：舌苔薄腻，脉濡滑。

诊断：中医：哮病；

西医：支气管哮喘。

辨证：痰阻气道，肺失肃降。

治法：化痰止咳，肃肺平喘。

处方：

黄芩12g	北细辛3g	天竺子12g	葶苈子（包煎）9g
川贝粉3g	净麻黄9g	生地黄30g	炙百部12g
炙紫菀9g	生甘草9g	白前9g	

3剂。

服药3剂后，咳嗽大减，痰中夹血已止，哮喘减轻，仍服上方10剂，夜间已能平卧，但喉中仍可闻及痰鸣音。予以处方：

龙胆草9g	诃子12g	天竺子12g	生百部12g
黄芩15g	熟地黄24g	净麻黄9g	干姜9g
炙马兜铃9g	生甘草3g		

3剂。

服药3剂后，哮喘基本已平，咳嗽白天不显，夜间咳嗽偶见，仍服第二方7剂，咳消、痰去而喘平。

【评析】 支气管哮喘发作期痰阻气道，肺失肃降，治当豁痰宣肺，降气平喘。裘沛然用麻黄、细辛、甘草温肺平喘，现代药理学研究结果提示，此3味中药有缓急解痉、松弛支气管平滑肌痉挛、抗变态反应的作用。以葶苈子、白前止咳化痰、宣肺平喘，以天竺子、川贝粉、紫菀化痰止咳，因患者痰中带血，故用生地黄、黄芩养阴凉血清热，因而痰血很快即止，咳嗽、咳痰、气喘也有明显改善。因患者年近六旬，肾气亏虚，脾虚湿重，故咳、痰、喘减而未除，裘沛然喜用熟地黄、诃子补肾纳气以平喘，用龙胆草、黄芩、炙马兜铃清肺降气以平喘止咳，同时加天竺子、百部化痰以止咳，药到病所，咳嗽、咳痰、气喘能很快得到缓解。

医案二

邢某，男，9岁。

初诊：1990年2月14日。主诉：咳嗽、气促3天。病史：患者每于秋冬季节频发咳嗽、气促，距就诊时已有7年。前日因淋雨受凉，咳喘又作，喉中痰声鸣叫，咳痰色白、质黏稠，呼吸张口抬肩，头部汗出，口渴欲饮，大便干结。舌脉：舌苔薄黄、稍腻，脉滑数。

诊断：中医：喘证；

西医：支气管哮喘。

辨证：风寒犯肺，痰热内蕴。

治法：宣肺散寒清热，豁痰平喘。

处方：大青龙汤、小青龙汤合定喘汤加减。

射干 9g	净麻黄 15g	干姜 12g	制半夏 12g
北细辛 12g	五味子 10g	龙胆草 9g	黄芩 30g
桑白皮 15g	白果 10g	诃子 24g	

7剂。

服药仅2剂，咳嗽、气喘即平，待尽剂后咳痰已少，大便亦畅。1个月后天气变化，再度受凉，咳喘又作，听诊：两肺呼吸音粗糙，右肺底闻及干性啰音。再进上方加紫菀 15g、白前 9g。仍服7剂，药后气喘即平，咳嗽亦大减。

【评析】 裘沛然治喘，针对病情实际，不囿常法，多取辛温与苦寒并用，发散和敛降共投之法。如用麻黄、细辛、射干发散外寒，止咳平喘；五味子、诃子、白果敛肺止咳，以防久喘耗散肺气。黄芩、龙胆草、桑白皮清肺热，苦泄肃降肺气，合干姜、半夏温化痰饮、苦降辛开。全方取意仲景大、小青龙汤，并合定喘汤法，集辛散、酸收、苦泄、温通、寒降于一炉，因方证合拍，故应手取效。裘沛然常说，学习古方最重要的是圆机活法，诚属经验之谈。

［5］王庆其，李孝刚，邹纯朴，等．国医大师裘沛然咳喘病诊疗方案及学术经验探析［J］．江苏中医药，2017，49（4）：12-14，17.

六、刘尚义医案

刘某，男，35岁。

初诊：2020年6月24日。病史：支气管哮喘病史1年，症见喘促，动则尤甚，咳嗽咳痰，咳白色清稀痰，眼睑及下肢水肿。舌脉：舌淡紫，苔白滑，脉濡。

诊断：中医：哮病；

西医：支气管哮喘。

辨证：寒饮伏肺。

治法：温肺化饮。

处方：小青龙汤加减。

麻黄 6g	桂枝 10g	干姜 10g	细辛 3g
五味子 6g	地龙 10g	炙甘草 20g	葶苈子（包煎）20g

5剂，水煎服，每日1剂，每日3次。

二诊：患者咳嗽咳痰、喘促明显好转，眼睑水肿消退，在前方基础上去葶苈子，15剂续服。

三诊：患者咳、痰、喘不明显，余无不适。

【评析】　哮喘发病内因为机体阳气亏虚，宿根为痰饮内停，诱因是外感六淫邪气，三者常常同时存在。临床表现为呼吸困难、胸闷、咳嗽等，并且常在清晨、夜间发作频繁，一些患者发作后可自行缓解，但多数患者在对症治疗后症状方才缓解。小青龙汤临床应用广泛，在支气管哮喘的临床运用中较为常见，《伤寒杂病论》就有记载。主要用于外寒内饮之证。本病可按照中医“哮病”进行辨证论治，基本病机为阳气亏虚，津液输布异常，加之宿有痰饮内伏，复感风寒之邪，邪气内合于肺，肺气壅阻，寒饮射肺，寒痰交阻，肺失宣降发为哮喘；故治疗上以散寒化痰蠲饮为本，方中麻黄、桂枝外散寒邪；干姜、细辛温化在内之寒饮；葶苈子泻肺利水；五味子敛肺止咳，炙甘草调和辛散酸收之品。处方简单，却构思精妙；麻黄宣发肺气以平喘咳，桂枝化气行水以化里饮，细辛、干姜温肺化饮，五味子敛肺止咳。处方一宣一降，一散一收，共奏解表散寒，温肺化饮之功。刘教授诊疗过程中喜用葶苈子以取其泻肺平喘、利水消肿，尤对水饮内停，喘咳不止者效佳，咳喘日久，气结痰阻，又因肺朝百脉，必有瘀症，刘教授也常加用地龙以通经活络，清肺平喘。二诊患者咳喘减轻，水肿消退，故去泻肺平喘、利水消肿之葶苈子。三诊患者病情好转。

［6］吴文宇，刘尚义．国医大师刘尚义教授运用小青龙汤加减治疗肺系疾病经验［J］．贵州中医药大学学报，2021，43（2）：15-18.

七、周仲瑛医案

医案一

患者，女，32 岁。

初诊：2000 年 6 月 21 日。病史：病起于幼年，发作时喘哮痰鸣，难以控制。刻下症见：咳嗽，喷嚏，多涕，胸闷，口干，恶心，时有烦热，面部痤疮密集，常有脓头，皮肤瘙痒时作，二便正常。舌脉：苔黄质红，脉细滑。

诊断：中医：哮喘；

西医：支气管哮喘。

辨证：风痰伏肺。

治法：清热宣肺，化痰平喘。

处方：定喘汤加减。

蜜麻黄 5g	杏仁 10g	炙射干 10g	桑白皮 10g
炒黄芩 10g	炙僵蚕 10g	蝉蜕 5g	广地龙 10g
苍耳草 10g	法半夏 10g	知母 10g	南沙参 12g

苦参 10g

14 剂。

二诊：2000 年 7 月 5 日。哮喘发作减轻，但未稳定控制，遇空气浑浊环境则胸闷，面部痤疮有所消退，痰白，口干，舌红苔薄黄，脉细滑。辨证：肺热阴伤。处方：原方加炒紫苏子 10g，天花粉 10g。14 剂。

三诊：2000 年 7 月 19 日。哮喘基本控制，稍有胸闷，痰黏色白量少，夜晚偶有感冒症状，鼻塞流涕，苔黄薄腻质红，脉细滑。风痰伏肺，肺热内蕴，治守前法巩固。处方：原方去苦参，加炙甘草 3g，北沙参 12g。14 剂。

【评析】 本案患者哮喘起于幼年，虽经治疗，但仍反复发作，究其因为有“痰浊伏肺”之宿根存在，此次因风邪引触，肺热痰壅，而致哮喘发作，方取定喘汤之意，清热宣肺，化痰平喘，配射干清热肃肺；伍苦参清热利湿止痒；痰热久蕴，有热郁阴伤之趋，故加用知母、天花粉滋阴清热化痰；南沙参清肺火而益肺阴；同时运用炙僵蚕、蝉蜕、广地龙、苍耳草等一派祛风化痰药。因药证相合，故病势得以缓解。

［7］王志英，郭立中，叶放，等．周仲瑛教授治疗肺系病证的经验［J］．中华中医药杂志，2009，24（1）：53-55.

医案二

曹某，女，32 岁。

初诊：1988 年 9 月 17 日。主诉：喘息气逆，持续经年。病史：素有过敏性鼻炎史，剖宫产后发生哮喘，迁延经年不愈。迩来每日夜晚均作，发时胸闷气塞，气逆作喘，喉中哮鸣，不得安枕，吸气尤难，伴有烦热多汗、口干，痰稠色黄味咸。舌脉：脉沉细滑数，苔淡黄腻中灰，舌质黯红。

诊断：中医：哮喘；

西医：支气管哮喘。

辨证：肾元下虚，痰热蕴肺，肺气升降失司。

治法：补肾纳气，清肺化痰。

处方：

当归 12g	生地黄 12g	知母 10g	南北沙参各 15g
竹沥半夏 12g	天花粉 15g	炙射干 10g	炙桑白皮 10g
炒紫苏子 12g	炙僵蚕 9g	诃子 6g	沉香（后下）10g
脐带 10g	另海蜇（漂），荸荠 7 只同煮		

7 剂。水煎服，每日 1 剂。

二诊：1988 年 9 月 24 日。药后哮喘旋即控制，唯咳频痰稠，汗出量多，苔淡黄灰腻，脉细滑。肺实肾虚，治守前意观察。原方去诃子，加五味子 3g，山茱萸 6g，续服 7 剂，诸症悉平。

【评析】 “发时治标，平时治本”，此为治哮之常法。发作时，虽以邪实为多，但正虚为主者也不少见。盖哮喘之证多有夙根，经久反复，每易耗散肺气、损及肾元。“肾为气之根”，肾之真元亏虚，根本不固，则气失摄纳，上逆于肺。若仍主祛邪治标之说，纵投大剂祛痰降气之品，亦鲜有效验，故不必囿于常法，当慎审肺肾之阴阳偏虚、标本虚实主次，扶正祛邪兼顾，方能切中肯綮。本例患者素禀赋不足，剖腹产后体虚，阴血耗伤，复加感邪诱发哮喘。故前投治标之剂少效，痰稠色黄，苔黄腻，脉滑数，纯属痰热之象，但审其痰有咸味，脉兼沉细，显见肾已亏，故须扶正祛邪、滋阴清肺，以南北沙参、天花粉清养肺阴；生地黄、当归、山茱萸、脐带、沉香滋养肾元，纳气归肾；复予射干、知母、紫苏子、竹沥半夏、桑白皮、僵蚕清肺化痰；配伍诃子、五味子收敛耗之气，清补相济；且仿王孟英雪羹汤，肺得清宁，肾能蛰藏，痰消气降而哮喘自平。

[8] 董建华，王永炎．中国现代名中医医案精华四[M]．北京：北京出版社，2002.

八、路志正医案

何某，男，72 岁。

初诊：2008 年 11 月 15 日。主诉：咳喘反复发作 10 余年。病史：有哮喘病史 10 余年，多于冬春季节发作，闻及异味，接触花粉、油漆、猫等易诱发。既

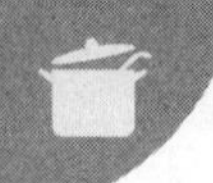

往有萎缩性胃炎、冠心病、过敏性鼻炎病史。刻下症见：喘息气促，晨起咳白痰，量多，咽部不适，食后胃胀，伴烧灼、反胃感，纳平，大便干结不易解。舌脉：舌体胖黯红、苔薄黄腻，脉弦滑。

诊断：中医：哮病；

西医：支气管哮喘。

辨证：脾胃虚弱，肾不纳气，肺失宣肃。

治法：健脾和胃，益肾定喘，佐以肃肺。

处方：

太子参 12g	神曲 12g	厚朴花 12g	枇杷叶 12g
紫苏子 12g	茵陈 12g	山茱萸 12g	竹沥半夏 10g
十大功劳叶 15g	娑罗子 10g	肉苁蓉 15g	旋覆花（包煎）10g
紫菀 15g	桃仁 9g	苦杏仁 9g	生谷芽 30g
生麦芽 30g	炙甘草 6g		

14 剂，每日 1 剂，水煎服。

二诊：2009 年 2 月 21 日。服药后反胃、气喘均见好转，仍有咽部不适，声音沙哑，鼻腔中有热气感，腰、背、脊柱隐痛，右胁、脘部发胀，肋骨疼痛，轻度气喘，纳谷馨，寐欠安，多梦，大便黏滞不爽，小便频数不尽感，舌稍胖紫黯、苔黄腻，脉细弦。路志正辨证后认为，患者形体消瘦，面色晦滞，肺脾气虚，升降乏力，仍宗前法守方加减。

处方：

西洋参 10g	山茱萸 15g	白术 15g	十大功劳叶 15g
肉苁蓉 15g	麦冬 12g	紫菀 12g	枇杷叶 12g
炙前胡 12g	炒三仙各 12g	紫苏子 12g	紫石英（先煎）20g
桃仁 9g	苦杏仁 9g	厚朴花 12g	黛蛤散（包煎）6g

14 剂，每日 1 剂，水煎服。

三诊：2010 年 5 月 15 日。患者坚持服上方调理，至 2009 年夏季、冬季哮喘均未发作。近日哮喘发作，咳嗽、咳痰，咽部有痰阻感，心前区闷痛，胃脘隐痛，食后减轻，寐安，大便干，每日1行，尿频、淋沥不尽，舌红，前部苔少、根部苔白腻，脉弦滑。路志正辨证属肺虚痰阻气逆，胃失和降。治以补益肺气，和胃降逆，止喘化痰。

处方：

西洋参 10g　木蝴蝶 10g　竹节参 15g　十大功劳叶 15g
炙百部 12g　麦冬 12g　炙款冬花 12g　葶苈子（包煎）15g
紫菀 12g　神曲 12g　紫苏子 12g　莱菔子 12g
白术 12g　苦杏仁 9g　薏苡仁 30g　生谷芽 30g
生麦芽 30g　生姜 1 片为引　紫石英（先煎）30g

14 剂，每日 1 剂，水煎服。

四诊： 2010 年 10 月 19 日。诉有时胸闷，喷嚏，胃脘胀满，反胃，咽中有白痰，精神尚可，纳可，寐安，便秘，尿频，夜尿 3～4 次，舌黯淡、苔薄白，脉弦细滑。路志正辨证认为，霜降将至，燥邪偏寒。治宜宽胸涤痰，调理脾肾，更宜慎外感，以免引发哮喘宿患。

处方：

西洋参 12g　竹沥半夏 12g　紫菀 12g　前胡 12g
百部 12g　杜仲 12g　补骨脂 12g　紫石英（先煎）30g
苦杏仁 9g　瓜蒌 20g　薏苡仁 30g　黛蛤散（包煎）10g
黄连 10g　益智仁 10g　紫苏子 10g　五味子 8g
桑寄生 15g　山茱萸 15g　生姜 1 片为引

14 剂，每日 1 剂，水煎服。

随访至今，患者哮喘未发。

【评析】　此例患者年老体弱，有慢性胃病史，脾胃亏虚，不能运化水谷精微，水湿聚为痰浊，上贮于肺，成为哮喘发作之宿根，遇诱因引触，致痰阻气道，肺失宣肃，故咳痰、气喘。病久及肾，失于摄纳，肺气上逆而发喘促。初诊时路志正即将病位定在脾胃、肺、肾，辨治时多次予太子参或西洋参、白术、神曲、谷芽、麦芽、薏苡仁、厚朴花、娑罗子等益气健脾，理气和胃；苦杏仁、枇杷叶、紫苏子、旋覆花、紫菀、款冬花、半夏、百部等宣肺化痰；山茱萸、肉苁蓉、紫

石英、补骨脂等益肾纳气平喘。整个治疗过程一直遵循调理脾胃的主线，无论哮喘缓解期还是发作期均坚持培中央，健脾胃为重。正如叶天士《临证指南医案》云“上下交损，当治其中”，调气机之升降，同时兼顾补肺纳肾，理气化痰，使肺能清肃，肾得摄纳，肺脾肾功能逐渐恢复，痰浊消散，哮喘可平矣。此外，路志正还很注重患者的饮食及季节性调护，每次循循善诱，告诫其宜忌，体现中医学“天人合一”的三因制宜、整体辨证施治特色。

[9] 兰智慧，路洁，郭建文，等.路志正教授从脾胃论治哮喘经验简介[J].新中医，2011（6）：158-159.

九、颜德馨医案

陆某，男，64岁。

主诉：咳喘反复发作10余年。病史：慢性咳嗽10余年，反复发作，冬季加剧。数日来寒暖失调致咳喘复发，动则加剧，甚至不能平卧，咳大量白沫痰，形瘦神惫，口唇紫绀，胸中窒闷。舌脉：舌淡，苔白腻，脉滑。

诊断：中医：哮病；

西医：支气管哮喘。

辨证：肺肾两虚，痰浊阻肺。

治法：温化痰饮，止咳平喘。

处方：麻黄附子细辛汤合小青龙汤加减。

麻黄 4.5g	桂枝 3g	白芍 9g	附子（先煎）4.5g
细辛 3g	半夏 9g	干姜 3g	紫苏子（包煎）6g
杏仁 9g	甘草 3g	五味子 4.5g	

7剂。

经投温化痰饮之剂，咳喘较平，并能平卧，咳痰量亦减，呈泡沫状，脉细滑，苔白腻，仍宗前旨加量，以速其效。上方附子改为9g，细辛改为4.5g，麻黄改为6g。迭进上方20剂，咳喘渐平，仅每晨咳微量白痰，口唇红润，精神亦振，逐渐康复，转以培土生金法善后。

【评析】 沉痼之病，非一般宣肺化痰药所能胜任，久发不已，正气溃败，精气内伤，肾之真元损伤，根本不固，气失摄纳。宗《金匮要略》“病痰饮者，当以温药和之”之义，取麻黄附子细辛汤合小青龙汤加减。麻黄附子细辛汤原为治疗少阴感寒之方，然哮喘剧作，多缘寒痰阴凝，气失升降，用麻黄、附子偕细辛，离照当空，阴霾自化，能使喘平痰减。方中附子温肾散寒，麻黄宣肺平喘，相得益彰，麻黄得附子平喘而不伤正，附子又能制麻黄之辛散，颜德馨治哮喘之偏于寒胜者，最喜用此两味，颇为应手。细辛为通阳化饮平喘之要药，喘息甚时非此不克，量必重用，一般用 4.5g，喘剧者可用至 9g 以上。即使舌质稍红，津液不足，但实质寒凝阴结，经用麻黄、附子，阳气来复，津液上承，舌色反转润泽。小青龙汤辛散温化，解表蠲饮，止咳平喘，对于水寒相搏于肺之证，此方最宜用之。然本方毕竟为宣散之剂，温阳之力尚嫌不足，凡阳气不到之处，即为饮邪停滞之所，唯有与附子同用，温扶阳气，邪正对峙之势方能得以改观。若症情危重，麻黄、附子、细辛之用量均可达 9g 以上。半夏可生用，以加强化饮之力。临床凡见咳喘，咳白色泡沫痰，背冷如掌大，舌苔白腻等，即投麻黄附子细辛汤合小青龙汤加减，颇为有效。方中紫苏子、杏仁降气化痰，以为辅佐。

[10] 颜新，夏韵. 颜德馨教授运用经方治疗顽疾的经验[J]. 上海中医药杂志，1999（7）：14-15.

十、宣桂琪医案

封某，男，6 岁。

初诊：2013 年 11 月 3 日。主诉：患儿哮喘 2 年余，再发伴咳嗽 2 天。病史：咳嗽痰多，痰色黄白相间，喉间有哮鸣音，气逆作恶，纳差，大便糊状，夹少许泡沫，咽红而肿。舌脉：舌红，苔黄腻，脉滑数。

诊断：中医：哮病；

西医：支气管哮喘。

治法：清肺化痰，降气平喘。

处方：治哮基本方 1 合二陈汤加减。

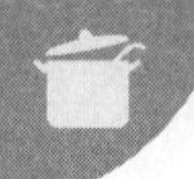

炙麻黄 3g	紫苏子 6g	姜半夏 6g	煅石膏（先煎）15g
鱼腥草 10g	地龙 6g	款冬花 6g	炒葶苈子（包煎）5g
射干 3g	茯苓 10g	陈皮 6g	鸡内金 6g

5 剂。

二诊： 11 月 8 日。药后吐泻止，喘息缓解，咳嗽减轻，晨起和活动后加剧，鼻塞涕多，咽红而肿，苔薄腻。治以养阴清肺，化痰通窍。

处方：

北沙参 6g	麦冬 5g	桑白皮 6g	地骨皮 6g
白芷 6g	蝉蜕 6g	蜂房 3g	桔梗 3g
甘草 3g	杏仁 6g	浙贝母 6g	葶苈子（包煎）6g

7 剂。

三诊： 11 月 15 日。咳嗽减少，稍有痰，鼻塞减轻。效不更方，仍以上方减蜂房。7 剂。

【评析】 患儿初诊为急性期，证属热性哮喘，处方以治哮基本方 1 加减以清肺化痰，降气平喘；半夏、陈皮、茯苓为二陈汤之意，燥湿化痰，理气和中；予鸡内金消食导积，积滞去而热易清。二诊患儿哮喘症状已得控制，证属肺阴不足，痰热内蕴，处方以治哮基本方 2 加减以养阴清肺化痰；浙贝母、桔梗、葶苈子加强宣肺除痰之效；蜂房、蝉蜕、白芷具有祛风通窍之功。由于辨证正确，用药得当，症状自然缓解，再巩固 7 剂则哮喘控制。

[11] 王晓鸣，黄仕帅．宣桂琪名老中医治疗小儿哮喘经验探述 [A]．中华中医药学会儿科分会．中华中医药学会儿科分会第三十一次学术大会论文汇编 [C]．中华中医药学会儿科分会：中华中医药学会，2014：2.

十一、李石青医案

医案一

夏某，男，20 岁。

初诊： 1981 年 7 月 7 日。主诉：哮喘反复发作。病史：称周岁时即患哮喘，每年春季易发，冬天缓解。近 3 月来反复发作，广治少效。刻下症见：哮有声，吸困难，喘促不能平卧，咳嗽、咳痰，色白而黏，胸痞泛恶，大便次频，日行 4 次，尿黄。舌脉：苔白腻，脉细滑。

诊断：中医：哮病；

西医：支气管哮喘。

辨证：痰湿郁肺。

治法：清泄豁痰化湿。

处方：

薤白 10g	半夏 10g	白前 10g	冬瓜子 10g
射干 10g	杏仁 10g	茯苓 10g	枇杷叶 10g
菖蒲 5g	川厚朴 6g	陈皮 8g	六一散（包煎）12g

5 剂，水煎服。

二诊：7 月 13 日。药后喘减大半，入夜略有哮吼声，大便已调，苔稍腻。原方再进 5 剂。

三诊：7 月 19 日。服后哮喘已平，唯觉有时胸闷，痰鸣声不甚，口干不思饮，苔薄滑，原方去射干、枇杷叶，加紫苏子、桑白皮各 10g，再进 5 剂，诸症悉除。后以六君子汤加紫菀、款冬花等善后而愈。

【评析】 本例哮喘，内有壅塞之气，膈有胶固之痰，外遭毒湿之感，三者相合，痰湿郁热，闭拒气道，宣肃失司，肺痞失展，故李石青主以本方开泄豁痰。因脾胃运迟，蕴湿酿痰，故不用瓜蒌，而易二陈，燥湿健脾，以杜“生痰之源”，方中枇杷叶、六一散相配寓意尤妙，盖甲已土运湿令，痰壅肺气上窍，但泄其膀扰下窍则已，故以枇杷叶泻肺，同六一散消湿，引从下窍而泄，“湿走气自和也”。三诊时因苔显薄滑，口干不思饮，胸闷咽阻，系饮热阻气，故去射干、枇杷叶之凉泄，而用紫苏子、桑白皮降气化饮。诸药合用，切合病机，丝丝入扣，故获良效。

医案二

蔡某，女，57 岁。

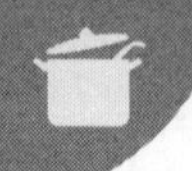

初诊：1979年12月14日。病史：哮喘得之幼年，迁延不愈，近六七年加重，四季皆作，入冬明显，曾用降气化痰平喘等药效果不显。刻下症见：胸闷较甚，喉中痰鸣，痰多黏白，不能平卧。舌脉：苔白黏腻，舌前略燥，口苦，脉弦滑。

诊断：中医：哮病；

西医：支气管哮喘。

辨证：痰热蕴肺。

治法：开泄豁痰。

处方：

薤白 10g	瓜蒌 10g	射干 10g	杏仁 10g
紫菀 10g	冬花 10g	姜汁 10g	海蛤壳（先煎）10g
竹沥 10g	半夏 9g	白前 10g	竹茹 6g
莱菔子 9g			

服5剂。

二诊：12月20日哮喘减轻，胸闷仅微，痰量显少，仍觉口苦，苔腻微黄，原方加荸荠11枚（生啖），5剂。

三诊：12月26日症情明显缓解，自觉右上胸至颈部痛胀，喉中有喘鸣声，舌苔前部已化，脉仍弦滑，又予原方去白前、紫菀、黄芩、竹茹、莱菔子，加海浮石（先煎）12g，胆南星5g，5剂，用白萝卜1个煎汤代水。5剂尽服，哮喘已平，胸颈痛胀症候亦已消失。

【评析】　本案抓住“哮喘痰鸣，胸闷，舌苔白黏腻，脉滑”等上焦清阳失展，气痹痰恋之症为辨证要目，主以本方开泄通阳，豁痰展气，冀痰化气展，则肺气自清。因有口苦，痰黏，舌燥，示痰热已甚，故去菖蒲之香燥加黄芩、竹茹以增清化痰热之力。莱菔子，辛甘平，能下气定喘，化痰除满，丹溪谓其“治痰有推墙倒壁之功”，痰多实证，李石青每每与白前同入方中，则消痰降气之力尤著，故二诊时痰量显少，胸闷仅微。加荸荠，以破结之力，用海浮石、胆南星者，乃取其软坚化痰去滞之功，痰去气畅，则胸颈痛胀自除。用白萝卜煎汤代水者，因其既能养肺化痰，又能监制上药开破之弊，诸药合用，通养相参，宣降并举，相得益彰，故获良效。

［12］史锁芳．李石青老中医用薤白开降汤治疗哮喘的经验［J］．陕西中医，1989（12）：530-531.

十二、杨王义医案

朱某，女，50岁。

初诊：2002年8月26日。主诉：哮喘反复发作8年余。病史：患者于8年前淋雨后引起哮喘，之后每逢天阴下雨或闻及异味即喘，平素依靠服用地塞米松片及氨茶碱片控制，近2年病情加重而来就诊。刻下症见：咳嗽，气短，气喘，阵发性加重，伴喉间痰鸣，不能平卧，痰色白，质稀量多，易咯吐，恶寒怕冷，胸闷身重，纳呆，乏力，寐差，二便通利。舌脉：舌体胖大，舌质淡，苔白腻，脉沉细无力。听诊：双肺布满哮鸣音。

诊断：中医：哮病；

西医：支气管哮喘急性发作期。

辨证：外寒内饮。

治法：散寒蠲饮，化痰平喘。

处方：穴位埋药，药用祛风散寒止咳化痰丸。选穴膻中、风门、肺俞、定喘，背部穴取双侧，每穴埋植1粒药丸。口服方用小青龙汤加减。

麻黄9g　桂枝9g　炒白芍10g　干姜9g
细辛5g　陈皮10g　姜半夏10g　炒白术15g
茯苓15g　炙甘草6g

二诊：服药2剂，咳嗽、气短、气喘明显减轻，夜间已能平卧，恶寒身重亦见好转。效不更方，继服5剂，咳喘、吐痰基本消失，恶寒身重症除，纳食增加，夜寐不佳，大便正常，小便量多，舌淡，苔白稍厚，脉细缓无力，右寸偏弱。根据脉证分析，表寒已散，痰浊得化，肺脾气虚显现，治以健脾益肺，化痰平喘。方药：穴位埋药，药用益气健脾丸。选穴脾俞、膏肓、膈俞、足三里，均取双侧，每穴埋植1粒药丸。口服方用参苓白术散加减。

处方：

人参 10g	白术 15g	茯苓 15g	炙甘草 6g
生山药 30g	炒白扁豆 20g	生薏苡仁 30g	砂仁（后下）10g
桔梗 6g	炙紫菀 20g	全蝎 6g	炙款冬花 15g
炙麻黄 6g	僵蚕 20g		

服药 7 剂，饮食倍增，精神转佳，余症消失，唯活动后仍有气短，舌淡苔白，脉细。治愈出院。为巩固疗效，继续服用参苓白术散 1 个月。2007 年 5 月 11 日和 2010 年 4 月 18 日 2 次回访，咳喘均未发作，能够从事一切家务活动及田间劳动。

【评析】 本案患者 8 年前淋雨受寒后出现哮喘反复发作，临床以咳喘，伴喉间痰鸣，痰色白，质稀量多，易咯吐，恶寒怕冷，胸闷身重等为主，为外感风寒，内有痰饮，应散寒蠲饮，化痰平喘。一诊予祛风散寒止咳化痰丸穴位埋药，配合小青龙汤加减口服，服药后咳嗽、气短、气喘明显减轻，表寒已散，痰浊得化，而肺脾气虚显现，则当治以健脾益肺，化痰平喘，予益气健脾丸穴位埋药配合口服参苓白术散加减，补益肺脾。患者咳喘未再发作，临床疗效显著。

［13］王金成，王红霞，徐信义，等．杨王义老中医治疗支气管哮喘经验［J］．中国中医急症，2010，19（12）：2091-2092.

十三、田从豁医案

患者，女，52 岁。

初诊：2009 年 10 月 23 日。主诉：喘憋反复发作 10 余年，加重 2 个月。病史：患者有长期慢性咳嗽病史，10 余年前突发喘憋，甚时张口抬肩，不能平卧，于当地医院就诊，过敏原试验提示对粉尘、毛发、烟酒等多种物质过敏，给予硫酸沙丁胺醇吸入气雾剂等药物对症治疗后，症状稍可缓解，但自此喘憋反复发作，每于秋冬季节及夜间加重，易感冒。2 个月前因入秋后感受风寒，由感冒引发喘憋加重。症见喘息频繁，动则喘甚，胸膈憋闷，夜间喘憋加重难以入眠，咳嗽，咳大量淡黄色泡沫样痰，鼻流大量黄涕，畏寒肢冷，后背部僵痛，纳可，眠差，大便稀溏，小便可，下肢无水肿。查体见患者体胖，咽部无红肿，胸廓前后径略变宽，肋间隙未见明显增大，双肺呼吸音粗，可闻及散在哮鸣音。舌脉：舌淡红，苔黄腻，脉沉细。

诊断：中医：哮喘；

西医：过敏性哮喘。

辨证：痰热阻肺，肺脾肾虚。

治法：清热化痰，止咳平喘，扶正固本。

处方：初诊针灸取穴百会、风池、大椎、定喘、夹脊（T_3、T_5、T_7）、肺俞、心俞、膈俞、脾俞、肾俞、命门、三阴交。行平补平泻，留针30分钟。起针后大椎刺血拔罐。方用麻杏石甘汤合四君子汤加减。

炙麻黄 10g	杏仁 10g	穿山龙 10g	生石膏（先煎）30g
桑白皮 10g	桔梗 10g	鱼腥草 15g	紫花地丁 10g
细辛 3g	五味子 10g	云苓 10g	白术 10g
党参 10g	甘草 10g		

二诊：（该患者每星期就诊1次）诉已可平卧，喘轻，仍较多黄涕，针灸取上星、印堂、鼻通、尺泽、孔最、中府、膻中、中脘、肓俞、气海、丰隆、三阴交。中药去麻黄，加川贝母6g，余法同前。

四诊：诉痰和鼻涕量减少，颜色变白，停刺血拔罐。

七诊：诉哮喘明显减轻，发作次数减少，针灸加天枢、足三里。中药暂停。

治疗3个月后，喘息、憋闷明显好转，偶有发作，不影响活动和夜间睡眠，偶有咳嗽，有痰易咳，双肺偶可闻及干鸣音。

【评析】 患者喘咳10余年，久喘伤肺，肺气渐虚，肺卫不固，易感冒，易为外邪引发喘咳，肺虚影响及脾，脾虚运化失司，水谷不得化精，反聚湿生痰，上贮于肺，又因外寒化热，则见多黄痰、黄涕；患者年过七七，肾中阴阳已不足，肺阴不足不得下资，肾精耗损，见形寒肢冷，畏寒之症。本虚标实，治以清热化痰、止咳平喘、扶正固本。初诊时因患者喘憋较重，不得平卧，针灸以俯卧位取穴，平喘用定喘、夹脊穴，另有大椎、风池清热解表，大椎加用了刺血拔罐，以助祛邪清热，背俞穴补虚，所配中药汤剂为麻杏石甘汤合四君子汤加减，针灸及中药均祛邪又扶正，标本兼治。待患者喘咳减轻，以痰多、流涕多为主时，增加印堂、鼻通、上星等宣头面气血利鼻窍之穴，停服中药，减轻脾胃负担，同时加用天枢、足三里等强壮补虚之穴，既培土生金，益肾健脾，又助水湿运化、清利痰涎。该病例充分体现了田教授平喘为先、治肺为主、扶正为重的治疗思想。

［14］孙元，叶永铭，王寅．名老中医田从豁治疗哮喘临床经验总结［J］．上海针灸杂志，2013，32（6）：430-432.

十四、陈寿春医案

医案一

朱某，男，6岁。

初诊： 1985年9月23日。主诉：哮喘反复发作3年余。病史：宿有哮喘病史3年，近日复作，经中西医数次治疗，现仍气喘鼻扇，稍流清涕，咳嗽阵作，喉有痰声，甚而哮鸣，舌苔薄黏，两肺听诊闻及哮鸣音。

诊断： 中医：哮病；

西医：支气管哮喘。

辨证： 风邪束肺，痰湿内蕴。

治法： 宣肺降逆。

处方：

炙麻黄 3g	杏仁 6g	玉苏子 9g	葶苈子（包煎）6g
桑白皮 10g	陈皮 6g	法半夏 6g	茯苓 9g
甘草 2g			

4剂。

药后复诊，哮喘已平，再依原法，继进数剂以图巩固。

【评析】 外邪束肺之哮喘非宣肺达邪令气机畅达喘不可平，不降逆则痰随气升，壅结气道而哮不可止，不化痰则夙根难除而易复发。陈寿春尝谓治哮未必用麻黄，然哮与喘并剧者，肺气为壅所遏，则当酌用麻黄以宣肺达邪。遇此证者可以上方增损，风寒表实无汗者用生麻黄，表证不显者用蜜炙麻黄。

医案二

曹某，男，5岁。

初诊：1985年10月9日。病史：喘息性支气管炎1年余，形体较丰。现咳嗽2天，喉间痰声漉漉，间或闻及水鸡声，呼吸不畅，食纳不思，大便偏溏，舌苔白腻，两肺听诊闻及哮鸣音。

诊断：中医：哮病；

西医：喘息性支气管炎。

辨证：痰滞内伏，肺失肃降。

治法：降气化痰。

处方：杏苏二陈汤加减。

杏仁 6g	紫苏子 9g	茯苓 9g	葶苈子（包煎）6g
陈皮 6g	法半夏 6g	炙紫菀 6g	薏苡仁 9g
甘草 2g			

4剂。

药后复诊咳减喘平，喉间痰声消失，舌苔薄白黏，两肺未闻哮鸣音，治守原法，原方去葶苈子，加白前9g，继服5剂，诸症俱失。

【评析】 哮必兼喘，然哮与喘症状不同，病机亦相异。《医学正传》云："夫喘促喉中如水鸡声者，谓之哮；气促而连属不能以息者，谓之喘。"陈寿春认为哮之病机以痰饮壅肺，肺气失于肃降因而上逆，治当降逆为主，常以杏苏二陈汤降气化痰为基础增益，痰饮化热者去陈皮、法半夏；加桑白皮、黛蛤散等。

医案三

黄某，男，6岁。

初诊：1985年10月30日。病史：患者哮喘每届深秋易作，现咳剧2天，面红气粗，喉有痰声，咳痰不爽，胸闷不舒，大便干结，2～3日一解。两肺听诊闻及哮鸣音。舌脉：舌红赤，苔厚中黄。

诊断： 中医：哮病；

西医：支气管哮喘。

辨证： 痰热壅阻，肺失清肃。

治法： 清热化痰，降肺平喘。

处方： 清金导痰汤。

黄芩 6g	杏仁 6g	玉苏子 9g	葶苈子（包煎）6g
桑白皮 6g	炒枳实 5g	瓜蒌仁 9g	黛蛤散（包煎）9g
紫菀 6g	甘草 2g		

4 剂。

药进3剂后大便增多，排出黏糊状便，继而咳减息平，1周后复诊时舌尖稍红，苔薄根稍黄，听诊未闻哮鸣音，续拟清肺化痰剂善后巩固。

【评析】 陈寿春尝谓：肺与大肠相表里，故而采用导痰法，上病下取，痰热内塞，邪势鸱张，必令邪有出路，病方可愈。然小儿脏腑娇嫩，稚阴稚阳，寒凉攻逐之品不得过剂，中病当止。

［15］施亦农.陈寿春老中医治疗小儿哮喘的经验［J］.辽宁中医杂志，1987（12）：1-2.

十五、戴西湖医案

徐某，女，38岁。

初诊： 1998年3月。主诉：反复咳嗽气喘3年，加剧3个月。病史：患者反复咳嗽、气喘，长期依赖舒喘灵、激素、β受体阻滞剂等治疗，3个月病情加剧，症状不能控制。刻下症见：咳喘痰鸣，胸闷如窒，夜间倚息不能平卧，痰多质稀色白，伴口渴欲饮。舌脉：舌淡红，苔白腻、脉滑。

诊断： 中医：咳喘；

西医：支气管哮喘。

辨证： 痰湿壅肺。

治法： 宣肺化痰，止咳平喘。

处方：

蜜麻黄 12g	苦杏仁 12g	法半夏 12g	厚朴 12g
莱菔子 12g	款冬花 10g	陈皮 6g	旋覆花（包煎）6g
地龙 12g	细辛 4g	葶苈子（包煎）12g	

18 剂，水煎服，每日 1 剂。

二诊：症状消失，继以六君子汤加莱菔子、桔梗 6 剂，巩固疗效。已随访 3 年，未见复发。

【评析】 戴西湖在遣药组方中，紧紧把握支气管哮喘的病理特点，首举麻黄、莱菔子，一宣一降。取麻黄宣散力强，经用蜜制，则消减其辛温发汗之功，增强宣肺定喘之效；虽性温，但无论寒邪、热邪均可使用；取莱菔子降气力强，消痰力猛，而不伤正之势。故方中二药，不可缺如。枇杷叶、桔梗以增强宣肺之力，旋覆花、法半夏、杏仁、厚朴下气降逆；蜜款冬花宣肺又降气，有邪可散，散而不泄；无邪可润，润而不寒。陈皮、法半夏、杏仁理气燥温又化痰。诸药合用，宣降共同，气痰并治，寒温适宜。组方严谨，疗效迅速。

［16］邓平荟，余宗阳．戴西湖治疗支气管哮喘经验浅谈［J］．实用中医内科杂志，1999，13（1）：15-16.

十六、李统华医案

余俊民，男，43 岁。

初诊：1999 年 11 月 9 日。主诉：反复喘息憋气 9 年。病史：诉发作性哮喘 9 年，每年秋季发病，直至来年春节前后发作自然停止。此次发病已 2 月余。哮喘每于夜间 11 时左右发作。发时端坐呼吸，张口抬肩，喉中痰鸣，唇绀汗出，动则喘甚，咽干不欲饮。服西药麻黄素、氨茶碱、强的松等药可控制，但停药哮喘即发。查患者面色萎黄，唇色紫黯，食少纳呆，大便溏薄，每日 2～3 次。舌脉：舌质淡红，苔薄白而润，脉洪大无力。

诊断：中医：哮病；

西医：支气管哮喘。

辨证：脾肾阳虚，痰浊瘀肺，肺气失宣，脾失健运。

治法：温肾健脾，化痰平喘。

处方：加味真武汤加减。

白术 25g	茯苓 25g	生姜 15g	制附子（先煎）25g
白芍 10g	补骨脂 15g	沙苑子 12g	菟丝子 20g
甘草 3g	党参 15g	陈皮 I0g	制半夏 10g

3 剂，水煎服，每日 1 剂。

二诊：11 月 12 日。述服药 1 剂，当晚哮喘平即可入寐。停服西药，续服上方 6 剂。

三诊：11 月 18 日。述感受风寒后咳嗽，但哮喘未发作，喉中偶有痰鸣，并有轻微胸闷感。上方去白芍、生姜，制附子减量为 12g，加干姜 9g，款冬花 15g，紫菀 12g，前胡 10g，6 剂，水煎服。

四诊：12 月 24 日。哮喘未发，痰鸣胸闷亦未出现，饮食增进，精神气力好转，大便正常，要求巩固治疗。即予加味真武汤，生姜易为干姜 10g，加党参 15g，原方量加大 10 倍，共为细粉，水丸，每服 6g，早晚各服 1 次。

【评析】《景岳全书·喘促》载："喘有夙根，遇寒即发，或遇劳即发者，亦名哮喘。未发时以扶正气为主，既发时以攻邪气为主。"这种观点未免束缚了后人的手脚。支气管哮喘多为外界致敏因素，如烟雾、粉尘等吸入发病，而因外感诱发者临床较为少见，故不应在急性发作期动辄以发表攻邪法治之。此外，发于夏者有寒证，发于冬者有热证；发于夜者有阳证，发于昼者有阴证。哮喘之暴作，虽有实证，而虚证尤多，李统华对于脾肾阳虚证或肺肾阴虚证之发作期投以加味真武汤或益肾润肺汤，屡获立竿见影之效。故治本病，不论其已发未发，或发于何时，均应审证求因，四诊合参，细察属虚属实，罹寒罹热，循虚补、实泻、寒温、热清之治法，施以相应方药，从本而治，一中病本，即可获取速控哮喘之目的，且绝大部分患者远期疗效巩固。

[17] 郭淑云，李永泉. 李统华辨治支气管哮喘的经验 [J]. 中华实用中西医杂志，2004，4（17）：2143-2144.

十七、晁恩祥医案

患者，男，31 岁。

初诊：2003 年 12 月。主诉：反复定期发作喘憋 6 年，加重半年。病史：因反复定期发作喘憋 6 年，加重半年，于 2003 年 12 月求治。该患者有支气管哮喘病史 6 年，每年发作 1 ～ 2 次，每次发作延续 2 个月左右。其发病特点为起病急，遇冷空气、异味、感冒或运动后突然加重，喘促哮鸣，胸憋，呼吸困难，难以平卧，极为痛苦。往年哮喘每到 5 ～ 10 月必发，10 月以后状如常人。2003 年病情明显加重，自 5 月始反复大发作，重时喘憋欲死。多次急诊抢救，经住院治疗后缓解。但与往年不同，10 月以后仍未自行缓解如常人。刻下症见：患者仍有胸部憋闷感，无咳嗽、咳痰，运动后及遇冷、异味等则喘促哮鸣。舌脉：舌质淡苔薄白，脉弦。检查：听诊双肺偶闻哮鸣音，无湿性啰音。

诊断：中医：哮病；

西医：支气管哮喘缓解期。

辨证：肺肾亏虚。

治法：调理肺肾，扶正固本。

处方：

炙麻黄 8g　杏仁 10g　紫菀 10g　紫苏子 10g
紫苏叶 10g　地龙 10g　五味子 10g　蝉蜕 8g
前胡 10g　太子参 15g　黄精 10g　淫羊藿 10g
菖蒲 10g　肉苁蓉 10g　枸杞子 10g　山茱萸 10g

10 剂，水煎服，每日 1 剂。

二诊：服药后诸症尽消，状如常人，未再发作。2004 年 4 ～ 5 月特来就医预防用药。查体见舌淡苔薄，脉弦，拟以扶正固本，调理肺肾。上方去杏仁、菖蒲、肉苁蓉、淫羊藿，加女贞子、菟丝子、麦冬各 15g，调服 20 剂。随访 5 ～ 10 月哮喘未复发。

【评析】　本案患者有哮喘病史 6 年，其临床特点为定期发作，与季节有关，发时突然，本次发作时间、频度、程度明显加重，且缠绵难愈。来诊时虽经住院治疗得以缓解，证属哮病缓解期，但与其平素缓解后状如常人不同，属久病伤正，肺肾亏虚之证。治以扶正固本，调理肺肾。方用炙麻黄、杏仁、紫菀、紫苏子、紫苏叶、地龙、五味子、蝉蜕、前胡疏风理肺，平息喘憋；太子参、黄精、淫羊藿、菖蒲、肉苁蓉、枸杞子、山茱萸调补肺肾，降低气道高反应性。药后病瘥未发作。中医认为“正气存内，邪不可干”，故二诊发病期已至虽哮喘未复发，仍以调理肺肾，扶正固本为法，上方稍事加减调服 20 剂，服药后哮喘当年未再发作。晁恩祥教授在哮喘病的治疗中，特别重视中医“不治已病治未病”“预防为主”的治疗思想。强调中医药在支气管哮喘的防治中具有很大的优势，中药在提高机体免疫力，降低气道高反应性方面疗效肯定，独具特色，应引起高度重视。

［18］陈燕，吴继全．晁恩祥教授治疗肺系病经验［J］．中华中医药杂志，2006，21（4）：225-227.

十八、周兆山医案

患者，女，27 岁。

初诊：2004 年 12 月 15 日。主诉：咳喘 3 个月。病史：近 3 个月来每于清晨起床后咳嗽发作，喘憋，咳甚则喉中响鸣，咳吐少量白黏痰，间或呈絮条状，口干苦，不欲饮。舌脉：舌淡苔白润，脉滑。检查：X 线胸片示双肺纹理增多。

诊断：中医：咳喘；

西医：支气管哮喘。

辨证：肝失疏泄，肺失宣降，气机不利，水饮内聚。

治法：疏调气机，温肺降逆，化饮利水。

处方：

柴胡 10g	半夏 10g	黄芩 15g	太子参 12g
炙甘草 10g	栀子 10g	车前草 15g	桂枝 10g
白芍 15g	干姜 15g	杏仁 12g	五味子 15g

泽泻 10g　　　　细辛 3g

3 剂，水煎服，每日 1 剂。

二诊：咳嗽减半，气喘也有所减轻，仍口干口苦，不欲饮水，舌脉同前，气机渐通而未畅，饮郁有化热之象，上方加茵陈 20g，继进 7 剂。

三诊：诸症渐消，舌脉同前，守方 7 剂善后。

【评析】　根据《灵枢·顺气一日分为四时》的精神及《黄帝内经》中“脾不主时而分散于四时之末”的论述，创立了哮喘的日节律辨证。如肝胆属木，应寅卯时（3：00～7：00），故哮喘于凌晨发作者，其病机多与肝失疏泄，肝郁化火或肝血不足而导致的肝肺气机不调、肺气上逆有关，治疗时调肝理肺当为常法。又如肾与膀胱属水，应亥子时（21：00～1：00），夜间阳气入于肝，阴气独居于表，故夜间哮喘发作者多为阳气虚衰，肾失摄纳，治疗当以温补肾阳，纳气定喘为原则。

[19] 宋曦，张有花. 周兆山治疗支气管哮喘临床经验 [J]. 中医药临床杂志，2005，17（6）：554-555.

十九、曹世宏医案

陈某，男，29 岁。

初诊：1997 年 9 月。主诉：哮吼喘咳反复发作近 10 年，再发并加重 10 余天。刻下症见：近 10 天来喘息咳嗽，夜间为甚，痰多色白，喉间鸣响，胸闷纳差，口干，大便欠实。舌脉：舌苔薄腻，脉细弦。检查：两肺闻及散在性哮鸣音。

诊断：中医：哮病；

西医：支气管哮喘。

辨证：风痰伏肺，肺失宣肃。

治法：祛风健脾化痰。

处方：

苍术 10g　　白术 10g　　射干 10g　　枳壳 10g

杏仁 10g　　郁金 10g　　蝉蜕 10g　　葶苈子（包煎）15g

茯苓 20g　　地龙 12g　　麻黄 6g　　海蛤壳（先煎）15g

乌梅 6g

7 剂，水煎服，每日 1 剂。

二诊：服上方后哮喘即得控制，刻下症见：易于感冒，胸胁稍闷，时有咳痰，舌苔薄白，脉细，两肺偶闻哮鸣音。转予健脾助运化痰肃肺治其本。

太子参 12g	苍术 10g	白术 10g	炙黄芪 15g
山药 12g	防风 6g	蝉蜕 6g	炙麻黄 6g
杏仁 10g	枳壳 10g	郁金 10g	海蛤壳（先煎）15g
瓜蒌皮 12g			

服药 5 个月余，随访至今未再发作。

【评析】 哮喘急性发作期多以风动挛急、痰气交阻为其主要病理特点。对阳盛体质，或病情久发郁而化热的患者，则可表现伏风痰热之证；而对女性患者，或痰浊积久不化的患者，尤可见到风痰夹瘀的机转。因此，该期治疗总以祛风化痰、止痉平喘为主，或佐以清肺，或辅以化瘀。然善治痰者，当治生痰之源，故临床不论运用何种化痰措施，都不应忽视健脾助运以堵生痰之源。《金匮要略》有"病痰饮者，当以温药和之"之训，推崇"哮喘夙根专主于痰"的朱丹溪亦谓："实脾土，燥脾湿，是治痰之本。"故本病急性发作，曹世宏选苍白术健脾燥湿，以堵生痰之源；择枳壳、郁金、海蛤壳理气宽胸、降气化痰；用麻黄、蝉蜕、防风、乌梅以祛风宣肺抗敏；选射干、葶苈子、地龙利咽泻肺，解痉平喘，诸药共同组成基本方，具有祛风抗敏平喘、健脾调气化痰之功。临床具体运用时还可随病情变化，灵活变通加减。如痰热明显，可加桑白皮、黄芩，或一枝黄花以加强清化痰热之力；若痰浊痹阻胸阳，则合瓜蒌薤白半夏汤，以加强通阳泄浊之功；若风痰夹瘀，则加川芎、丹参、桃仁之辈，以增活血化瘀之功。

[20] 史锁芳. 曹世宏治支气管哮喘经验[J]. 江西中医药，1998，29(6)：7-8.

二十、黄文东医案

蒋某，女，17 岁。

初诊：1965年11月22日。主诉：哮喘反复发作10年。病史：哮喘反复发作，已将10年。每于受寒后诱发。近1个月来宿疾复发，两肺有哮鸣音，气息短促，咳喘不多，面目水肿。舌脉：舌尖红，中剥，苔薄腻，脉小滑。

诊断：中医：哮病；

西医：支气管哮喘。

辨证：肺失宣降，痰浊留恋。

治法：宣肺化痰，顺气平喘。

处方：

炙麻黄3g　杏仁9g　生甘草3g　射干6g
炙紫苏子9g　前胡9g　炙紫菀12g　炙款冬花6g
鹅管石（先煎）9g

4剂，水煎服，每日1剂。

二诊：11月26日。哮喘好转，受寒又发。前方去紫苏子、前胡、鹅管石、加桂枝3g，橘红4.5g，白前4.5g。

三诊：11月29日。哮喘已平，略有咳嗽，咳时胸痛，咳痰较前为多。舌尖红中剥，苔薄腻，脉小滑。再从前法加减。

炙麻黄3g　射干9g　杏仁12g　生甘草4.5g
桔梗9g　炙紫苏子9g　炙紫菀12g　鹅管石（先煎）12g

4剂。

四诊：12月3日。哮鸣音已消失，喘急亦平，半夜仅有极轻咳嗽，痰量甚少，口干。舌尖红，苔薄腻，脉小滑。仍用前方去鹅管石，加南沙参9g。4剂。

五诊：12月7日。哮喘已平，夜间略有轻微咳嗽，喉有痰不易咯出，近已照常劳动。舌质红，中无苔，边薄腻。仍用原方加减。

紫苏子9g　杏仁9g　生甘草3g　炙紫菀12g
陈皮4.5g　前胡6g　桑白皮6g　炙款冬花4.5g
射干4.5g

【评析】　本案乃支气管哮喘，自幼即得此病。哮喘而见舌尖红、中剥，属肺热而有痰浊，与肺阴偏虚者有别。由于感寒即发，故用射干麻黄汤而奏效。

[21] 上海中医学院附属龙华医院 . 江南名医医案精选·黄文东医案 [M]. 上海：上海科学技术出版社，2008.

二十一、刘志明医案

刘某，女，82岁。

初诊：1985年3月。主诉：发热无汗，咳嗽，痰多，喘促2天。病史：患者2天前出现咳喘，逐渐加重。现患者体温38.1℃，咳喘较甚，动则加剧，咳吐黄痰、黏稠，纳差，便干。舌脉：苔黄腻，脉弦滑。

诊断：中医：风温；

西医：支气管哮喘，肺气肿，合并感染。

辨证：风温之邪引动痰热，阻塞肺气。

治法：表里双解，兼清肺化热。

处方：

荆芥穗 9g	金银花 12g	苇茎 15g	黄芩 12g
杏仁 9g	生薏苡仁 12g	栀子 9g	生石膏（先煎）12g
半夏 9g	瓜蒌 15g	川贝母 6g	枳壳 6g
桔梗 6g	知母 9g	橘红 9g	甘草 6g

3剂，水煎服，每日1剂。

二诊：患者服药3剂后已不发热，咳喘亦减，痰少，纳增，大便正常。

三诊：续进3剂，患者诸症皆平。

【评析】 本案为高龄患者外感风热之邪，表证明显。风温之邪引动痰热，故见发热咳喘，表里俱重，年高体弱，已成危候。给予表里双解，清肺化痰同进，收立竿见影之效。病邪一去，正气即安，患者得以转危为安。发热患者，无论感受何种邪气，初起病位均在表，当用汗法，不然则不能达邪外出之目的。但汗之一法，具体运用很多，总以病邪由汗得到解除为目标，所以一般多用辛温药物，“发表不远热”。但在治疗温热病初起之发热时，因为其病原为温热之邪，与寒邪伤人不同，所以温病学家又于仲景之辛温解表外，创立辛凉发汗一法，若仍用辛温发汗，则无疑为抱薪投火，反助热势，伤津耗液。证之临床，辛凉之品虽可散热，但发汗力量不足，往往不足以驱邪外出。用辛温辛凉二者结合，治疗急性热病的表证，辛凉以解肌退热，辛温以发汗驱邪，使发汗无助热之弊，辛凉无凉遏之憾。常选用辛温之荆芥穗、防风，不用麻、桂，配合辛凉之薄荷、蝉蜕二者协同，共奏发表祛邪清热之功。此类药物，貌似平淡无奇，但运用得当，可收“轻可去实”之效。需要指出的是，对急性热病初期施用表里双解之法，应当根据中医辨证施治理论，据证而辨，不可妄投。遣方用药，需合法度。要仔细分明表里之轻重，寒热之多少，灵活掌握表里双解之法的原则，方可取得预期的疗效。

[22] 高荣林，姜在旸. 中国中医研究院广安门医院·专家医案精选[M]. 北京：金盾出版社，2005.

二十二、戴裕光医案

李某，男，12岁。

初诊：2004年4月2日。主诉：反复咳嗽、喘憋9年，加重7天。病史：患者9年前因受凉出现咳嗽、喘息、咳痰，去某儿童医院诊断为“支气管哮喘”，经用氨茶碱、地塞米松、喘乐宁等药物治疗后缓解。随后每因天气变化，受凉后咳嗽、咳痰，喘息，7天前又因受凉出现咳嗽、喘息、咳痰，服止咳平喘药无明显缓解。刻下症见：咳嗽，咳白稠痰，喘息胸闷，气紧唇红，口干，纳可，眠差。舌脉：舌红，苔薄白，脉小数。

诊断：中医：哮病；

西医：支气管哮喘。

辨证：痰热蕴肺。

治法：宣降定喘。

处方：

前胡 12g	杏仁 9g	桔梗 9g	葶苈子（包煎）20g
荆芥 9g	紫苏梗 9g	胆南星 10g	生石膏（先煎）30g

竹叶 6g	百部 6g	太子参 12g	肉桂（后下）4g
熟地黄 12g	紫苏子 9g	天花粉 12g	败酱草 20g
蒲公英 20g			

10 剂，水煎服，每日 1 剂。

二诊：2004 年 4 月 12 日。服药后喘息、胸闷减轻，咳痰不利，头昏，口干，唇红，舌红苔薄白，脉沉。患者肺气不利，痰热内蕴，继续宣肺降气，化痰平喘。拟麻杏石甘汤合葶苈大枣泻肺汤加减。

杏仁 9g	桔梗 9g	前胡 12g	葶苈子（包煎）20g
麻黄 4g	甘草 6g	炙半夏 12g	生石膏（先煎）30g
淡干姜 6g	细辛 4g	大枣 12g	蒲公英 30g
天花粉 12g	黄芩 4g	莱菔子 9g	胆南星 18g
五味子 6g			

7 剂，每日 1 剂，水煎服。

三诊：2004 年 4 月 19 日。药后胸闷气紧有缓解，晨起咳嗽，咳白痰，鼻塞，唇红，形瘦，纳可，大便日一行，舌淡红，苔薄脉沉细。近日天气变化大，阴雨时间长患者稍有不慎即感风寒，致病情复发加重。拟射干麻黄汤兼通肺络之品。

蜜麻黄 4g	制半夏 12g	前胡 12g	甘草 4g
细辛 4g	淡干姜 6g	五味子 4g	款冬花 9g
射干 9g	石斛 12g	杏仁 6g	辛夷（包煎）9g
桃仁 9g	红花 9g	丹参 12g	枇杷叶 15g

6 剂。每日 1 剂，水煎服。

四诊：2004 年 4 月 26 日。药后症减，夜间可平卧入睡，咳嗽，喉间有痰，色白，纳差，面色㿠白，舌淡，苔白，脉沉。哮喘缓解后，即当治本，小儿脏腑嫩弱，肾为先天之本，脾为后天之本，当以调补脾肾着手，以预防复发。拟金水六君煎。

党参 12g	茯苓 12g	焦白术 12g	半夏 9g
陈皮 9g	熟地黄 15g	当归 9g	砂仁（后下）6g
杏仁 9g	淡干姜 6g	枇杷叶 15g	代赭石（先煎）15g

前胡 12g　　炙甘草 4g　　细辛 4g　　旋覆花（包煎）12g
五味子 4g

7 剂，水煎服，每日 1 剂。

【评析】　哮病是一种发作性的痰鸣气喘疾患。发作时以喉中哮鸣有声，呼吸急促困难，甚则喘息不能平卧为特征。病因为宿痰内伏于肺，多因外感、饮食、情志、劳倦等诱因触发，以致痰阻气逆，痰气相搏，肺失宣肃，发生本病，病位初在肺，日久见及脾肾。本病的辨证，首当分别已发、未发。一般发作期、病程短者，多表现为实证，又须区分冷哮、热哮。病程长者，多表现为正虚邪实，虚实夹杂之证，兼有在肺脾肾之别。治疗时初发属实者，治宜攻邪治标，用豁痰宣肺降逆等法或温化平喘或清化降逆。病久正气见亏虚，应培补摄纳，佐化痰利气。故一诊二诊，先宣发肃降，少佐益肾气，三诊又感小凉，再以宣肃，四诊喘平再佐益肾之品。此患儿因外感诱发，以葶苈大枣泻肺汤合麻杏石甘汤，清肺化痰，降气平喘。方中前胡、荆芥疏表；桔梗、紫苏子、紫苏梗降气；竹叶、胆南星、天花粉清化热痰；蒲公英、败酱草清热解毒；葶苈子泻肺平喘；熟地黄滋阴补肾；太子参滋阴益气；肉桂温阳纳气；百部止咳化痰。麻黄、前胡、杏仁、桔梗宣肺平喘；黄芩、生石膏清泻肺金；干姜、细辛防苦寒伤中阳；莱菔子消食化痰；大枣和中；五味子敛肺。后期缓解期则责之于脾肾，少儿之体先天禀赋不足，加之后天调理不慎，其生理特点为稚阴稚阳，易虚易实，故用药慎重，防伤脏腑功能。以健脾之法从后天补先天。选用金水六君煎加味扶正固本。方中党参、茯苓、白术、炙甘草、干姜、砂仁、枇杷叶宣肺降气；细辛引入肾经；五味子敛肺；代赭石、旋覆花降气化痰，平肝。

[23] 戴裕光 . 戴裕光医案医话集 [M] . 北京：学苑出版社，2006.

二十三、施今墨医案

患者，女，8 岁。

主诉：喘息经常发作 3 年，近 1 年病情增剧。病史：喘息经常发作已有 3 年，秋冬较重，夏日略轻。发作时咳喘、心跳、痰吐不利，呼吸有水鸣声，胸部胀满

而闷，不能平卧、影响食眠。最近1年病情增剧，据诉曾经医院检查诊断为支气管哮喘。每日服用氨茶碱片。舌脉：舌苔白稍腻，六脉均滑。

诊断：中医：喘证；

西医：支气管哮喘。

辨证：痰湿壅阻，肺气不降。

治法：降气定喘，止咳化痰。

处方：

炙紫苏子 6g	莱菔子 6g	枇杷叶 6g	炙紫菀 6g
白芥子 3g	半夏曲 10g	炙麻黄 1.5g	嫩射干 5g
炙甘草 3g	细辛 1.5g	五味子 5g	云苓 10g
云茯神 10g	炙前胡 5g	炙白前 5g	葶苈子（包煎）6g
陈橘络 5g	陈橘红 5g	大枣（去核包煎）5枚	

5剂，水煎服，每日1剂。

二诊：服药5剂，第2剂后诸症逐渐减轻，痰涎排出较易，呼吸畅利无声，胸部胀满尚未全除，已能平卧但睡不实，饮食乏味，大便二三日一行，脉滑，拟原方加减。

处方：

薤白 10g	炙紫菀 6g	枇杷叶 6g	葶苈子（包煎）6g
全瓜蒌 25g	炙紫苏子 6g	苦桔梗 5g	炙前胡 6g
炒枳壳 5g	半夏曲 10g	炙化橘红 6g	嫩射干 5g
炙麻黄 2g	炙甘草 3g	莱菔子 6g	白芥子 3g
细辛 1.5g	五味子 5g	大枣（去核包煎）5枚	

三诊：服药4剂，喘息基本消失，呼吸平稳，痰涎减少，胸满亦爽，食眠均有好转，大便虽通而不畅，脉象由滑转缓，病甫向愈，尚须当心护理。

处方：

细辛 1.5g	五味子 5g	炙紫苏子 6g	炙化橘红 6g
莱菔子 6g	白芥子 3g	炒枳壳 5g	枇杷叶 6g

苦桔梗 5g　　半夏曲 10g　　杏仁 6g　　冬虫夏草 10g

肉苁蓉 15g　　野党参 6g　　炒远志 10g　　葶苈子（包煎）5g

大枣（去核包煎）5 枚

【评析】 喘息之证，其因甚多，病情变化亦甚复杂，但治疗之法不外未发时以养为主，既发时以驱邪为先。临床切须辨明邪正消长情况，分清主次，灵活用药。本例处方以葶苈子大枣汤泻肺消胀，三子养亲汤和射干麻黄汤，治咳平喘，止咳散止咳化痰，瓜蒌、薤白为治胸部胀满常用药物，桔梗与枳壳行气，一升一降俾收理气开胸之效。先用降气定喘、止咳化痰以去邪，最后始用冬虫夏草补虚养肺，肉苁蓉强壮益肾润便，党参助气益肺，远志益心祛痰，以期根除夙疾。

[24] 祝谌予，翟济生 . 施今墨临床经验集 [M]. 北京：人民卫生出版社，2006.

二十四、翁维良医案

林某，女，32 岁。

初诊：1996 年 10 月 15 日。主诉：咳喘反复发作 10 余年，近 1 个月来加重。病史：有哮喘宿疾 10 余年，每到秋冬之交发病，近 1 个月来哮喘又发作，痰少色白而黏，不易咯出，曾用多种抗生素及氨茶碱、哮喘气雾剂等，均难奏效或一时有效，用气雾剂后感心悸、胸闷不适，咽燥口渴，欲冷饮，纳呆，大便干结。舌脉：脉滑数，苔黄腻，质正常。检查：两肺布满哮鸣音。心率 115 次 / 分，心律齐，胸透示两肺纹理增粗，肺气肿，查白细胞 1.25×10^9/L，中性粒细胞为 0.8。

诊断：中医：哮喘；

西医：支气管哮喘并感染。

辨证：痰热壅肺，肺气不宣。

治法：清化痰热，宣肺平喘。

处方：

炙麻黄 6g　　杏仁 12g　　鱼腥草 12g　　生石膏（先煎）30g

生甘草 10g　　桑白皮 12g　　虎杖 12g　　葶苈子（包煎）10g

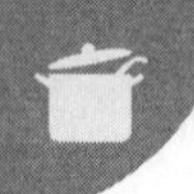

黄芩 15g	大枣 12g	远志 10g	款冬花 12g

6 剂，水煎服，每日 1 剂。

二诊：上方服 6 剂，药后哮喘有减轻，痰量增多，易咯出，色黄，胸闷腹胀，大便仍干，二肺仍有哮鸣音，复查白细胞为 $1.0\times10^9/L$，中性粒细胞为 0.7，脉滑疾，苔腻中黄，舌质正常。治宣肺平定喘，理气和中。

处方：

炙麻黄 10g	苦杏仁 12g	炙甘草 6g	生石膏（先煎）30g
瓜蒌仁 15g	大黄 10g	虎杖 15g	鱼腥草 15g
黄芩 15g	枇杷叶 12g	陈皮 10g	远志 10g

三诊：前方服 12 剂，哮喘大减，吐痰量少，能咯出，胸闷憋气减轻，大便通畅，每日 1 ～ 2 次，略溏，有时腹部不适，食纳有改善，仍动则气加剧，两肺哮鸣音明显减少，复查白细胞为 $0.9\times10^9/L$，中性粒细胞 0.7。脉滑疾，苔薄黄，治宜宣肺定喘。

处方：

炙麻黄 6g	杏仁 10g	甘草 6g	生石膏（先煎）30g
瓜蒌子 15g	桔梗 10g	枇杷叶 12g	款冬花 10g
莱菔子 12g	白前 10g	陈皮 10g	法半夏 12g

四诊：前方又服 12 剂，哮喘已基本缓解，哮鸣音消失，但仍有白色痰，黏而不易咯出，疲乏无力，腰酸腿软，脉细尺弱，苔薄白，舌质正常。治宜润肺祛痰，温肾止喘。

处方：

陈皮 10g	法半夏 12g	杏仁 10g	银杏 10g
款冬花 10g	郁金 12g	肉苁蓉 12g	川贝母粉（分冲）3g
补骨脂 10g	山茱萸 10g	紫河车粉（分冲）3g	

【评析】 本案患者患哮喘 10 余年，且反复发作，乃本虚标实之证，因此治疗上先以宣肺定喘祛邪为主，以麻杏石甘汤宣肺定喘，辅以桑白皮开肺气，葶苈子通肺气，虎杖、鱼腥草、黄芩清肺热，远志、款冬花宁心祛痰，大枣和中。

药后病情有所缓解，哮喘减轻，升高的白细胞也有降低，在前方基础上调整，终使哮喘得以控制。方中有麻黄，要注意心率的变化，由于麻黄能升高血压，加快心率，对年老体弱，合并有心血管病者慎用。在哮喘控制后，麻黄宜减量，不宜久用。并要加用温肾之品，以巩固疗效，在哮喘未发期间，为巩固疗效可服河车大造丸。

[25] 翁维良. 翁维良临床经验辑要 [M]. 北京：中国医药科技出版社，2001.

二十五、董漱六医案

吴某，男，13 岁。

初诊：1989 年 7 月 10 日。主诉：咳嗽反复发作四五年。病史：有奶癣史，咳嗽反复发作，日久发展为哮喘，每逢秋冬之交必发，已达四五年之久。今感时寒，咳嗽随起，痰吐不爽，胸闷气急，喉间有哮鸣音，夜卧不得安枕。舌脉：舌苔薄白，脉浮滑数。

诊断：中医：咳嗽；

西医：支气管哮喘。

辨证：痰饮阻肺，宣降失常。

治法：宣肺化痰，降气平喘。

处方：

净麻黄 5g　杏仁 10g　嫩射干 9g　桔梗 6g
紫苏子 9g　蝉蜕 4.5g　炒僵蚕 9g　制半夏 9g
广陈皮 4.5g　生甘草 4.5g　江枳实 6g　鹅管石（先煎）12g
胆南星 6g

3 剂，水煎服，每日 1 剂。

二诊：服上方 3 剂后，哮喘得止，咳减痰亦少，夜寐已安，仍口干咽燥、舌红，苔薄黄，脉象滑数，上方去半夏、陈皮，加桑白皮 9g，再服 3 剂。

三诊：咳平，痰鸣、哮喘未作。因大便干结，上方去半夏陈皮，加全瓜蒌

12g，浙贝母 12g，净麻黄改用蜜炙麻黄。迄今年余，哮喘未见复发。

【评析】 董漱六用宣上导下法，以麻杏射胆汤加减，麻黄、杏仁、射干为君，温散寒邪以解表，可使肺气得以宣通；陈皮、半夏为臣以消痰化饮；佐甘草增强祛痰和中健脾之力；加紫苏子为使，其有助陈皮、半夏理气降逆化痰之功，全方宣肺达邪，清热导痰，对症下药，咳喘病每多获得良好疗效。

［26］王品，查波，刘江明，等.国家级名老中医验方大全［M］.乌鲁木济：新疆人民卫生出版社，2003.

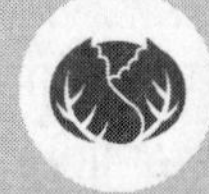
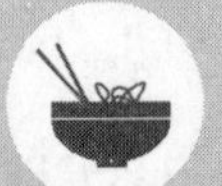

第五章 弥漫性肺疾病

弥漫性肺疾病是由多种原因引起肺泡壁炎症，继之肺间质形成大量纤维结缔组织和肺结构紊乱的一组异型疾病。本病在概念上有广义和狭义之分。广义包括特发性肺间质纤维化和已知病因引起的继发性肺间质纤维化。狭义指原因不明、病变局限于肺部的特发性肺间质纤维化。

弥漫性肺间质疾病约有 140 种之多，为我国常见的多发病。发病年龄多见青中年，以 40 ～ 50 岁发病率最高，男性稍多于女性，四季均可发病。但发病前 1 ～ 2 年多有严重呼吸系统感染病史。病程个体差异很大，平均存活期为 4 ～ 6 年。临床以咳嗽、咳痰、气促、进行性呼吸困难为主要特征，晚期可发生肺源性心脏病及右心衰竭。

西医认为其病因有如下三方面。

原因不明者：特发性肺间质纤维化、脱屑性间质性肺炎、慢性粒细胞性肺炎、组织细胞增多症 X、肺泡蛋白沉着症、结节病等。

原因明确者：①药物诱发，常见有抗肿瘤药物如博莱霉素、甲氨喋呤、环磷酰胺等，抗生素如呋喃旦啶、青霉素类、四环素类、对氨基水杨酸以及乙胺碘呋酮、苯妥英钠等引起；②吸入有机尘埃，主要因吸入有放线菌和霉菌的尘埃引起，常见的病种如农民肺、蔗尘肺、蘑菇肺、薄荷肺、加湿器肺、空调肺等，尤指慢性外源性过敏性肺泡炎；③吸入有害气体，如吸入硝酸、硫酸、盐酸的烟雾，毒气和溶剂气体等，不论急性大量吸入或慢性小量吸入，均可导致本病；④感染性，细菌、真菌、病毒、支原体、嗜肺性军团杆菌、寄生虫等；⑤放射性损害，如放射性肺炎。

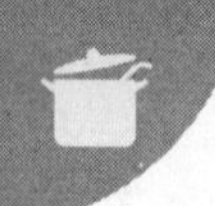

全身系统性疾病：①结缔组织疾病，如类风湿关节炎、硬皮病、混合结缔组织病、系统性红斑狼疮、结节性多动脉炎；②其他，如类肉瘤病、嗜酸性肉芽肿、多发性神经纤维瘤、肺—肾出血综合征等。

目前认为，不论何种间质性肺病，由于刺激或损伤因素导致肺脏早期的基础病变为肺泡炎，炎性和免疫细胞可引起肺泡结构紊乱和产生纤维化，肺泡炎可能自限或经治疗而好转或痊愈。但组织纤维化却无法逆转，甚至继续发展。不论在肺泡内、肺泡隔或间质腔，组织纤维化都十分活跃。肺泡内积聚纤维素或透明膜，以及间质腔内水肿和细胞浸润，都逐渐随成纤维细胞大量浸润而转变为纤维组织，使原来的组织结构完全变形，并失去弹性。病变部位的小支气管也被纤维组织牵拉扭曲，导致管腔扩张或狭窄。部分未被累及的呼吸性细支气管出现代偿性囊状扩张，或汇合成较大囊泡。以上病变可使肺弥散功能减损，通气血流比例失调，出现呼吸困难。

中医虽无间质性纤维化的病名，但以该病发生发展所表现的临床症状分析，属于“咳嗽”“哮病”“喘证”“肺痿”等范畴。中医认为肺间质纤维化大多继发于许多慢性肺系疾病久治不愈，其病因可以分为以下两类。①肺燥津伤：肺为娇脏，喜润恶燥，赖脾胃输津以濡润，且为水之上源，主持全身水津输布。若多种慢性肺系疾病久治不愈或正气虚衰，复感外邪，均可致肺脏虚损，津气严重耗伤，形成肺痿。因津伤则燥，燥盛则干，肺叶弱而不用则痿。如尤在泾所云：“盖肺为娇脏，热则气烁，故不用而痿；冷则气沮，故亦不用而痿也。”②肺气虚冷：内伤久咳或冷哮不解、大病久病之后，耗伤阳气，致肺中虚冷。亦有因虚热肺痿，久而不愈，阴损及阳，寒从中生导致者。虚寒者为气化布散津液则反而聚为涎沫，肺失治节，膀胱失约则小便频数或遗尿失禁。津气两伤则气促，动后尤甚，血行不畅故面色晦黯，唇舌发绀。

进行性加重的呼吸困难是其最突出的症状。活动后加重，呼吸频率和心率加快可出现在疾病早期。大多数患者同时有不同程度的咳嗽，以干咳为主，常呈刺激性，晚期加重，可因劳累或深吸气诱发。有时咳少量白黏痰，如伴继发感染时痰量加多并变黄色。很少咯血，偶而痰中带血或小量咯血，不会大出血。部分患者有胸痛、盗汗、食欲减退、体重减轻、消瘦、无力等，易发生反复出现的自发性气胸。绝大多数病程持续发展，最终死于呼吸衰竭。极个别可自动缓解或长期稳定不变。

慢性型杵状指（趾）的出现较早，占 40% ～ 80%。晚期出现紫绀，体检示两肺对称性缩小，胸廓扁平，膈肌上抬，如原患肺气肿则此征不明显。多数患者于中下肺部听到细捻发音，少数为粗捻发音。有时肺部病变虽严重而呼吸音正常。

实验室和其他辅助检查表现如下。X 线检查可见肺部出现十分典型的弥漫性间质阴影，起始于中下肺。早期呈毛玻璃样影，其内有隐约可见的结节，随后出现网结节，结节阴影小自粟粒状、小结节状、中结节状直到大结节阴影（直径＞5mm），但大多数为小网结节状（直径 3mm）；病变中并有网纹和线条阴影增多。晚期出现蜂窝肺，大多数为小蜂窝，壁厚而不规则，与网结节的薄壁有明显差别。极少数患者表现为中下肺炎、片状阴影。膈肌附近胸膜可粘连增厚。随疾病发展肺体积逐渐缩小，各肺叶普遍缩小，故纵隔无移位，中下肺叶缩小明显，肺门下移多见。以上阴影常呈混合性，同一 X 线胸片可出现早、中、晚期病变。

一、王绵之医案

宋某，女，49 岁。

初诊：1999 年 8 月 8 日。主诉：反复咳喘 9 月余。病史：自诉病由 1998 年 11 月 20 日乘汽车夜行出山海关到沈阳购物，一宿未睡，既冷又累，致使已行 3 日的月经骤停，次日去商场仓库挑选毛线，室内空气浑浊，尘土与飞毛乱舞，回住处后即感浑身酸困，咳嗽。23 日乘汽车返回，咳嗽加重。3 日后发热 39℃，自服扑热息痛，热退咳未减，继服抗生素与感冒药。4 日后又发热，再服扑热息痛，热退，咳嗽更甚，并出现心悸气短，经医务室诊治，每日加服速效救心丸和心得安。1 周后，心脏症状见好，但咳不止，咳痰不利，又用青霉素和病毒灵治疗。9 天后病情加重，上 3 楼就气喘，心悸，干咳，经用氟美松和止咳药 5 天后症状全部缓解。1 月 16 日未服氟美松，病情加重，全身汗出，气喘，心悸更为加重。延至 1 月 20 日，经当地某医院检查并拍 X 线胸片后诊断为肺炎。住院后用抗生素效果不显著，1周后病情加重，咳嗽不止并咯血，浑身发软，遂改用红霉素。9天后病情更加严重，整夜咳嗽，两腿发软，动辄心悸明显，心率至120～130次/分。经医院诊为“过敏性肺炎”。改输激素10mg/d，病情马上缓解，后改口服激素和罗红霉素，每日3次，每次4片。20天后按医生要求递减激素，减至每天4片时病情又加重。经X线胸片及CT检查诊断：肺泡癌。于3月初到北京市某医院住院治疗，经检查摄X线胸片后再次诊断为过敏性肺炎。每天加激素6片，罗红霉素3片，服药后病情好转，但激素减至每日3片时，病情又加重，反复感冒，胸痛、胸闷、咳嗽。如此维持到6月5日，又转到北京某医院CT检查为非特异性间质性肺炎，因无床位，去通州某医院检查诊断为肺结核。每日服3片激素，1周内停药，改服抗结核药，出现病情加重，恶心，全身汗出，心悸、胸闷更甚，上楼走3个台阶就喘息不止。延至7月初到北京某医院住院，24小时吸氧，说话则喘，只能平卧，侧卧，心悸，胸闷，咳嗽，痰不易咳出。1999年7月15日CT检查腹部示：脾肿大，余未见明显异常。7月16日CT检查胸部：双肺间质纤维化，伴双下肺感染。7月29日“右肺下叶背段”活体组织病理标本检查提示：病变符合非特异性间质性肺炎，有阻塞性细支气管炎伴机化性肺炎改变。其间每天服10片激素。8月10日出院。在出院前2日经友人介绍来就诊。舌脉：舌色黯红不鲜，苔薄而腻，脉细滑而缓，两寸皆不足。检查：望其人面浮色黯，胸闷气憋，咳嗽不甚，痰稀黏不易咳出，动辄喘促。

诊断：中医：喘证；

西医：肺间质纤维化。

辨证：外邪袭肺，久踞不去，津聚为痰，阻滞气道，肺失宣降。

治法：宣肺通痹，祛痰软坚。

处方：

桔梗6g　炙白前6g　郁金9g　生薏苡仁20g

桃仁9g　紫苏子9g　杏仁9g　炒枳壳9g

白芥子5g　土贝母12g　红花9g　生牡蛎（先煎）30g

20剂，每日1剂，水煎2次，分别取汁，分2次温服（除激素与吸氧外，其他西药停服）。

二诊：1999年8月29日。自诉服药后全身较前有力，胸部憋闷好转。是肺气较前通畅之象。治以前方去郁金，加炙紫菀、清半夏各9g，车前子（包煎）12g。21剂，水煎服。激素使用同前，吸氧不变。

三诊：1999年9月19日。自诉服上方后，吐痰比原来顺畅，面色较前有了改观（原来面色发黑，两腮发红），皮肤有弹性、光泽。遂以前方去杏仁、清半夏，加太子参20g，茯苓18g。再服21剂，同时开始递减激素。

其后继续以原方加减治疗。因症见痰色灰黄，质较稠，但滑利易于咳出，故去白前，加冬瓜子18g。

六诊：2000年1月3日。患者服中药已近5个月，现激素已减为每日5片，吸氧量亦大减，呼吸通畅，胸已不闷，可侧卧，全身轻松，两腿有力，上楼时已不见喘憋。舌胖苔薄见底，脉弦细滑数。以原法加润肺祛痰、和血调肝之品治之。

处方：

冬瓜子18g　茯苓18g　太子参25g　川贝母10g
生薏苡仁15g　赤芍15g　白芍15g　制香附12g
桔梗6g　红花9g　炒白芥子5g　炒枳壳9g
炙紫菀9g　紫苏子9g　桃仁9g　当归20g

28剂。

七诊：2000年1月30日。自诉除偶有气由胃中上逆外，余症皆有好转，遂以前方去冬瓜子、生薏苡仁、红花、桃仁、炙紫菀、紫苏子，加炒白术、旋覆花各12g，清半夏10g，降香5g，生牡蛎（先煎）30g。30剂。

八诊：2000年3月5日。述2000年2月21日去北京某医院复查，CT、X线胸片显示肺部病变较前有明显好转；停经半年，今已复至；已无须吸氧；舌胖苔白欠津，脉弦细数。遂以原方减去温性祛痰及平逆降气之药，加用调肝益肺之品。30剂。

其后继续调治，月经按期至，色、量正常，经期亦无不适。继续递减激素用量。

2000年6月7日又经北京某医院CT检查显示：非特异性间质性肺炎，间质

渗出性病变部分吸收。8 月 19 日 X 线胸片检查显示：与原片比较有改善，右肺叶尤其明显。2000 年 9 月 24 日起停用激素。

2001 年 7 月 9 日又经北京某医院 X 线检查，胸部正位片显示：两下肺纹理增粗，余心肺膈未见明显异常改变。

九诊：患者诉服中药 7 个月后已彻底不需吸氧。服中药 13 个月后，彻底停服激素，病情亦未见反复。现停服激素已 3 个月有余，身体自觉轻松有力，呼吸通畅，自我感觉良好。

患者自 2000 年 8 月 8 日至 2001 年 10 月 13 日，连续就诊 33 次，其间也曾两次因不慎感受风寒而出现咳嗽痰多，但经宣肺解表，去痰止咳的中医治疗后，均应手而愈，未出现病情反复。

【评析】 其一，本病例来诊时，距初病已近 9 个月，曾经多家医院诊治，非但病情未有改善，而且发展到“双肺间质纤维化”。中医学由于历史条件的限制，无法对此深入研究，揭示其病理变化，但在长期的医疗实践中已总结出一套完整的发病及理法方药理论体系。其中与本病有关的理论如《灵枢·百病始生》云：“风雨寒热，不得虚，邪不能独伤人。卒然逢疾风暴雨而不病者，盖无虚，故邪不能独伤人。”再如《素问·刺法论》载“五疫之至，皆相染易，无问大小，其状相似。不相染易者，正气存内，邪不可干”。本案患者予初冬之际，月经期间，正值夜间乘汽车出山海关北上，一宿未眠，致使行 3 日之月经骤停，其体能之虚惫及外寒之侵袭可知。到达沈阳后又在尘土飞扬、空气浑浊的室内挑选毛线，遂自感全身不适及咳嗽。第 3 日仍乘汽车返回，咳嗽更甚，继而体温高达 39℃。《素问·咳论》曰：“皮毛者，肺之合也。皮毛先受邪气，邪气以渗其合也。肺寒则外内合邪，因而客之，则为肺咳……肺咳之状，咳而喘，息有声，甚则唾血。”这些“古老”的理论基本说明了本病的来龙去脉。

其二，中医学既强调“摄生”以防病，同时也强调有病当早治，正所谓“未病先防，既病防变”。《素问·阴阳应象大论》曰：“善治者治皮毛，其次治肌肤，其次治筋脉，其次治六府，其次治五藏。治五藏者，半死半生也。”“其在皮者，汗而发之”。《素问·玉机真藏论》曰：“风寒客于人，使人毫毛毕直，皮肤闭而为热。当是之时，可汗而发之……弗治，病入舍于肺，名曰肺痹，发咳上气。”这段经文与本病例初期的病情极为吻合，正是未能及时使用解表宣肺的方药“开门驱贼”，致使闭郁之热暂退而复炽，肺气不宣而咳嗽加重，并出现心悸、气短，为病已入舍于肺之征。其后，历经数家医院诊治，甚至被诊断为肺结核，并用抗结核药治疗，幸而及时转院。经治，除发热症状基本解除外，余症日趋严重，最后确诊为“双肺间质纤维化伴双下肺感染”。因此，还当根据中医学理论兼参西医学来辨证论治，遣药组方。中医学认为，肺主一身之气，外合皮毛，开窍于鼻，司呼吸，是吐故纳新的枢机，防御外邪的藩篱。一旦外邪乘人之虚而为病，则多始于皮毛肌腠，致肺气不得宣畅，清肃之令失常，毛窍闭而身热，肺气郁而咳嗽。同时，肺输布津液于皮毛的功能失职，津聚为痰，甚则气上逆而为喘。同时由于“宗气积于胸中，出于喉咙，贯心肺而行呼吸焉”（《灵枢·邪客》）。所以当邪舍于肺，气机失常严重时，自然会影响宗气的流畅而心脉为之不畅。归结为一点，前病乃由过度劳累，又外伤于风寒，加之治不得法，致风寒内舍于肺，兼及于心。特别是被诊为“双肺间质纤维化”后，参照西医学的知识，说明肺本身已出现器质性病变，这就说明邪已入里，且由肺及心，已影响到心脉之血的运行，所以遣药组方中不仅首当宣肺祛痰以驱邪外出，并应选用桃仁、红花、郁金、生牡蛎、当归以通痹散结。这里要特别谈一谈当归在这里的使用。《神农本草经》早就指明，当归可治“咳逆上气”，但今人很少提及。当归性温，气味辛香而甘，归心肝脾经，善行血中之气，不仅贯宗气而通心肺，还可疏肝醒脾。今病已及心，胸中痹著，故以当归与桃仁、红花、郁金合用以散结通痹。患者在服用本方的同时，除激素与吸氧不变外，其他药物皆停，结果服药 3 周后诸症悉减，尤其吸氧量大减。于是复诊时仅做了个别调整。事实证明了运用当归等活血化瘀药的合理性。

其三，在治疗初期，遣方用药颇为顺手，于是考虑服用激素已近 300 天，且用量颇大，当设法逐减。根据笔者经验，当先用性味比较平和的补气之品，使补而不壅，且有利于祛痰，故而选用太子参、茯苓以达此意。药后并无不适，且痰出较畅，咳喘渐减，心悸亦平，于是逐步调整祛痰止咳之品，增加补气、养血、活血之药，果见病日退，人日健，而且已经闭达半年的月经复通，连续数月皆按期而至，经期亦无任何不适，色、量及行经期限均亦正常，故未再另用调经之品治疗，始终守原法逐渐增加益气、和血之品，俾中气复，新血生，陈血消，肺络通，而祛痰之品只为肃清余邪之用。如此调治直至激素完全停止后3个月，除曾感风寒而发热咳嗽，经散风宣肺，去痰止咳治疗外，病情未再反复。

王锦之曾云：纤维肺是根据肺泡纤维化而定名，并通过X线胸片、CT和肺活检而确诊的一种疾病。本病例是经我治疗近10例中诊断依据最全面可靠，并坚持治疗直至经CT证实痊愈的1例。这其中既有我的经验，也有他人的教训。例如：在1990年左右，一位山西太原市中年女性患者在京住院治疗，用西药后有所好转，但服用了一中医处方后心率增至160次/分，经西医紧急救治而有所好转，同时发现中药方里有麻黄，当即停服，并介绍她来我处诊治。最后这位患者未能治愈。当然，这并不完全是因麻黄所致，但作为一个警示，增长了我的经验。之所以特别提到这个问题，是因为当本病夹有风寒需要宣肺时，也可不用麻黄。而紫苏叶、桔梗、炒白芥子颇为合适。

[1] 姚乃礼，王思成，徐春波．当代名老中医典型医案集[M]．北京：人民卫生出版社，2014.

二、晁恩祥医案

医案一

患者，男，76岁。

初诊：2004年3月19日。主诉：反复发作咳嗽、喘憋20余年，加重2个月。病史：该患者有慢性支气管炎病史60年，1982年在某部队医院住院检查诊断为“慢喘支，肺气肿，肺源性心脏病初期”。近20年来患者病情呈进行性加重，每年均因反复急性发作而多次住院治疗。2004年2月17日患者出现发热（体温38.7℃），咳嗽，喘息，咳痰，服用抗生素及感冒药物治疗不效，日渐加重。3月8日到某医院就诊，肺功能检查示：限制性通气障碍，弥散功能下降。胸部X线片显示：双肺弥漫网格状阴影，纵隔淋巴结肿大，双肺间质纤维化，间质性炎症。血气分析：PCO_2 35mmHg，PO_2 63mmHg。给予多种抗生素及强的松 30mg/d 治疗，2 周后好转。刻下症见：重度气短气喘，就诊时喘憋气促严重，需休息 10 余分钟方能言语，精神差，稍动即需家人扶持。诉咳嗽阵作，夜不能卧，有少量白痰，不易咯出，不欲饮食。查有杵状指。既往有高血压病史 50 年，现服用长效心痛定每日 1 片，血压平稳。舌脉：舌质红苔白，脉沉弦。

诊断：中医：喘证；

西医：双肺间质纤维化。

辨证：肺气失宣，肾不纳气。

治法：调补肺肾，降气平喘。

处方：

紫菀 15g	杏仁 10g	紫苏子 10g	炙枇杷叶 10g
紫苏叶 10g	前胡 10g	五味子 10g	山茱萸 10g
枸杞子 10g	女贞子 15g	菟丝子 10g	黄芩 10g
鱼腥草 25g	麦冬 25g	地龙 10g	蝉蜕 10g
百部 10g			

21 剂，水煎服，每日 1 剂。

二诊：2004 年 4 月 16 日。服药 14 剂后，咳嗽明显减轻，晨起咳痰多量白黏痰，活动后仍喘息，时胸闷憋气，可平卧。服药 21 剂后不咳嗽，晨咳少量白黏痰，但不易咳出，活动后喘息减轻，泼尼松减量至 20mg/d。效不更方。因咳嗽咳痰减轻，去前胡、百部、黄芩、鱼腥草、麦冬，加淫羊藿以加强调补肺肾之力。

处方：

紫菀 15g	杏仁 10g	紫苏子 10g	紫苏叶 10g
半夏 10g	葛根 25g	地龙 10g	蝉蜕 8g
淫羊藿 10g	莱菔子 10g	山茱萸 10g	五味子 10g
菟丝子 15g	枸杞子 10g	橘红 10g	

28 剂，水煎服，每日 1 剂。

三诊：2004 年 5 月 14 日。病情稳定，可散步慢行，舌淡红，苔白，脉弦。

调整治法，以益气活血、调补肺肾为法。

处方：

太子参 15g	川芎 8g	麦冬 15g	黄精 10g
五味子 10g	丹参 10g	紫菀 15g	杏仁 10g
淫羊藿 10g	紫苏子 10g	紫苏叶 10g	地龙 10g
菟丝子 10g	前胡 10g	橘红 10g	山茱萸 10g

继续服药 2 个月后，可游泳 200 米，爬 3 层楼时有气短的感觉，晨咳少量白痰，泼尼松减量至 15mg/d。

四诊：2004 年 11 月 9 日。病情平稳，不咳，咳少量灰色痰，可散步 1 小时无喘息，纳可，二便调，双下肢水肿。前方加茯苓 25g，车前子 15g，冬瓜皮 30g。服药 2 个月后，水肿消失，喘息无加重。

五诊：2005 年 1 月 11 日。4 天气感冒后咳嗽加重，咳吐白黏痰，咽部微痒，仍见活动后喘憋，但无加重迹象，食纳不佳，二便调；舌质淡红，苔白，中间厚，脉弦。血象检查结果：白细胞 9.6×10^9/L，中性粒细胞分类正常。治以调补肺肾、疏风宣肺化痰。

处方：

地龙 10g	杏仁 10g	紫菀 15g	葶苈子（包煎）10g
橘红 10g	佩兰 10g	紫苏子 10g	紫苏叶 10g
炙枇杷叶 10g	山茱萸 15g	五味子 10g	半夏 10g
前胡 10g	鸡内金 10g	蝉蜕 8g	

服药 14 剂后，咳嗽明显缓解，夜间不咳嗽，动则喘甚如前，咽有时痒，痒即咳嗽。继续服药 2 个月。

六诊：2005 年 5 月 13 日。一般情况好。泼尼松减至每日 3/4 片半月，无咳嗽，咳少量白黏或稀痰，有时咯出不爽，动则喘甚继续好转，日常生活中行走已无困难，无喘憋，纳可，眠可，二便调。血气分析：pH 7.43，PO_2 94.3mmHg，PCO_2 30.5mmHg。继续服用上方 14 剂。

七诊：2005 年 6 月 24 日。停服泼尼松 1 周，病情无明显变化，每日咳吐白痰4～5口，不咳嗽，剧烈活动（连续上三楼、快速行走）后出现气短，可正常生活。继续调补肺肾，益气化痰治疗。

【评析】 肺间质纤维化属难治病，临床治疗难度极大，病情呈进行性加重。西医以糖皮质激素、免疫抑制剂等作为主要的治疗药物，亦不免病情加重，患者常合并感染及出现呼吸衰竭，预后不良。临床以气阴两虚、肺肾亏虚之证多见，因难治不愈久病入络，又可见气滞血瘀之实证。晁恩祥教授结合临证心得，总结出了养阴益气、补肾纳气，兼以活血化瘀的治疗大法，取得了一定的临床疗效。本案例患者曾有慢性阻塞性肺疾病病史，明确肺间质纤维化诊断后抗感染治疗不效，且进行性加重，予激素治疗稍好转，但生活质量极差。因恐长期服用激素导致并发症，慕名求治，要求中药治疗。依法调治，方中太子参、麦冬、五味子、黄精益气养阴，紫菀、杏仁、紫苏子、紫苏叶、地龙降气平喘，橘红、黄芩、鱼腥草化痰清热，丹参、川芎活血化瘀，淫羊藿、菟丝子、山茱萸、枸杞子、女贞子等补肾纳气，疗效显著。需要注意的是，本病为慢性虚损性疾患，进展控制不易，治疗难度大，疗程长，需要与患者及其家属沟通交流，鼓励患者坚持配合中药治疗，避免操之过急。注意预防感冒，在逐渐好转的基础上，配合适度的锻炼，改善肺功能，从而达到减轻临床症状，提高生活质量，有效防止病情进一步发展的目的。

按：此患者患慢性支气管炎60年，可谓痼疾缠身，反复发作的肺经、肺脏病变致使肺的生理功能改变。肺肾两虚、痰阻气滞是慢行支气管炎的两大病理表现。新有外感六淫之邪的侵袭，邪气客肺，肺失清肃。新感与痼疾内外结合，共同致病，临床表现为外邪未解，实证还在，但同时又存在明显的虚象。晁恩祥教授针对如此虚实夹杂的情况，顺应肺的生理功能，提出了调补肺肾的观点。调补不仅补益肺肾，同时还要注意宣肺与敛肺相结合，升发与肃降相结合，化痰与养阴相结合，益气与活血相结合。此法不仅可提高补益肺肾的功效，同时可清肃肺气，不留外邪。

［2］姚乃礼，王思成，徐春波．当代名老中医典型医案集［M］．北京：人民卫生出版社，2014.

医案二

陶某，男，60岁。

初诊： 2006年3月21日。主诉：间断咳嗽6年，加重伴气短2年余。病史：间断咳嗽6年，2003年10月加重，至12月于某医院住院，被诊断为“间质性肺炎”，经治疗1个月后好转，后间断咳嗽，痰不多，上楼气短，未用激素，服中药及抗感染治疗。2005年4月201医院CT提示：慢性支气管炎合并肺炎，肺间质纤维化。2006年2月在当地CT检查提示：肺间质纤维化合并感染。现阵发干咳，咳吐白色黏痰，不易咯出，黏于咽部，上三楼即喘促，对冷空气、油烟敏感，言多咳嗽，咽干痒，易感冒，后背发凉，情绪波动亦咳嗽；纳可，眠可，二便调。舌脉：舌质黯红，舌苔白中后部厚腻，舌下络脉迂曲，脉沉细。查体：神疲，气短，双肺可闻及呼气末爆裂音。

诊断： 中医：肺痿；

西医：肺间质病变。

辨证： 肺肾气虚，气滞血瘀。

治法： 调理肺肾，降气活血。

处方：

紫菀 15g	杏仁 10g	炙枇杷叶 10g	炙麻黄 8g
紫苏子 10g	紫苏叶 10g	地龙 10g	蝉蜕 8g
五味子 10g	山茱萸 10g	麦冬 15g	沙参 15g
枸杞子 10g	巴戟天 10g	赤芍 10g	香附 10g

7剂，水煎服，每日1剂。

二诊： 服药7剂后，咳嗽减轻，每日午后2～3点仍感胸部憋闷，咳吐少量白痰，质黏难咯，咽干痒，登楼梯3层而喘息，气不接续。2006年3月22日我院肺功能检查示：小气道通气障碍。激发试验：阳性（抵抗上升开始时最小浓度为195μg/mL）。血气分析：pH 7.39，PO_2 85.6mmHg，PCO_2 44.7mmHg。胸闷因于胸中壅滞之气，致病之由，因于肝也。激发试验阳性提示同时伴有气道高反应性，故当疏风理肝，肺气自清。动则喘甚因肺肾气虚，咽干可知气阴双亏，故以金水相生之法调补。治以疏风宣肺、止咳利咽、育阴润肺。

处方：

紫菀 15g	杏仁 10g	炙枇杷叶 10g	炙麻黄 8g
紫苏子 10g	紫苏叶 10g	地龙 10g	蝉蜕 8g
五味子 10g	山茱萸 10g	麦冬 15g	沙参 15g
白芍 10g	巴戟天 10g	淫羊藿 10g	

上方调服 48 剂。

三诊：服 48 剂后，咳、痰、喘、气道敏感等症基本缓解，病情明显好转，复查激发试验阳性（抵抗上升开始时最小浓度为 1563μg/mL），较前明显改善。随访至今咳痰。喘憋均未再复发。

【评析】　肺痿之为病，既有外邪，又有内伤，权衡轻重后可祛邪扶正同时进行。本例患者临床表现的阵咳、咽痒、气道敏感等症状，具有典型的风邪为患的特点，检查气道高反应性阳性，因而宜疏风宣肺化与调补肺肾同施，疗效显著。同时，复查气道激发试验显示，中药疏风宣肺法确有明显改善气道高反应性的作用，为中医治肺痿提供了新的辨治思路。

[3] 姚乃礼，王思成，徐春波．当代名老中医典型医案集［M］．北京：人民卫生出版社，2014.

三、周平安医案

医案一

患者，男，57 岁。

初诊：2002 年 5 月 27 日。主诉：咳嗽气短 4 年。病史：咳嗽气短 4 年，动则加剧，西医诊断为肺间质纤维化，曾住院并使用激素强的松 30mg/d 治疗，数月后渐减至 5mg/d。刻下症见：乏力畏寒，咳喘有白色泡沫痰，平路行走约 30 米气短加重。舌脉：舌黯红，苔白，脉细滑。检查：肺部听诊可闻及爆裂音，手指呈杵状。

诊断：中医：咳嗽；

西医：肺间质纤维化。

辨证：气虚血瘀，肺络痹阻。

治法：益气活血，通络开痹。

处方：

生黄芪 30g	金银花 30g	当归 10g	旋覆花（包煎）10g
甘草 5g	茜草 10g	丹参 15g	车前子（包煎）15g
桑白皮 15g	太子参 30g	赤芍 15g	三七粉（冲服）3g

服7剂后症状明显改善，平路可行走约150米，激素减至2.5mg/d，无明显不适。二诊时前方去车前子加浙贝母10g，再进30剂，气喘渐平，偶有咳嗽，咳少量白痰，生活能自理并可从事轻体力活动。守上方继续治疗，病情平稳。

【评析】 周教授此用法乃效仿仲景《金匮要略》旋覆花汤祛瘀通络之意。是方由旋覆花、新绛、葱管3药组成。方中新绛一药，历代各家说法不一，周教授经考证，认为新绛即是茜草，善于活血祛瘀通络，与旋覆花合用，气血双调，理气活血兼能止血，祛瘀通络祛痰止咳。用于治疗如肺间质纤维化、心血管疾患证属气滞血瘀、经络不通，症见胸闷、气短、咳喘等症者，疗效满意。

［4］罗亚萍，原培谦，李东红．周平安教授临证应用旋覆花经验举隅［J］．中国中药杂志，2004，29（1）：94-95.

医案二

刘某，男，53岁。

主诉：咳喘呼吸困难，动则加重，反复发作6年。刻下症见：咳嗽、气短、痰多白黏、喘息，爬一层楼梯则喘甚。舌脉：舌黯红、苔白腻，脉细弦。检查：双下肺可闻及爆裂音，支气管镜下肺组织活检提示肺间质纤维化。高分辨CT示：两下肺网织样影，其内可见小片状密度增高影。

诊断：中医：喘证；

西医：特发性肺间质纤维化。

辨证：气虚血瘀，痰浊内盛，肺络痹阻。

治法：益气活血，化痰开痹。

处方：

生黄芪 30g	金银花 30g	当归 30g	葶苈子（包煎）15g
丹参 15g	天竺黄 15g	浙贝母 10g	旋覆花 10g（包煎）
茜草 10g	赤芍 15g	莱菔子 15g	三七粉（冲服）3g

上方服 7 剂后，患者咳嗽、气短有所减轻，痰量明显减少，仍喘息动则加重，舌黯红苔薄白，脉细弦，上方加枳壳 10g，郁金 10g 以增强行气活血之力，服 10 剂后，喘息、气短明显减轻，舌黯红苔薄，脉细弦，上方减葶苈子、莱菔子，加太子参 30g，服 10 剂后，患者喘息、气短再减，可快步行走并能爬五层楼，嘱其守方继服。

【评析】 "三两三"因方剂的分量而命名。"三两三"的组成，一般都是四味药，君臣佐使配伍严谨。在众多三两三方中，最常使用芪银冠名的三两三，其方药组成为：生黄芪 30g，金银花 30g，当归 30g，生甘草 10g。三两三如加减运用得当，在治疗疑难杂病中可获意想不到之效。肺部疾病，无论肺间质纤维化还是老年肺炎、肺源性心脏病患者，凡辨为瘀血痹阻肺络，均可给予芪银三两三以求益气活血化瘀通络，同时再根据辨证情况选用化痰药。方中生黄芪、金银花、当归、赤芍、茜草、三七粉通肺络活血化瘀，旋覆花、浙贝母、葶苈子、莱菔子、枳壳通络化痰，药后患者舌黯红，苔白，脉细弦。为痰湿已去，瘀血未清，加入枳壳、郁金，以助活血通肺络之力，在病情稳定好转之后，再加太子参，益气以助通络，患者症状得到明显改善。治疗肺间质纤维化，强调守方长期服用，通过扶助正气，逐渐改善患者肺功能，提高生存质量。

［5］杨效华，王玉光，李晓莉．周平安教授运用芪银三两三加减治疗疑难病经验介绍［J］．中国临床医生，2003，31（5）：57.

四、朱良春医案

医案一

张某，女，56 岁。

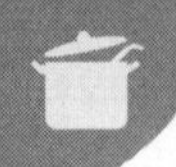

初诊：2003年7月21日。主诉：反复咳嗽1年余。病史：患者近1年来反复咳嗽，痰少，难咯出，胸闷，活动后气短。曾在某医院做肺部CT检查示：双中下肺背段见片状密度增高阴影（间质性肺炎）；肺功能测定：严重混合性通气功能障碍，低氧血症。曾先后用青霉素、先锋霉素、罗红霉素、左氧氟沙星、糖皮质激素、环磷酰胺、硫唑嘌呤等治疗均不见好转，目前仍以强的松（15mg/d）、肿节风及穿山甲等药物治疗。刻下症见：干咳、气短，面色少华，神疲，唇绀，口干，便溏，每日2～3次。舌脉：舌苔厚腻，脉细弦。

诊断：中医：咳嗽；

西医：间质性肺炎。

辨证：痰浊蕴肺，络脉瘀滞，肺失肃降。

治法：宣肺化痰，钻透剔邪，开瘀散结。

处方：

穿山龙40g　生黄芪30g　炒白术20g　蜂房10g

红花10g　炙款冬花15g　金荞麦30g　僵蚕10g

土鳖虫10g　甘草6g

14剂。

扶正蠲痹胶囊Ⅰ号，每次4丸，1日3次。

二诊：2003年8月4日。患者咳嗽痰白，活动后气短，大便溏烂，便次增多，胃纳不振，舌苔白腻，脉细小数，仍从痰瘀阻肺、肃降失司、中运不健论治。

处方：

穿山龙50g　金荞麦30g　藿香梗10g　杏仁15g

薏苡仁15g　红花10g　冬瓜子20g　炒苍术10g

白术10g　丹参15g　炒白芥子10g　蜂房12g

甘草4g

14剂。

三诊：2003年8月18日。夜间咳嗽较剧，动则气短，痰白，胃脘不适，有恶心及嘈杂感，二便正常，舌苔薄腻，脉细小数，为正虚痰恋肺胃之证，前法续进。

处方：

穿山龙 50g	金荞麦 30g	生黄芪 30g	桃仁 10g
红花 10g	蜂房 10g	徐长卿 15g	姜半夏 10g
胆南星 15g	穿山甲 10g	天竺子 15g	炒白芥子 15g
甘草 6g			

28 剂。

四诊：2003 年 9 月 22 日。患者低热已除，咳呛入暮为甚，痰咳出后较舒，胸闷较前略有改善，苔白腻，脉细弦。强的松减为 12.5mg/d。

处方：

穿山龙 50g	金荞麦 30g	姜半夏 10g	胆南星 15g
炮山甲 10g	僵蚕 10g	蜂房 10g	葶苈子（包煎）15g
桃仁 15g	红花 15g	甘草 6g	生白术 20g

30 剂。

五诊: 2003 年 10 月 28 日。咳嗽气喘、胸闷、口干等症逐渐好转，近来面部微浮，纳食尚可，舌质微红，伴有紫点，苔薄白腻，脉细弦。强的松减为 10mg/d。仍从痰瘀阻滞、肺失肃降论治。

处方：

穿山龙 40g	金荞麦 30g	丹参 15g	桃仁 10g
生黄芪 30g	三七粉 3g	蜂房 10g	炮山甲 8g
淫羊藿 15g	生地黄 15g	甘草 6g	熟地黄 15g

30 剂。

以后守法续进，共服药近百剂，康复。

【评析】 间质性肺炎属中医学“咳喘”“肺胀”等范畴，发病原因颇多，有外感病毒感染所致，也有因风湿免疫性疾病及呼吸系统疾病等所致，尤以后者间质性肺炎，一旦发生，很难完全缓解。根据其病程长、咳嗽反复发作、痰黏难咯或活动气短等临床特征，朱良春认为，咳嗽虽不止于肺，而不离于肺，总归于邪客于肺所致。尽管病情虚实夹杂，但始终从痰瘀论治。“咳嗽总有痰作祟”“久病必瘀”，痰浊恋肺，气机失调，瘀血阻络，肺络失和，痰瘀搏结，肺失清肃，故治疗上以肃肺祛痰、活血通络为主。朱良春用药特色有二：一是每方必用穿山龙。他认为，穿山龙既能化痰又能通络，既有肾上腺皮质激素样的作用，却无激素样的不良反应。配合鬼箭羽的活血化瘀，对咳痰、气短等症状能明显得到缓解。二是擅用虫类药。在治疗这类疾病的处方中，蝉蜕、僵蚕、水蛭、地龙以及全蝎、蜈蚣、蜂房、土鳖虫等使用的频率较多。他认为，这些药物既是祛邪药，又是具有一定增强体质的补药，其祛风化瘀、钻透剔邪、开瘀散结的作用，不仅能松弛气道，舒展肺络，改善循环，促进炎症的吸收，而且还含有蛋白质、微量元素等丰富的营养物质，起到了寓攻、寓补、攻补兼施的作用，非一般植物药物所能及。

［6］薛梅红．朱良春治疗间质性肺炎经验［J］．中医杂志，2006（7）：493.

医案二

曹某，女，68岁。

主诉：咳嗽气短2年余。病史：近2年来阵发性咳嗽，痰少，活动后气短，外院摄CT片示：间质性肺炎。手指、关节经常疼痛，轻度晨僵，稍肿，上海仁济医院查抗核抗体（ANA）阳性，ds-DNA阳性，抗SS-A阳性，抗SS-B阳性，口干不甚，二便正常，龋齿多年，眼干燥。舌脉：舌质红偏干，苔薄，根腻，脉细。

诊断：中医：咳嗽；

西医：干燥综合征，间质性肺炎。

辨证：气阴亏虚，痰瘀毒阻络。

治法：益气养阴，化痰活血，解毒通络。

处方：

穿山龙50g	枸杞子15g	川石斛15g	生熟地黄各15g
蜂房10g	土鳖虫10g	桃仁10g	红花10g
丹参20g	鬼箭羽30g	甘草6g	

14剂。

1个月后复诊，服上药后关节疼痛即行消失，因而自行停药至今，现咳嗽，痰黏难咯，活动后气喘，登二楼即作，口干，关节疼痛不著。舌苔薄微腻，脉小弦。前法既效，毋庸更章。

处方：

穿山龙 50g	枸杞子 15g	川石斛 20g	生熟地黄各 15g
蜂房 10g	桃仁 10g	红花 10g	丹参 15g
赤白芍各 15g	胆南星 8g	珠儿参 20g	鬼箭羽 30g
甘草 6g			

14剂。

2周后复诊，咳嗽稍减，痰黏难咳，活动后气急，口干，舌苔薄，脉小弦。上方加北沙参 20g，金荞麦 30g。14剂。

复诊，干咳，痰不多，口黏，醒后不易复睡，舌苔薄，脉弦。症情有所好转，继治之。

上方加刺五加 15g，甜杏仁 15g，14剂。

【评析】 间质性肺炎病因复杂，病毒感染、全身疾病累及肺部、药物等均可引起，也有很多不明原因，发病后病情非常复杂，预后欠佳。与中医的“肺痿”“肺痹”表现较类似。朱良春认为“肺痹”是肺被邪痹，痰瘀毒阻络，气血不通，其证属邪实为主，兼有本虚的病证；“肺痿”是因五藏气热，导致肺热叶焦，痿弱不用，气血不充，络虚不荣，并可能是间质性肺疾病的不同病理阶段。如《医述》“肺不病不咳……肾不病不咳嗽不喘”，肺痹、肺痿均与肺脾肾有密切关系。其病出于肺脏，病久及肾，肺为气之主，肾为气之根，肺脾肾亏虚、痰瘀毒阻络是发病的根本原因。朱良春在辨别气血阴阳亏虚的不同，应用常规扶正化瘀，活血解毒通络药物基础上，喜用加味定喘散、自拟培补肾阳汤加减，并常加用穿山龙、鬼箭羽二药。培补肾阳汤能温补肾阳、燮理阴阳，提高促肾上腺皮质激素、皮质酮水平，改善垂体—肾上腺皮质系统的兴奋性，增加内源性糖皮质激素的分泌，辨证配合应用止咳化痰、平喘活血、解毒通络药物，对间质性肺炎能达到抗炎、平喘、改善生活质量的作用。穿山龙与鬼箭羽是朱良春治疗风

湿免疫类疾病的二味主药，朱良春认为，穿山龙味甘苦、性微寒，能守能走，能补能通，刚性纯厚，力专功捷，具有祛风除湿、活血通络、清肺化痰的功效，是一味祛风湿的良药，并具有一定的补虚作用，一般用量亦大，以 30 ～ 60g 为宜。病情较重或症状改善不明显时，可酌情加量至 80g，长期应用临床未发现有明显不良反应。现代药理学研究也表明穿山龙具有糖皮质激素样作用，对自身免疫疾病具有良好的抑制免疫功效，具有调节免疫、改善心血管功能、抗炎镇痛、祛痰镇咳平喘、抗变态反应等多种药理作用，故应用范围较广，但不会引起激素相关的不良反应。将其应用于辨证的各型中，往往收到较好的疗效。临床也证明穿山龙对间质性肺炎的咳、痰、喘、炎有较好疗效。配合鬼箭羽活血化瘀之功，咳痰、气短等症状能明显得到缓解。两者又都有调节免疫功能之效，可扶正气，通血脉，解瘀毒。

［7］朱金凤．朱良春扶正通络法治疗肺系难治病经验及治疗支气管哮喘的临床研究［D］．南京：南京中医药大学，2015.

五、周仲瑛医案

患者，女，40 岁。

初诊： 2012 年 11 月 1 日。病史：患者原有多发性皮肌炎，因肺间质病变伴感染，住某医院 ICU 治疗，并见左下肢深静脉血栓，曾前往会诊 3 次，病情基本缓解，出院。目前行走活动后仍有气喘，吸气困难，偶有咳嗽，无痰，左上腹痛，查有慢性浅表性胃炎，夜晚烦热，掌心热，尿不黄，大便日行 3 ～ 4 次，先干后软。面黄少华。舌脉：苔淡黄薄腻，质黯淡，有齿痕。脉小弦滑。检查：出院时复查肺部 CT：两肺弥漫性肺泡渗出伴间质增厚；两肺下叶陈旧性病变，右上肺结节。呼吸短促，两下肺少量爆裂音。

诊断： 中医：肺痹；

西医：结缔组织相关间质性肺疾病。

辨证： 痰瘀阻肺，肺热内蕴，气阴两伤。

治法： 滋阴清热，化痰宣肺，通络化瘀。

处方：

南沙参 12g	北沙参 12g	麦冬 10g	太子参 15g
炒玉竹 10g	五味子 3g	知母 10g	炒黄芩 15g
鱼腥草 20g	冬凌草 20g	老鹳草 20g	炙桑白皮 15g
泽漆 20g	丹参 15g	桃仁 10g	葶苈子（包煎）15g
紫苏子 10g	金沸草 10g	法半夏 10g	陈皮 6g
厚朴花 5g	西洋参（另煎兑入）5g		

患者坚持上方加减治疗近 1 年，喘促较前明显改善，病情基本控制，但觉疲劳乏力，咳嗽不多，痰少，口干不欲饮，纳差，转从脾虚肺弱、气阴两伤论治。

处方：

南沙参 12g	北沙参 12g	麦冬 10g	太子参 15g
炒玉竹 10g	五味子 4g	鱼腥草 20g	老鹳草 15g
紫苏子 10g	紫苏梗 10g	潞党参 12g	焦白术 10g
茯苓 10g	炙甘草 3g	生黄芪 30g	羊乳 15g
平地木 20g	炙百部 15g	仙鹤草 15g	西洋参（另煎兑入） 5g
法半夏 10g	陈皮 6g	六神曲 10g	砂仁（后下）5g
桃仁 10g	杏仁 10g	穿山龙 30g	三七粉（吞服）4g
诃子 10g			

后随诊 1 年余，病情平稳，偶有行走时稍感气短。

【评析】 周仲瑛教授治疗疑难杂症主张治有主次、机圆法活、以平为期等策略。此病患的病机矛盾是肺肾气阴两伤，兼有痰瘀郁热为患。前期虚实兼顾，重在泄实通络，清肺化痰平喘，少佐沙参、麦冬等益气养阴，其中，老鹳草可谓治疗本病的奇兵，《纲目拾遗》载其“去风，疏经活血，健筋骨，通络脉；治损伤，痹症，麻木，皮风，浸酒常饮”，用在此处既活血通络，又兼顾多发性皮肌炎；随后病情控制则侧重补虚固本，在益气养阴、平调肺脾肾三脏的同时，少佐鱼腥草、桃仁、杏仁、平地木、三七粉等兼治痰瘀郁热。全程布局严谨，谨守病机，复法制方，多方兼顾。从本病案的诊疗中可以看出本病往往虚实夹杂，迁延难愈，需守法长治。

［8］孙明月，王志英，黄瑞欧．国医大师周仲瑛教授辨治间质性肺疾病经验初探［J］．中华中医药杂志，2017，32（11）：4949-4951.

六、许建中医案

医案一

杨某，女，71岁。

初诊：2005年11月16日。主诉：气短、喘憋、咳嗽2年余。病史：患者2年前无明显诱因出现气短、咳嗽，活动后加重，曾在多家医院就诊，诊断为肺间质纤维化、支气管扩张，曾服激素、环磷酰胺，效果不明显。3天前无明显诱因出现气短、咳嗽加重，活动后明显，但尚可平卧，干咳为主，有时咳少量白黏痰，声低懒言，纳差，眠可，口干，咽干，时有鼻出血，二便调。乳腺癌切除史30年。舌脉：舌黯红有瘀斑，苔薄白，脉沉细。检查：呼吸短促，两下肺少量爆裂音。

诊断：中医：肺痿；

西医：肺间质纤维化。

辨证：肺阴虚，热瘀阻肺。

治法：滋阴清热，通络化瘀。

处方：

生地黄 15g	玄参 12g	百合 12g	黄芩 12g
栀子 12g	麻黄 10g	杏仁 10g	生石膏（先煎）20g
地榆炭 15g	仙鹤草 12g	丹参 15g	川芎 12g
赤芍 12g	金银花 20g	连翘 15g	牛蒡子 15g
桑叶 15g	板蓝根 20g	鱼腥草 20g	三棱 12g
莪术 12g			

7剂，水煎服，每日1剂。嘱避风寒，注意保暖。

二诊：服上方7剂后，咳嗽、喘憋、气短稍有好转，但仍时有鼻出血，疾病日久伤气，加黄芪益气摄血；熟地黄、山茱萸滋补肝肾；并增加凉血止血药，余平喘化痰药稍有加减。

处方：

熟地黄 10g	山茱萸 12g	当归 15g	生黄芪 30g
射干 12g	白果 12g	百部 12g	紫菀 15g
款冬花 15g	川贝母 12g	大蓟 10g	小蓟 10g
地榆炭 15g	麻黄 10g	杏仁 12g	丹参 20g
赤芍 12g	板蓝根 20g	生地黄 10g	仙鹤草 15g

7剂，水煎服，每日1剂。

三诊：再服上方7剂后，鼻血止，喘憋、气短好转，咳嗽减轻，上方稍有加减，连服2月余，病情平稳，未再服西药。随访半年，病未复发。

【评析】 肺间质纤维化属中医肺痿、肺痹范畴，应随机辨证治疗。本例患者素体阴虚，表现为肺热伤阴之候，按肺痿辨证论治。方用生地黄、玄参、百合养肺阴，麻黄、杏仁、石膏清热宣肺；地榆炭、仙鹤草凉血衄；丹参、川芎、赤芍、三棱、莪术活血化瘀，瘀血不去则新血不生；金银花、连翘、牛蒡子、桑叶、板蓝根清肺热。全方共奏滋阴清热、通痹化瘀之功。

医案二

王某，男，52岁。

初诊：2006年5月3日。主诉：活动后喘息、干咳2年余，加重伴间断发热3周。病史：患者2年前无明显诱因出现活动后喘息，未予重视。2006年2月症状加重，就诊于某医院，临床诊断：间质性肺病、外源性过敏性肺炎、2型糖尿病，予泼尼松（25mg，每日2次）、可乐必妥、莫西沙星，症状好转后出院。现口服泼尼松15mg，每日2次。近3周来喘息加重，咳嗽，咳痰，胸闷气短，间断发热，体温最高达39℃。无吸烟史。刻下症见：活动后喘息，气促，不能平卧，咳嗽、咳痰，量少，色白，饮食可，二便调。舌脉：舌质红，苔黄，脉滑数。检查：X线胸片示双肺间质性纤维化合并感染。心脏向左扩大。血常规：白细胞 $5.28\times10^{9}/L$，中性粒细胞62.6%，血红蛋白153g/L，红细胞 $5.28\times10^{12}/L$。

诊断： 中医：肺痿；

西医：间质性肺病。

辨证： 气阴两虚。

治法： 益气养阴，活血化瘀。

处方：

黄芪 45g	三棱 10g	莪术 10g	熟地黄 30g
当归 15g	白芍 30g	甘草 10g	旋覆花（包煎）10g
牛膝 15g	杏仁 10g	桔梗 10g	枇杷叶 15g

7剂，水煎服，每日1剂。

患者无药物过敏史，遂加用阿奇霉素（0.25g，每日1次）、泼尼松（15mg，每日2次）。嘱避风寒，饮食有节。

复诊： 服药7剂后，咳嗽减轻，咳痰量增加，活动后气短好转，食欲欠佳；舌红，苔黄稍腻，脉小滑。继用前法。原方以生地黄易熟地黄，以防滋腻碍胃，加茯苓健脾化湿，紫苏子化痰。继服14剂，泼尼松减量至10mg，每日2次。

继续复诊，患者症状缓解，继以泼尼松每日5mg维持治疗。随访2个月，病情无反复。

【评析】 肺间质纤维化属肺痿或肺痹范畴。本例在通痹活血的同时，应注意肺间质纤维化患者往往兼有气阴两虚证候，治疗时应当兼顾。益气通痹汤以黄芪配熟地黄益气养阴，熟地黄配牛膝滋补肝肾；三棱、莪术、当归、白芍活血通络；杏仁、桔梗、枇杷叶化痰止咳；旋覆花降逆化痰。全方共奏益气养阴、活血化瘀之功。

［9］姚乃礼，王思成，徐春波．当代名老中医典型医案集［M］．北京：人民卫生出版社，2014.

七、梁贻俊医案

金某，男，11岁。

初诊： 1995年10月18日。主诉：喘憋、咳嗽2个月。病史：患者2个月前因受风寒引起发热，服用感冒通及扑热息痛后发热即退。但 2 天后患者突发喘憋，呈阵发性加重，伴有口周及指（趾）端青紫，活动后加重，在某医院住院 7 天，未能确诊，2 周后患者仍以喘憋干咳、疲乏无力、夜汗多、食欲差在沈阳某医院住院治疗。查体：呼吸 32 次 / 分，心率 156 次 / 分，双侧扁桃体肿大Ⅱ度，双肺呼吸音弱，肺动脉瓣区第二心音亢进，鼻扇，三凹征（+）。X 线胸片检查：双肺点片状阴影，以右肺中下野为著。心电图为窦性心动过速。血红蛋白 186g / L，白细胞 16.4×10^{9}/L，红细胞 5.59×10^{12}/L 。胸部 CT：双肺组织纤维化。临床诊断为双肺组织纤维化、急性呼吸衰竭。经过吸氧，静脉滴注红霉素、氢化可的松等抢救治疗，症状好转，激素改为口服强的松 40mg，每日 1 次。患者 10 月初来京在某医院就诊，诊断为“肺间质纤维化”，建议住院治疗，患者未住院而求治中医。刻下症见：喘憋气促，咳嗽少痰，疲乏无力，夜汗多，消瘦，二便可，尚服强的松 25mg/d。舌脉：舌质黯，津多，脉弦滑数。检查：呼吸短促，32 次 / 分，心率 156 次 / 分。

诊断：中医：喘证；

西医：肺间质纤维化。

辨证：肺肾两虚，虚实相兼，痰瘀阻于肺络。

治法：补肺益肾，养血活血，清泄肺浊，宣通肺络。

处方：

北沙参 10g　杏仁 10g　橘络 15g　桑白皮 10g

地骨皮 10g　当归 10g　生地黄 10g　川芎 10g

赤芍 15g　丹参 15g　麦冬 10g　五味子 10g

紫苏梗 10g　细辛 3g　西洋参 3g（分冲），另蛤蚧一对，去头足连体压粉，分 7 天服，每日 2 次。

以上方加减，服药 20 剂，患者病情好转，喘促减轻。又服 35 剂，喘促减轻，体力好转，活动量增加，又服 20 剂，此时增加活血药量，改丹参 35g、赤芍 30g，继服 5 个月，约 300 剂药，患儿可以背大书包上四楼而不喘，又坚持服药 5 个月。正值东北冬季，家中室温 18℃，室外 −20℃，同班同学 70% 咳嗽感

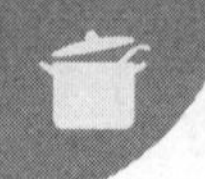

冒，但患者却未感冒，未被传染。患者共服用汤药1年余，1997年7月追踪复查，患儿身高已1.78米，可以打球、踢足球、负重骑车，学习成绩优秀。复查CT较前显著好转。

【评析】 患儿所患“双肺间质纤维化”，临床上治疗很棘手，其根治的办法为“肺移植”，但存在经济上、供体及自身免疫等问题。中医学无此证名、根据其临床表现可以归属于“喘证”范畴。其临床表现为气促、气急(呼吸32次/分)，喝喝息数(脉率达156次/分)，张口抬肩(身背氧气袋就诊)，此为喘证非哮病。喘分虚实,实喘为邪气实也,虚喘为元气虚,根据此患儿临床症状系虚实相兼之喘证。

病初突发于外感发热有外邪，继则喘憋阵阵加重，口唇指甲青紫，呼吸达32次/分，脉率达156次/分，为痰瘀阻肺，肺失宣降，心气阴两虚，肾不纳气所致。来中医就诊时，实象未衰，因病已2月，虚象已露，声低气短，其气若断，动则加剧，气促似喘，此因痰瘀阻肺，未得清除，致肺气不降，气阻于上，久之心气阴两虚，肾气虚于下而不能纳气，呼吸不能相顺接，致使病势日渐发展而成危候。中医本“呼出心与肺，吸入肾与肝”的生理功能，当以心、肺、肾论治，补气阴，泻肺浊，清心之虚热，益精补气定喘。方选生脉散、泻白散、四物汤、人参蛤蚧汤加减，以达到益气阴、泻肺热、养心血、活血补肾纳气的功效，而获殊效。

[10] 雷绍锋.梁贻俊临床经验辑要[M].北京：中国医药科技出版社，2001.

八、张云如医案

李某，女，80岁。

初诊： 2001年12月16日。主诉：间断性发热、咳喘、胸痛、胸闷半年。病史：患者半年来常间断性发热，体温达38～39℃，咳嗽，咳喘，痰白黏，易咳出，夜间及清晨较剧，伴胸痛、胸闷及胸部紧缩感，并有逐渐加重的呼吸困难，稍活动则更甚，神疲乏力，体重明显减轻，纳呆，大便溏，每日2～3行，能平卧，下肢不肿，X线胸片示弥漫性肺间质纤维化。心电图示T波低平。每次发热均需静脉滴注多种抗生素，始能退热，但退热后咳喘非但无明显好转，且有逐渐加重之势。既往体健，无慢性咳嗽史及肺结核史。刻下症见：患者咳喘，动则加重，胸闷，胸痛，痰白黏，易咳出，纳呆，进食后胃脘胀痛，仍时有发热，神疲乏力，在家中走动亦感困难，大便溏。舌脉：舌质紫黯，有瘀斑，舌体胖，舌薄黄微腻，脉弦细。检查：口唇发绀，脉搏 96 次 / 分，血压 120/70mmHg，咽微红，心律齐，心率 96 次 / 分，无杂音，双肺呼吸音粗糙，中、下肺部可闻及湿性啰音，偶可闻及干鸣音，下肢不肿。

诊断：中医：喘证；

西医：弥漫性肺间质纤维化。

辨证：肺脾气阴两虚，瘀血阻络。

治法：镇咳平喘，清热化痰，补益脾肺，活血化瘀。

处方：射干麻黄汤合四君子汤加减。

炙麻黄 6g	射干 9g	川贝母 12g	生黄芪 20g
鱼腥草 15g	白前 10g	天竺黄 12g	炒白术 10g
生甘草 6g	紫苏梗 9g	生山楂 12g	旋覆花（包煎）9g
炒鸡内金 12g	百部 15g	太子参 20g	白花蛇舌草 15g

14 剂，水煎服，每日 1 剂。

二诊：12 月 30 日。患者两周未发热，亦未用抗生素，口渴，咽痒，仍有胸闷，咳喘，痰不多，纳呆，大便日 2 行，成形，神疲乏力，气短，夜寐尚可，舌紫黯，体胖，苔薄黄微腻，脉弦细。脉搏 86 次 / 分，咽微红，咽后壁有淋巴滤泡增生，肺部呼吸音粗糙，双后下量肺可闻及湿性啰音，但较前明显减少。患者痰已减少，现以脾肺气阴两虚为主，故治以补益脾肺为主，佐以清热化痰止咳，兼以活血。方用百合固金汤合四君子汤加减。

处方：

百合 30g	百部 15g	川贝母 12g	赤白芍各 15g
生甘草 6g	蝉蜕 9g	僵蚕 9g	玄参 12g
桔梗 9g	天竺黄 12g	紫菀 9g	焦三仙各 10g

石斛 12g　　丹参 30g　　炒鸡内金 12g　　生黄芪 20g
太子参 20g　　五味子 9g

40 剂，水煎服，每日 1 剂。

三诊： 2002 年 2 月 10 日。患者干咳，咽痒，痰不多，咳喘减轻，仍动则气喘，纳食改善，大便溏，日 2 行，腹部发凉，精神、体力较前明显好转，舌质黯，有瘀斑，舌体胖，苔薄白微腻，脉弦细。脉搏 80 次 / 分，双下肺有湿性啰音。以四君子汤合理中丸加减。

处方：

生黄芪 30g　　党参 15g　　炒白术 10g　　薏苡仁 20g
补骨脂 12g　　诃子 6g　　川贝母 12g　　紫菀 10g
锦灯笼 9g　　桔梗 9g　　鱼腥草 15g　　薄荷（后下）6g
石斛 15g　　炒鸡内金 12g　　丹参 30g　　焦三仙各 10g
红花 10g　　冬虫夏草 3g

40 剂，水煎服，每日 1 剂。

四诊： 2002 年 3 月 22 日。患者咳喘减轻，痰不多，色白，纳食增加，精神、体力明显好转，能在家中进行日常活动，夜寐可，大便日 2 行，仍不成形，腹凉，舌质黯，有瘀斑，舌体胖，苔薄白，脉弦细。心率 68 次 / 分，肺部左腋下及后下有散在湿性啰音，右下肺无啰音，下肢不肿。仍宗上法。

处方：

炙黄芪 20g　　党参 15g　　炒白术 12g　　薏苡仁 30g
干姜 5g　　陈皮 10g　　莱菔子 10g　　泽兰 15g
浙贝母 12g　　紫菀 10g　　熟地黄 12g　　焦三仙各 10g
红花 10g　　山茱萸 12g　　冬虫夏草 3g

30 剂，隔日 1 剂。

五诊： 2002 年 5 月 25 日。患者数月已无发热，除晨起轻微咳嗽外，平时很少咳嗽，痰白黏，易咯出，已基本不喘，可下楼进行户外散步及从事家务劳动，大便日 2 行，成形，体重增加 3 公斤，精神、体力好，纳食增加，舌质黯，口唇无发绀，舌体胖，脉弦细。双后下肺有散在湿性啰音，但较前明显减少，血压16.0/8.0kPa（120/60mmHg）。以四君子汤合百合固金汤加减。

处方：

炙黄芪 20g	党参 15g	炒白术 10g	补骨脂 12g
炙枇杷叶 12g	浙贝母 12g	陈皮 10g	五味子 9g
红花 10g	泽兰 15g	百合 30g	丹参 15g
熟地黄 15g	山茱萸 12g	冬虫夏草 3g	

30 剂，水煎服，3 日 1 剂。

【评析】 弥漫性肺间质纤维化是内科难治性疾病之一。现代医学主要应用大剂量糖皮质激素，合并感染时加用抗生素治疗，无其他特殊有效疗法，预后差。本案患者年龄大，体质差并经常发热，乃本虚标实，虚实夹杂之证，除镇咳平喘，清热化痰外，始终以健脾益肺贯穿整个疗程，虽然未用抗生素治疗，但数月一直未发热，除咳喘好转外，肺脾肾虚证亦得以改善。

[11] 高荣林，姜在旸. 中国中医科学院广安门医院·专家医案精选[M]. 北京：金盾出版社，2005.

九、曹世宏医案

沈某，女，35 岁。

病史：患者 1999 年 4 月因肺部感染在某医院接受抗炎治疗，疗效不明显，后查出纯蛋白衍化物（+++），红细胞沉降率 28mm/h，诊为“结核性胸膜炎”，予异烟肼、利福平、吡嗪酰胺三联抗结核治疗，然患者心悸、胸闷症状不缓解，且逐渐出现呼吸困难，口唇紫绀，左下肢紫肿。1999 年 9 月在某医院做胸部 X 片示：两肺纹理增多，心影增大，右心缘饱满，心腰膨隆，右肺动脉增宽。CT 片示左下肺纤维化。10 月在南京市胸科医院经纤维支气管镜检及肺活检确诊为肺纤维化，予强的松每天 60mg 治疗。2000 年 2 月至曹教授处就诊时，患者动则喘促，伴泛恶呕吐，口唇紫绀，左下肢水肿，库欣现象明显。强的松用量每日 5mg。舌脉：舌黯红，苔薄黄，脉细。检查：双肺听诊未闻及明显干湿性啰音。

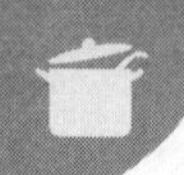

诊断：中医：肺痿；

西医：肺纤维化。

治法：益气养阴，活血利水。

处方：

太子参 15g	百合 10g	苍术 10g	白术 10g
桑白皮 12g	茯苓 30g	紫苏梗 10g	紫苏子 10g
杏仁 10g	枳壳 10g	郁金 10g	泽兰 12g
泽泻 12g	丹参 15g	山药 10g	焦山楂 15g
六神曲 15g			

药后患者自感咳喘及脘胀均有减轻，此后随证加减，患者渐感精神健旺，咳喘不明显，已可适当从事家务劳动，并骑车外出，可一次爬上四楼，活动量大为增加，口唇紫绀及左下肢紫肿已不明显。强的松减量为隔日 5mg，X 线胸片及 CT 片复查较前明显改善，右肺动脉增宽已不明显。

【评析】 针对肺痿气阴不足兼见的复杂病机，曹教授主张滋阴清热、健脾温肺为治疗大法。滋阴生津以润其枯；温肺益气，以摄涎沫。方中多用太子参、黄芪、百合、生地黄、玉竹、麦冬、五味子等。现代药理学研究证明此类药有增强垂体—肾上腺功能的作用，提高 T 淋巴细胞在体液中的含量，促进健康人淋巴细胞的转化，参与细胞免疫，具有“类激素”样作用。太子参、黄芪、玉竹等还可降低中性粒细胞活性，抑制其释放毒素，以减少对肺间质细胞内胶原和基底膜的破坏。曹教授在方中还注重运用健脾药物，如苍术、白术、山药、茯苓等。因脾胃为后天之本、肺金之母，培土有助于生金。临床肺间质纤维化患者病至后期影响右心功能时往往出现胃肠道瘀血表现，如腹胀、便溏、不思饮食等，此时在健脾基础上尚可伍入枳壳、焦楂曲等理气助运。肺痿患者肺阴亏耗，虚火内炽，热灼津液成痰，可见咳吐浊唾黏痰；肺虚气滞，肺失肃降可见气逆咳喘，曹教授常加用海蛤壳、杏仁、紫苏子以化痰降气平喘；病至后期，阴伤及阳，肺气虚寒气不化津，可见咳吐清稀涎沫；肾虚不能纳气，可见气短，则酌加苍术、白术、桂枝、淫羊藿、紫石英等以温化痰饮，补肾纳气。临床肺间质纤维化患者常易伴发各种肺部感染，因此曹教授方中还多伍入清肺化痰之品，如桑白皮、杏仁、葶苈子、凌霄花、漏芦等。此类药物可以稀释痰液，利于痰液排出，并可恢复受创的纤毛上皮功能，缓解支气管痉挛，改善肺泡通气。

瘀血不仅是肺痿的病理产物，反过来又将进一步加重肺痿，因此活血化瘀药的使用是非常重要的。曹教授在方中多用丹参、川芎、当归、凌霄花、郁金、泽兰、赤芍等活血之品，并常伍入枳壳、紫苏梗、桂枝等理气温阳之品以助血行。现代研究表明活血化瘀药可改善微循环，破坏致敏细胞的酶激化系统，抑制过敏介质的释放，从而可缓解支气管痉挛，促进炎症吸收，减少巨噬细胞释放纤维连接蛋白，保证肺泡细胞与组织间血液的气体交换，改善临床缺氧状态，缓解呼吸困难症状，延缓或阻断肺纤维化进程。

曹教授在方中常伍入少量利水之品，如防己、泽泻、连皮茯苓等。因肺痿患者在病变过程中常出现水饮这一病理产物，尤其在后期肺气虚冷阶段常可因阳气不足、不能温化水湿而致水邪泛溢出现水肿。这与临床肺间质纤维化后期影响右心功能时出现下肢水肿是一致的。中药利水药不仅可以减轻患者下肢水肿，有助于降低患者肺动脉高压，而且不致发生电解质紊乱。

[12] 智屹惠. 曹世宏教授论治肺间质纤维化 [J]. 南京中医药大学学报（自然科学版），2001，17（3）：185-186.

十、吴立文医案

李某，女，退休工人。

初诊：2003 年 8 月 1 日。病史：3 个月前，患者无明显诱因而咳嗽加重，咳吐黄痰，胸闷，气短而喘。某医院诊为肺部感染，给以抗生素治疗半月而缓解。至 6 月上旬又出现上述症状，6 月 17 日 X 线胸片示：两肺下部呈条索状改变，双肺纹理增重，上部局限性肺气肿，某医院诊为肺间质纤维化，又行抗生素治疗半月稍有缓解。现仍咳嗽，喘而气短，胸闷憋气，全身乏力，时感恶心欲吐。舌脉：舌质黯红，苔薄黄，脉细无力。检查：双肺听诊呼吸音减弱，B 超示脂肪肝，血压 130/80mmHg。

诊断： 中医：喘证；

西医：肺间质纤维化。

辨证： 气阴两虚，痰瘀阻肺。

治法： 益气养阴，化痰行瘀。

处方：

太子参 15g	沙参 15g	麦冬 15g	玉竹 15g
白扁豆 15g	山药 12g	郁金 15g	桃仁 10g
浙贝母 10g	枳壳 6g	鸡内金 10g	焦三仙各 15g
炙甘草 6g	制枇杷叶 6g		

3 剂。

复诊： 2003 年 8 月 4 日。药后食纳好转，已不恶心呕吐，咳嗽有所减轻，仍胸闷、喘而气短，乏力，上楼尤为明显，舌脉同上。上方减制枇杷叶，焦三仙减为各 10g，加生黄芪、丹参各 20g，继进 4 剂。以上方调治，咳嗽、气喘逐渐减轻，食纳正常，饭后有时腹胀。至 8 月中旬，已不咳嗽，仅上楼时轻微气喘，平时无明显感觉，遂带药回原籍继续巩固调治。

【评析】 在临证应用化痰活血法时，吴立文重视以下方面的结合。①化痰活血与宣降肺气相结合。肺系久病，必然导致肺之功能失调，肺气不宣，肺气不降，并出现相关症状，或以咳嗽为主症，或以气喘为主症，故应结合宣降肺气，以利于改善临床症状。②化痰活血与扶正补虚相结合。肺系病久，多为虚实兼夹为患，正虚是其病变的重要方面。肺之虚证或气虚，或阴虚，或气阴两虚，故应结合益气、养阴之法治疗。益气多选用党参、太子参、黄芪等；阴虚多选用沙参、麦冬、百合等；气阴两虚多用山药、玉竹。临证应详辨虚实之主次，补通并行，或补而兼通，或通而兼补，合理调整扶正补虚与化痰活血的关系。③化痰活血与整体调治相结合。肺系疑难病常与其他脏腑病变相联系，如心、脾、肾、大肠等，应注意从整体观念出发，处理好局部与整体的辨证关系，综合舌象、脉象及具体症状，在运用化痰活血法的同时，注重整体调理。咽、喉、鼻为肺之门户，临床应特别注意这些部位的病变对肺系疑难病变的影响，尤其是外邪侵袭常加重或引发痼疾。若出现咽痒、咽红、咽痛、鼻塞等，应及时配合治疗，以防加重原有病变。吴立文认为，“腑气不通则肺气壅”，对肺系疑难病变，必了解大便情况，凡大便不通畅者，需依据病情用药，使腑气通畅，有利于改善喘咳等，临床屡试屡应。

[13]韩红帼.吴立文从痰瘀论治肺部疑难病经验[J].中国中医药信息杂志，2005，12（5）：75-76.

十一、王庆其医案

杨某，女，89岁。

初诊：2015年12月14日。主诉：反复咳嗽、咳痰8年余，加重伴发热2天。病史：患者于8年前每遇季节交替便开始出现咳嗽、咳痰，有时伴有发热、气急等症状，查胸部CT平扫示：间质性肺炎、肺气肿、肺大疱。肺功能检查示通气功能障碍。多次入住我院，行对症治疗。此次因2日前不慎受凉后出现咳嗽、咳痰加重，痰色白，量少，难以咳出，伴有发热，体温38.8℃，自行服用安乃近后症情无明显缓解。为求进一步治疗而收入院。患者偶有心悸气急，夜间能平卧，无呕吐咯血，无腹痛腹泻。入院时体温39℃，查血常规：白细胞计数14×10^9/L，中性粒细胞89%。C反应蛋白123mg/L。肝肾功能、电解质均正常。心电图：窦性心律，P-R间期极限。胸部CT平扫：间质性改变。先予对症治疗2周后，12月28日复查血常规：白细胞计数7.0×10^9/L，中性粒细胞60%。C反应蛋白4.59mg/L。既往有冠心病10余年，症情控制可。刻下症见：神清，体温平，咳嗽、咳痰较前减轻，痰少色白，难以咳出，活动后有气急，口干明显、午后潮热，胃纳可，小便畅，大便秘结，夜寐欠安。舌脉：舌红、苔少，脉细涩。查体：两下肺散在湿性啰音，其余体格检查无明显异常。

诊断：中医：喘证；

西医：间质性肺炎，肺气肿，冠状动脉粥样硬化性心脏病。

辨证：肺肾阴虚，痰瘀互结，痹阻肺络。

治法：滋肾润肺，化痰散瘀。

处方：

熟地黄 12g	生地黄 12g	山茱萸 12g	北沙参 12g
麦冬 12g	五味子 12g	龟甲 12g	生龙骨（先煎）30g
煨诃子 12g	炙紫苏子 12g	黄芩 12g	生牡蛎（先煎）30g
浙贝母 9g	鱼腥草 20g	水蛭 6g	酸枣仁 15g

14 剂。每日 1 剂，水煎服。

另予：西洋参 20g，蛤蚧 2 对，河车粉 50g，水蛭粉 30g，研磨入胶囊，于缓解期服用，每次 2～3g，每天 2 次，温水送服。

【评析】 该患者退休前为纺织工人，工作中长期接触棉絮、尘灰，久而久之，肺部炎症进展，形成间质性肺炎。临床表现为活动后呼吸困难，咳嗽、咳痰的主要原因是合并肺部感染，肺功能检查提示通气功能障碍；X 线胸片提示两肺弥漫性阴影。中医学上无“间质性肺炎”病名，但根据间质性肺炎出现活动后呼吸困难的表现来看，可归属于“喘证”范畴。

喘证可分为实喘和虚喘：实喘治肺，虚喘治肾。间质性肺炎导致的喘则往往表现为虚中夹实，以虚为主。患者常常在不发作时出现“动则气喘，少气不足以息”的症状，而无明显咳嗽、咳痰，此乃虚喘。如病程迁延，患者从肺虚发展为肾虚，导致肾不纳气，可表现为动则气喘、头晕耳鸣、腰膝酸软等，如肾阳虚明显，则为畏寒怕冷、眩晕肢凉等，如肾阴虚明显，则为口干舌燥、便秘、舌红、五心烦热等。故总体上本病稳定期应重点治肾，就此患者而言，有口干明显、午后潮热、大便秘结的症状，辨证属肺肾阴虚，重点应当滋养肺肾之阴。

治肺化痰行瘀，治肾补肾纳气：此患者入院之初属间质性肺炎急性期，表现为既有动则喘促的肾虚之证，又有发热咳嗽咳痰的肺实之候，为“肺中有邪，肾中有虚”。本着急则治其标的原则，入院之初肺中有邪时应着重化痰止咳。中医治疗咳痰可归纳为两条主线，一曰制源，即减少痰液的生成。可用健脾，亦可用清肺，此乃“脾为生痰之源，肺为贮痰之器”之谓也；二曰畅流，即使痰液排出通畅。“治咳先治痰，治痰先理气”，故有形之痰由无形之气推动而排出。另外应使痰液液化便于畅流。

间质性肺炎不同于一般性肺炎，首先体现在病理特点的不同，间质性肺炎发展至后期病情顽固的阶段时，往往表现为通气功能的障碍、肺组织的纤维化和伴有部分肺实质的肉芽肿，严重者伴发肺血管性病变。这些可归为中医学上的“积”病，治疗应软坚散结，可用石见穿、菝葜、羊蹄、石上柏、藤梨根，也可用生牡蛎、青礞石、海蛤壳等。另外，间质性肺病晚期并发肺脏组织纤维化、肺实质肉芽肿、肺源性心脏病等都是属于瘀血痹阻为病。因为通气功能障碍可理解为气滞，气行不畅，血运无力，导致血瘀，治疗应活血化瘀，也可适当加用虫类药以改善患者机体瘀滞状态。间质性肺炎的治疗应做到安和五脏，培养肺气：临床上间质性肺病缺少彻底根除的方法，治疗上切忌见肺治肺，应安和五脏，以培养肺气。安和五脏的目的就是防止复发，结合辨证灵活地施以治肾、健脾、治心、治肝等方法。临床上可以在冬病夏治期间将生晒参、蛤蚧、冬虫夏草、水蛭等磨成粉，装入胶囊服用，以整体调理扶助人体正气，增强机体抗病能力。

王庆其教授用药经验如下。

（1）缓解期补肾纳气。针对间质性肺炎缓解期动则气急等肾气不足的征象，治疗上可着重滋养肾气、以助摄纳，分为温肾阳纳气与滋肾阴纳气。温肾阳可用仙茅、淫羊藿、菟丝子、补骨脂等，纳气可用五味子、潼蒺藜、沉香等。沉香性温，临床多用沉香粉 1 ～ 2g，也可用沉香曲或沉香颗粒剂，每次 3 ～ 6g。滋肾阴可用熟地黄、山茱萸、制首乌等，纳气可用五味子、五倍子、潼蒺藜、煨诃子等，也可采用经典方七味都气丸滋肾阴兼纳气。该患者平素有忽冷忽热，并有发作性潮热，辨证当属肾阴不足为主，但治疗上可稍稍兼用温肾阳之法，以阳中求阴、阴中求阳。

（2）急性期清肺化痰。间质性肺炎急性期外邪正盛，咳嗽、咳痰明显，治疗上应先治咳痰标实之证。治咳先治痰，临床上化痰可分为两类：一类为清化痰热，表现为咳痰脓稠、色黄难咯，可用黄芩、瓜蒌皮、鱼腥草、竹茹、川贝母、海蛤壳、海浮石等，或者兼有高热者，可采用麻杏石甘汤，入肺胃两经，清热兼化痰，如无明显发热，则不宜用石膏；一类为温化寒痰，表现为痰液稀薄，色白量多，可采用干姜、半夏、陈皮、南星、白芥子等。此患者舌红、口干、便秘、

痰不易咳出，应属痰热较盛，治应清化痰热，可加用天花粉、石斛、芦根、北沙参等清热生津、化痰止咳。另外如海蛤壳、海浮石等，咸寒软坚散结化痰，并加用芦根、天花粉、瓜蒌皮等促进痰液化。也可用新鲜的生地黄、石斛、芦根（“三鲜汤”）治疗痰热黏稠不易咳出的病症。同时配合翻身、拍背、拔罐等措施促进痰液松动而排出。《素问·评热病论》中曰：“咳出青黄涕，其状如脓，大如弹丸，从口中若鼻中出，不出则伤肺，伤肺则死也。”即痰液的咳出有助于炎症的控制、疾病的康复。

（3）用络脉理论指导治疗。《灵枢·百病始生》云：“阳络伤则血外溢，血外溢则衄血……阴络伤则血内溢，血内溢则后血。”肺络则属于联络脏腑之阴络，久病入络，痰瘀交结而致肺脏产生纤维化、肉芽肿等肺络受阻的表现，故治疗上应重视“络脉以通为用”的原则。具体治法如下：①养荣通络，如当归、赤芍、川芎、鸡血藤、丹参等；②补气通络，如黄芪、党参、白术、茯苓、甘草等；③温经通络，如桂枝、细辛、姜黄等，“凡辛味者，能散，能横行”；④化痰通络，如半夏、陈皮、白芥子、竹茹等；⑤化瘀通络，如桃仁、红花、川芎、三棱、莪术、炮山甲等；⑥虫类通络，如蝉蜕、僵蚕、全蝎、蜈蚣、水蛭等。其中虫类又可分为祛风通络之虫类，有抗变态反应性炎症的作用，常用的祛风类虫类药有蜈蚣、地龙、僵蚕、全蝎、蝉蜕等，其走肝经、平肝木、入络搜风，且有祛风解痉作用。另一类为活血化瘀的虫类药物，如水蛭、土鳖虫、炮山甲等。对于顽固的间质性肺病，病机属痰瘀痹阻肺络者，不妨在辨证基础上加用虫类药物祛风化瘀、活血通络，可收到一定疗效。

本案所用方药以生地黄、熟地黄滋肾阴，五味子、山茱萸味酸入肝，纳于肾；北沙参、麦冬清养肺阴，龟甲、生龙骨、生牡蛎滋阴潜阳，煨诃子既可收敛不受肾摄之肺气，又可通利胸中瘀结之肺气。炙紫苏子理气宣肺，浙贝母、黄芩、鱼腥草清肺化痰，外清肺气宣发之道，内肃肺实痰壅之邪。水蛭一味“主逐恶血瘀血、破血瘕积聚”，针对久病入络、痰瘀互结，可改善疾病胶着难愈的状态。酸枣仁安神助眠。诸药合用，肺肾之阴虚得以滋养，痰热之余邪得以清化，瘀结之沉疴得以破解。另用胶囊方中西洋参、蛤蚧、紫河车滋阴填精、培元固本，水蛭破血逐瘀、搜剔肺络，可用于疾病康复期以提高抗病御病能力，达到既病防变、已病防传的目的。

[14]王庆其，于永惠，陈敏，等.间质性肺炎案——名老中医教学查房实录[J].浙江中医杂志，2016，51(3)：178-179.

十二、王会仍医案

倪某，女，33岁。

初诊：2011年9月28日。主诉：咳嗽、咳痰伴气急1月余。病史：患者于2011年8月22日诊断为皮肌炎并发间质性肺炎住院治疗，出院后予泼尼松片(40mg/d)维持治疗，但咳嗽气急症状迁延不愈，活动后明显，咳白痰，咳出不畅，伴乏力，关节酸痛，偶有胃脘不适。舌脉：舌偏红，苔厚腻，脉细。

诊断：中医：咳嗽；

西医：间质性肺炎；

皮肌炎。

辨证：肺阴亏虚，痰瘀互结。

治法：补肺润燥，化痰活血。

处方：

桑白皮12g	百合12g	红景天6g	甘草6g
地骨皮15g	鹿衔草15g	鼠曲草15g	生白芍15g
八月札15g	怀山药15g	穿山龙15g	太子参20g
浙贝母20g	虎杖根20g	三叶青20g	野荞麦根30g
黄芪30g	薏苡仁30g	杏仁10g	

14剂后，咳嗽、气急等症状好转，仍有咳痰、胃部不适及关节酸痛，原方加皂角刺9g、木瓜12g。其后随症加减，症状逐步好转，泼尼松片逐步减量，2012年8月4日查肺功能示肺容量、肺通气功能正常，CO弥散功能测定实测值/预计值百分比：弥散量(67.9%)减少、弥散率(61.6%)降低。继续予中药治疗，泼尼松片减至5mg/d，病情稳定。2013年5月8日复查肺功能示CO弥散功能

测定实测值/预计值百分比：弥散量（75.5%）减少、弥散率（71.6%）降低。较前好转。

【评析】 结缔组织病是一组以自身结缔组织损害为特点的自身免疫性疾病。结缔组织病有许多具体类型，均可并发间质性肺炎，称为结缔组织病相关间质性肺炎。中医药对本病的治疗具有一定的优势。王会仍行医近50年，融西贯中，长期从事呼吸疾病的临床诊治与科研，对治疗间质性肺炎积累了丰富经验，笔者有幸随师侍诊，兹将其辨证用药经验简介如下，供同道参考。

（1）病因病机：皮肌炎属于中医痿证范畴，多由筋脉失养、脉络瘀阻等因而成，王会仍认为其病因系致病因子粉尘，烟雾，真菌，毒性气体等从口鼻、皮毛而入，留滞肺内，损伤肺脏而致发病。这一观点突破古人“肺痿无实证”之说，进而提出本病属“本虚标实”“虚实错杂”之证。其病机乃致病因子侵入人体，损伤正气，正虚邪乘，痰瘀内生，郁久化热。加上长期使用激素和免疫抑制剂，机体御邪能力低下，易致外邪侵袭，从而形成本虚标实的局面。本虚为“气阴两虚”，标实为“燥热内结，痰瘀互阻”。初起病位在肺，日久累及脾肾，造成肺脾肾俱虚，肺失宣发肃降。故对本病的治疗应以“益气养阴，清热润燥，化痰活血”为主，且根据患者不同体质、不同病情程度而有所侧重。病变后期，由肺及脾及肾，因此，在治疗时健脾以旺生化之源，补肾以纳气平喘应属必需。

（2）用药特点：在用药方面，王会仍提出应注意以下几点。①宜清肺不宜燥肺。宜选知母、石膏、竹叶、桑叶、连翘、牛蒡子、鱼腥草、金银花、地骨皮、野荞麦等清肺热药，不宜选用或过用细辛、生姜、桂枝、藁本等辛温发散之品，以防伤阴损肺、耗气伤津。②宜甘寒不宜苦寒。苦寒之味易化燥伤阴，而肺为娇脏，喜润恶燥，加以肺痿患者本已肺失所养，更忌苦寒化燥之品。甘寒之品常用金银花、桑白皮、人参叶、鱼腥草、鼠曲草、老鹳草、地骨皮、芦根、天花粉、百合等，这些药物既有清热作用，又具有平喘化痰止咳作用。③宜滋阴不宜助阳。养阴药物，常用南沙参、北沙参、天冬、麦冬、五味子、知母、生地黄、怀山药、石斛、芦根、玉竹、百合、黄精等。④宜补气不宜破气。肺虚失于宣降，则咳嗽、气短；卫外不固则反复感受外邪，津液失于输布，则内聚为痰；宣肃失职，气机不畅，则内生瘀血，故肺气虚为本病最根本的病理基础。益气药，常用太子参、党参、黄芪、绞股蓝、茯苓、甘草等。⑤宜降气不宜升气。肺气上逆，而见咳嗽、气短不续，宜选降气之品，常用鼠曲草、老鹳草、广地龙、紫苏子、莱菔子、炙紫菀、前胡、代赭石等。

［15］张君，骆仙芳．王会仍治疗皮肌炎相关间质性肺炎经验［J］．浙江中医杂志，2013，48（11）：819.

第六章
肺结核

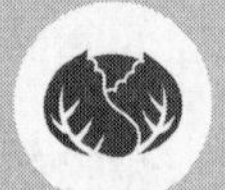

肺结核是一种由结核分枝杆菌引起的常见呼吸道传染病。典型肺结核起病缓慢，病程经过较长，有低热、乏力、食欲不振、咳嗽和少量咯血。但多数患者病灶轻微，常无明显症状，经X线健康检查始被发现；有些患者以突然咯血才被发现，但在病程中可追溯到轻微的毒性症状。

全球有1/3的患者曾受到结核分枝杆菌的感染。WHO估算2010年全球有850万～920万新增结核病例，有120万～150万死于结核病，结核病在传染病死亡中占第二位。根据中国疾控中心的调查结果，目前我国的结核病疫情呈现出6个特点：①感染人数多。目前全国约有5.5亿人感染过结核分枝杆菌，感染率达到44.5%，高于全球1/3的感染率水平。②患病人数多。全国现有活动性肺结核患者约450万，患病人数居世界第二位。③新发患者多。全国每年新发生肺结核患者约145万。2004年，全国法定报告的甲、乙类传染病中，肺结核的报告发病率位居首位。④死亡人数多。全国每年约有13万人死于结核病，是各种其他传染病和寄生虫病死亡人数总和的2倍。⑤农村患者多。全国约有80%的结核病患者集中在农村，而且主要在中西部地区。⑥耐药患者多。全国菌阳肺结核患者中耐药患者约占1/4，而据世界卫生组织调查，全球每年新发生的耐药结核患者中，有1/4在我国。通过加强结核病防治和落实现代结核病控制措施，近10余年来我国的结核病疫情呈下降趋势，但我国原发性结核病疫情比较严重，各地区差异大，结核病的防治仍任重而道远。

结核病的传播流行有三个缺一不可的条件，即传染源、传播途径和易感人群，而传染源是首要条件。①传染源。现代国际公认的传染源新概念：指有咳嗽、咳痰症状，痰涂片结核菌阳性的继发性结核患者，是结核病流行病学上真正的传染源。而其他原发结核，痰涂片阴性的肺结核患者都不是传染源。并认为咳嗽与传染性有密切关系，咳嗽次数越多，传染危险性越大。②传染途径。肺结核是通过空气—呼吸道传染的。主要有三条途径：飞沫传染、尘埃传染和接触传染。此外，结核病还有消化道传染、皮肤和黏膜接触传染等，均属少见。③易感人群。一般认为儿童及青少年容易感染肺结核。但近年来发现，发病年龄向老年推移。从我国结核病流行病学调查结果来看，肺结核病率曲线图中，高峰出现在≥ 60岁的老年人。婴幼儿细胞免疫系统不完善、老年人、HIV 感染者、免疫抑制剂使用者、慢性疾病患者等免疫力低下者，都是肺结核的易感人群。

结核病的病变取决于机体的抵抗力、入侵病菌的数量和毒力。结核菌侵入肺组织后，机体发生防御反应，首先是巨噬细胞大量分泌白介素 1 和白介素 6 和肿瘤坏死因子 α，使淋巴细胞和单核细胞聚集到结核分枝杆菌入侵部位，逐渐形成结核肉芽肿，限制结核分枝杆菌扩散和杀灭结核分枝杆菌。机体抵抗力强，入侵病菌少，毒力低，机体可抑制细菌的生长繁殖，直至将其消灭，使炎症完全消散；或病灶被纤维组织包围、吸收、形成硬结、钙化而获得痊愈。若机体抵抗力低，入侵病菌多、毒力强，又未及时治疗，致使细菌繁殖，炎症发展，成为干酪样坏死，这是结核病特征性的变化。若病变进一步发展，病灶液化，由支气管排出后形成空洞。空洞里的坏死干酪样物质又可通过支气管扩散到肺的其他部位。病灶也可在局部蔓延扩大，如破溃到淋巴—血管，则通过淋巴—血行播散，引起肺或肺外结核。结核病的基本病理变化为炎性渗出、增生和干酪样坏死。病理过程特点是破坏和修复同时进行，故上述三种病理变化多同时存在，也可以一种变化为主。

本病属中医学“肺痨”“痨瘵”“肺疳”等范畴。本病的病因是痨虫，病位在肺，病理性质为阴虚。病变过程中，可引起五脏亏损，尤以肺脾肾为重要。①痨虫传染。痨虫传染是形成本病的唯一因素。痨虫侵袭，腐蚀肺叶，出现咳嗽、咳痰、胸痛、气喘等，肺络受损并可见咯血。痨虫最易伤阴动热，可见潮热、盗汗等症状。②正气虚弱。正虚是患病的重要因素。凡先天禀赋薄弱，后天嗜

欲无度，忧思劳倦、大病久病失调等，耗伤正气，痨虫乘虚侵袭，伤人致病。正虚不仅是发病的关键，也是本病传变、转归、预后的决定性因素。在本病演变过程中，“阴虚者十之八九”，提示阴虚是本病的基本病机。本病初起主要表现出肺阴不足，若迁延不愈，可累计脾肾，兼及心肝，导致气阴两虚，甚则阴损及阳，终至阴阳两虚的严重局面。

本病全身症状表现为午后低热、乏力、食欲不振、体重减轻、盗汗等。当肺部病灶急剧进展播散时，可有高热，妇女可有月经失调或闭经。呼吸系统症状一般有咳嗽较轻，干咳或只有少量黏液痰。合并支气管结核表现为刺激性咳嗽。伴继发感染时，痰呈黏液性或脓性。约 1/3 的患者有不同程度的咯血。多数患者表现为少量咯血，少数为大咯血。当炎症波及壁层胸膜时，相应胸壁有刺痛，一般并不剧烈，随呼吸和咳嗽而加重。慢性重症肺结核时，呼吸功能受损，可出现渐进性呼吸困难，甚至紫绀。并发气胸或大量胸腔积液时，则有急骤出现的呼吸困难。

病变范围较小时，可没有任何体征。渗出性病变范围较大或干酪样坏死，可有肺实变体征，患侧呼吸音减弱，触诊震颤增强，叩诊呈浊音或过清音。听诊呈支气管肺泡呼吸音或细湿性啰音。较大的空洞病变听诊也可闻及支气管呼吸音，当有较大的纤维条索形成时，气管向患侧移位，患者胸廓塌陷，叩诊浊音，听诊呼吸音减弱并可闻及湿啰音。结核性胸膜炎时有胸腔积液体征：气管向健侧移位，患侧胸廓望诊饱满，触觉语颤减弱，叩诊实音，听诊呼吸音消失。支气管结核可有局限性哮鸣音。胸痛时可听到胸膜摩擦音（结核性胸膜炎）。少数患者可有类似风湿热样表现，称为结核性风湿症，多见于青年女性，常累及四肢大关节，受累关节附近可见结节性红斑或环形红斑，间歇出现。

实验室和其他辅助检查表现如下。①结核菌检查：痰中找到结核菌是确诊肺结核的主要依据。痰菌阳性说明病灶是开放性的。痰菌量较少可用集菌法。痰结核分枝杆菌培养法灵敏度高于涂片法，常作为肺结核的金标准，除了能了解结核菌有无生长繁殖能力外，还可做药物敏感试验和菌型鉴定。②影像学检查：胸部 X 线检查不但可早期发现肺结核，而且可对病灶部位、范围、性质、发展情况和治疗效果作出判断，对决定治疗方案很有帮助。胸部CT检查对于发现微小或隐蔽性病变、了解病变范围及组成、诊断是有帮助的。③结核菌素（简称结素）试验（OT试验）：直径小于5mm为阴性，直径5～9mm为弱阳性，直径10～19mm为阳性反应，20mm以上或局部发生水疱与坏死者为强阳性反应。纯蛋白衍化物（PPD）试验：用于临床诊断，硬结平均直径≥5mm为阳性反应。结核菌素试验不能区分是肺结核分枝杆菌的自然感染还是接种卡介苗的免疫反应。④纤维支气管镜检查：常用于支气管结核和淋巴结支气管瘘的诊断，支气管结核表现为黏膜充血、溃疡、糜烂、组织增生、形成瘢痕和支气管狭窄，可在病灶部位钳取活体组织进行病理学检查和结核分枝杆菌培养。对于肺内结核病灶，可以采集分泌物或冲洗液标本做病原体检测，也可以经支气管肺活检获取标本做病理检查。

根据WS 196-2001版结核分类标准，可将结核分为以下三种。①原发性肺结核，含原发综合征和淋巴结结核。②血行播散性肺结核，含急性血行播散性肺结核（急性粟粒型肺结核）及亚急性、慢性血行播散性肺结核。急性粟粒型肺结核起病急，持续高热，中毒症状严重，全身浅表淋巴结肿大，肝脾肿大，有时发现皮肤淡红色粟粒疹，可出现颈强直等脑膜刺激征，眼底检查约三分之一的患者可发现脉络膜结核结节。X线和CT检查可见肺纹理增重，在症状出现2周左右可发现由肺尖至肺底大小、密度和分布三均匀的粟粒状结节阴影，结节直径2mm左右。③继发性肺结核：含浸润性肺结核、空洞性肺结核、干酪样肺炎、结核球、结核性胸膜炎、其他肺外结核（如骨结核、肾结核及肠结核等）和菌阴肺结核等。

结核病的化学治疗原则是早期、规律、全程、适量、联合，主要作用是迅速杀死病灶中大量繁殖的结核分枝杆菌，使患者由传染性转为非传染性，减轻组织破坏，缩短治疗时间，可早日恢复功能。防止耐药菌产生，彻底杀灭结核病变中半静止和代谢缓慢的结核分枝杆菌，使完成规定疗程治疗后无复发或复发率很低。常用的抗结核药物有：异烟肼、利福平、吡嗪酰胺、乙胺丁醇、链霉素等。其他治疗包括对症治疗、糖皮质激素治疗和肺结核外科手术。

一、施今墨医案

医案一

张某，男，45 岁。

病史：咳嗽咯血，痰浓色绿，午后低热，心悸气短，睡眠盗汗，饮食无味。检查为Ⅱ期肺结核。已年过四旬，如能善加调摄，或可幸痊。

处方：

炙百部 5g	炙白前 5g	炙百合 10g	大小蓟炭各 10g
鲜地黄 10g	仙鹤草 10g	阿胶珠 12g	白薇 6g
糯稻根 10g	浮小麦 24g	佩兰叶 10g	谷芽 15g
西洋参 4.5g	焦远志 10g	化橘红 3g	海浮石（先煎）10g
苦桔梗 5g	玫瑰花 5g	代代花 5g	黛蛤散（包煎）10g
半夏曲 6g	枇杷叶 6g		

3 剂。

二诊：连服 3 剂，咯血已止，咳嗽亦减，午后热亦略降，饮食稍增，精神较好。

处方：

炙百部 5g	炙百合 10g	炙白前 5g	生鳖甲（先煎）15g
炙紫菀 5g	地骨皮 6g	白薇 6g	南北沙参各 6g
糯稻根 10g	鲜地黄 15g	白茅根 15g	川浙贝母各 6g
谷芽 15g	浮小麦 24g	鸡内金 10g	黛蛤散（包煎）10g
柏子仁 10g	焦远志 10g	半夏曲 6g	海浮石（先煎）10g
枇杷叶 6g	西洋参 5g	生龙牡各（先煎）10g	

三诊：热降，咳减，痰稀，汗止，均为佳象。拟用丸方除根。

处方：

冬虫夏草 15g	玉竹 15g	西瓜子仁 15g	生龙齿（先煎）15g
冬瓜子 15g	紫菀 15g	炒天冬 30g	生牡蛎（先煎）15g

燕菜根 15g	百部 15g	川贝母 30g	南北沙参各 30g
生鳖甲 30g	百合 30g	黛蛤散 30g	陈阿胶（烊化兑服）30g
海浮石 30g	白茅根 30g	西洋参 30g	焦远志 30g
真猴肝 30g	生地黄 30g	炒于术 30g	杏仁 30g
化橘红 15g	炙甘草 15g		

上药共研细末，炼蜜丸如小梧桐子大。每日早晚各服 10g，白开水送。

医案二

宋某，男，27 岁。

初诊：1952 年 7 月 17 日。主诉：咳嗽已半年，音哑近 4 个月。刻下症见：咳嗽不多，音哑喉痛，食欲不振，腹痛便溏，日渐消瘦。舌脉：舌苔白垢，脉象滑细。检查：天津市某医院检查为浸润性肺结核。

诊断：中医：肺痨；

西医：浸润性肺结核。

辨证：肺脾两虚。

治法：清肺健脾。

处方：

炙白前 5g	炙紫菀 5g	半夏曲 10g	炙百部 5g
化橘红 5g	枇杷叶 6g	炒杏仁 6g	野于术 5g
土杭芍 10g	焦薏苡仁 6g	紫川朴 5g	苦桔梗（生炒各半）6g
冬桑叶 6g	凤凰衣 6g	云苓 10g	粉甘草（生炙各半）3g

2 剂。

二诊：服药 2 剂，大便好转，日只 1 次，食欲渐增，咳嗽甚少，喉痛减轻，音哑如旧，仍遵前法治之。前方去桑叶，加南北沙参各 6g，炒苍术 6g，4 剂。

三诊：前方服 4 剂，大便已正常，食欲增强，精神甚好，咳嗽不多，音哑虽未见效，但觉喉间已不发紧。

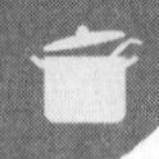

处方：

炙白前 5g	化橘红 5g	炙百部 5g	黛蛤散 6g
炒紫菀 5g	炒苍术 6g	云苓 10g	诃子（生煨各半）10g
杏仁 6g	炒白术 6g	紫川朴 5g	苦桔梗（生炒各半）6g
凤凰衣 5g	土杭芍 10g	马勃 5g	粉甘草（生炙各半）3g

4 剂。

四诊：前方服 4 剂，现症尚余音哑未见显效外，他症均消失，拟专用诃子亮音丸治之。

处方：

诃子（生煨各半）30g	苦桔梗（生炒各半）30g
粉甘草（生炙各半）30g	凤凰衣 15g

共研细面，冰糖 120g 熬化，兑入药粉制成糖球，含化服之。

【评析】 肺为娇脏，易寒易热，忌燥忌湿。以中医邪正发病理论分析，本病当以气阴不足为本虚，结核浸润是邪实。施今墨用药扶正以润养肺金、健脾培土为主，以强体质；且用疏肝解郁、益气养心药辅助，以悦情志。对结核病灶及相应症状，祛邪以清化痰热，止咳平嗽，收敛病灶，间用和血、止血、化瘀。对寒凉药，施今墨谨慎从事，云："咳嗽咯血治法甚多，但应注意非万不得已，切忌过用寒凉，以免瘀血凝聚。"

施今墨治疗本病，酌病证、病体而选药遣方，治标而不伤正，止血而不留瘀，化痰而不碍胃。尤重视饮食一端，故苦寒、滋腻药决不可多。此外，对声哑、腹泻、盗汗、低热、咳嗽、咯血等相关症状，均有针对性药物，兹列于此。润肺金：西洋参、玉竹、生地黄、天冬、沙参、百合。健脾胃：党参、茯苓、白术、甘草、陈皮、半夏（六君子汤）、西洋参、薏苡仁，有脘腹胀满时用苍术、厚朴。养心神：西洋参、远志、柏子仁，施今墨谓之"强心"。理肝气：柴胡、白芍、香附。增强体质：紫河车、冬虫夏草。收敛病灶：白及、三七、贝母、牡蛎。咯血：仙鹤草、大小蓟、白及、三七、阿胶。盗汗：糯稻根、浮小麦。咳嗽：百部、紫菀、白前、橘红、桔梗。音哑：诃子、凤凰衣、桔梗、甘草。低热：地骨皮、鳖甲、生地黄、白茅根、白薇。化热痰：冬瓜子、西瓜子、海浮石、黛蛤散。清燥热：桑叶、杏仁、枇杷叶、贝母。化瘀结：丹参、三七、乳香、没药。调饮食：佩兰、鸡内金、谷芽、麦芽、代代花、玫瑰花。

施今墨治疗本病之方药，以月华丸、止嗽散、紫菀汤（王海藏）、秦艽扶羸汤（《直指方》）、百合固金汤、六君子汤为主，复方多法，加减加减。在上述各案丸药之中，尤其突出。

[1] 张文康，施小墨，陆寿康．中国百年百名中医临床家丛书·施今墨[M]．北京：中国中医药出版社，2004.

二、何任医案

马某，男，30岁。

初诊： 1985年1月5日。病史：肺结核，经常咳嗽、咳痰，痰中带血，久而不已。舌脉：舌红少苔，脉细数。

诊断： 中医：肺痨；

西医：肺结核。

治法： 润肺凉血，化痰顺气。

处方：

浙贝母 9g　白茅根 12g　海浮石（先煎）12g　旋覆花（包煎）9g

藕节 12g　茜根炭 6g　代赭石（先煎）9g　仙鹤草 12g

牡丹皮 4.5g　生谷芽 15g　蛤粉炒阿胶 9g

5剂。

【评析】 本例为肺结核咯血。肺阴久虚，痰热郁阻，肺失清肃，损伤肺络。方药在养阴凉血止血的同时，兼用旋覆花、代赭石降逆，使气平血和，痰血即止。药后患者来信，谓久治不愈的痰中带血，“第一次见净痰”。从患者喜悦的心情足见疗效之满意。

[2] 何若苹，金国梁．何任教授治疗咯血临床经验举隅[J]．浙江中医学院学报，1993，17（4）：31-32.

三、洪广祥医案

医案一

患者，女，36 岁

初诊：1968 年 9 月 13 日。病史：患者 3 年前曾诊断为右上肺浸润型肺结核，存在空洞，服用抗结核药物近 6 个月后终止服药。1 天前突然咯血，量约 500 ～ 600mL，色鲜红，入院后仍咯血不止，一天量最多有数百毫升，伴低热盗汗，咳嗽气促，午后颧红，面色皖白，便秘尿赤，痰菌阴性。舌脉：舌淡黯而嫩，脉细数而弦，左关弦象明显。

诊断：中医：肺痨；

西医：肺结核。

辨证：患者肺痨日久，肺阴亏虚，肺络损伤，瘀血阻滞。促而气火上逆，木火刑金，肺络进一步受损，血溢脉外，故咯血加重，气阴两虚。

治法：柔肝镇逆，泻火宁络，益气养阴。

处方：

生地黄 30g　白芍 15g　麦冬 30g　代赭石（先煎）30g
制大黄 10g　炒栀子 10g　茜草炭 20g　炒蒲黄（包煎）15g
侧柏炭 20g　墨旱莲 30g　西洋参 10g　旋覆花（包煎）10g
五味子 10g　三七粉（另冲）6g

7 剂，每日 1 剂，水煎分 2 次服。

服药后 7 天后患者咯血消失，诸症改善，原方合百合固金汤加减调理，而愈。

【评析】　洪广祥认为肺结核咯血也属于中医学中的咯血证，但与一般的咯血证有本质区别。肺结核患者易反复咯血，离经之血又易成瘀，瘀血不去，血不归经，又会加重咯血，且不利于结核病灶的吸收和空洞的愈合，所以“化瘀止血”法要贯穿止血用药的全过程。此外，洪广祥指出肺结核咯血的起因也不外乎“气”和“火”，故阴虚阳亢、气火上逆是其基本病机，滋阴降火、平冲降逆是其基本治法。本案患者 3 年前曾诊断为浸润型肺结核，服用抗结核药物近 6 个月后终止服药，未行复查以明确治疗效果。此次因咯血就诊，伴见盗汗、低热等症状，左关脉弦明显，应考虑肺结核未彻底治愈，此次卷土重来，证属木火刑金，肺络损伤，气阴两虚。患者咯血量较大，需谨防气随血脱危及生命，急则治其标，首选炭类止血药物，如茜草炭、侧柏炭，以收涩止血；然“化瘀止血”法要贯穿肺结核止血用药的全过程，故再加炒蒲黄、三七粉，以化瘀止血；四药配伍，一收一化，既达到了强化止血的效果，又去除了离经之血以防反复。患者低热盗汗，午后颧红，脉细数而弦，左关弦象明显，此为阴虚阳亢，气火上逆，故予旋覆花、代赭石、白芍以柔肝镇逆，大黄、炒栀子以泻火宁络，西洋参、麦冬、五味子以益气养阴。待咯血停止后，继以原方合百合固金汤加减，一为巩固止血疗效，二为缓则治其本，杜绝后患，防止复发。

[3] 柯诗文，徐磊，李少峰，等. 国医大师洪广祥诊治肺结核经验[J]. 中华中医药杂志，2021，36（2）：810-812.

医案二

患者，女，22岁。

初诊：1999年11月27日。主诉：咳嗽、发热、胸闷22天。病史：咳嗽，咳少许白痰，右下胸痛，大笑时尤甚，发热，午后明显，体温最高达38.7℃。查体：右下胸廓饱满，语颤减弱，叩诊呈实音，呼吸音减弱。辅助检查：红细胞沉降率50mm/h，结核菌素试验阳性；X线胸片示：右侧胸腔积液。行胸腔穿刺术，抽出草黄色胸腔积液570mL。

诊断：中医诊断：肺痨；悬饮；

西医诊断：结核性胸膜炎；右侧胸腔积液。

予抗结核药（利福平、雷米封、吡嗪酰胺、乙胺丁醇）治疗。服用抗结核药第10天，患者出现呕吐频繁，吐出胃内容物，不能进食，食入即吐，伴头晕乏力、潮热37.4℃，舌黯红，苔白黄腻，脉弦滑。考虑为抗结核药引起的胃肠道反应，予以静脉滴注葡萄糖注射液、氨基酸，肌内注射胃复安等，患者仍干呕不止。洪广祥查房后示：此为化疗之毒损伤脾胃，证属肺脾气虚，治以补益肺脾，解化疗毒。

处方：抗痨解毒合剂。

西党参 20g	白术 10g	茯苓 15g	生甘草 10g
法半夏 15g	陈皮 10g	绿豆 30g	紫苏叶 30g
藿香 15g	竹茹 10g	白蔻仁 10g	炒山楂 15g
炒麦芽 15g	银柴胡 15g	地骨皮 30g	牡丹皮 10g

3 剂，每日 1 剂，水煎分 2 次服。

服药 3 剂，呕吐停止，继续上方调整服药，出院随访回报顺利完成全程治疗。

【评析】 患者青年女性，以咳嗽、发热、胸闷为主症，查体及辅助检查均支持肺结核诊断，遂予抗结核药物治疗。服药 10 天后患者出现呕吐，不能进食，食入即吐，考虑为药物胃肠道反应，西药常规止呕治疗后患者仍干呕不止。洪广祥认为此为化疗之毒损伤脾胃，证属肺脾气虚，治以补益肺脾，解化疗毒，拟经验方抗痨解毒合剂，该方以参苓白术散为基础，健脾益肺，即可改善患者纳差、便溏症状，又能减轻患者气短咳嗽，缓解体倦乏力，提高生活质量。在此基础上可酌情加用 4 种解毒药物：绿豆常用来解巴豆、乌头之毒；土茯苓常用于梅毒、汞中毒所致的肢体拘挛、筋骨疼痛；紫苏叶可解变质之鱼、虾、蟹等引起的食物中毒；将参苓白术散中的炙甘草换为生甘草，因生甘草更擅长解药物、食物中毒。此外，还可配伍 3 味消食之药：神曲常用于消化不良、脘腹胀满、食欲不振、呕吐泻痢；炒山楂主治肉食积滞、胃脘胀满、泻痢腹痛；炒麦芽可用于米面薯蓣食滞证，可治脾虚食少，食后饱胀。配伍以上 4 种解毒药和 3 味消食药，旨在健脾益肺的基础上，加强全方减轻药毒、调和脾胃的功效，既降低了化疗带来的不良反应，又从多方面改善了患者的食欲，确保了抗结核治疗的安全性和全程性。

[4] 柯诗文，徐磊，李少峰，等．国医大师洪广祥诊治肺结核经验[J]．中华中医药杂志，2021，36（2）：810-812.

四、张志远医案

患者，男，50 岁。

病史：有肺结核病史。隆冬季节来诊，气候干燥。患者咳嗽，昼夜不停，伴有咯血，口苦、身热、消瘦，尿赤，更衣困难。舌脉：舌红无苔、脉数。

诊断：中医诊断：肺痨；

西医诊断：肺结核。

辨证：肺阴虚热盛。

治法：滋阴清热，润肺止咳。

处方：白虎汤加减。

知母 40g　炙甘草 10g　麦冬 30g　石膏（先煎）30g

五味子 20g　露蜂房 10g

水煎服，每日 3 次，连用 7 天。

病情转化，血止，大便下行，咳嗽日减。将用量减少一半，又饮 12 剂，基本痊愈。

【评析】　患者本有结核病史，易伤肺阴，就诊又在隆冬季节，天气干燥，燥易伤肺。患者的临床表现即是明显的阴亏热盛之象，故先生于方中以大量的滋润药知母为君，发挥其养阴止咳清热的作用，收效显著。知母，性味甘苦寒，主清热泻火，滋阴润燥，能医骨蒸消渴、阴虚盗汗、大便秘结等病。在《伤寒论》白虎汤方中，虽属辅助药，但滋阴壮水制火则占第一，为石膏所不及。张志远调理肺热津亏，或木火刑金之咳嗽，以白虎汤为基础加大黄，治疗热邪灼肺干咳无痰、久嗽不已，收效良好。方中知母能治咳，究其原因，《本草纲目》记载其能“下则润肾燥而滋阴，上则清肺金而泻火，乃二经气分药也”，再配合荡涤肠胃、通肠腑、利水谷的大黄，与清气分大热之石膏，养胃生津之甘草、粳米，故能于清阳明经气分热证的白虎汤中，发挥止咳、润燥的功效。

［5］王新彦，刘桂荣，陈战，等．国医大师张志远治疗咳嗽用药经验［J］．中华中医药杂志，2020，35（3）：1248-1250.

五、张琪医案

刘某，男，16 岁。

初诊：1998 年 9 月 15 日。病史：患者自幼父母离异，寄养于年迈祖母家，照顾不周，体质较差。于 1998 年 7 月 23 日无明显诱因出现气短、心悸、乏力，

就诊于某医院，发现右肺大量胸腔积液，胸腔穿刺结果示积液为结核性，诊断为结核性胸膜炎合并感染。血常规显示：白细胞 $19.5\times10^9/L$，中性粒细胞 92.1%，淋巴细胞 6.5%。转入结核病院。经过常规抗结核、抗菌、抗病毒、对症及支持治疗，胸腔积液基本消失，但持续 26 天高热不退，晨起体温一般 38℃左右，午后逐渐上升至 40℃以上，甚至有数次达到 42℃，应用西医常规退热，体温可一度降至 38.5℃左右，2 小时后又升至 40℃以上，迫不得已，曾用激素降温，效果也不明显，经人介绍，求治于张老。刻下症见：患者神疲倦怠，颜面红赤，体温 40.3℃，咳痰黏稠、色黄、不易咳出，口渴喜冷饮。舌脉：舌干红，苔薄白而干，脉细数无力。

诊断：中医：肺痨；

西医：肺结核并感染。

辨证：邪热炽盛，气阴两虚。

治法：清热泻火，益气养阴润肺。

处方：

西洋参 15g　柴胡 20g　生地黄 20g　生石膏（先煎）200g
麦冬 20g　玄参 20g　沙参 20g　青蒿（后下）25g
黄芩 15g　鱼腥草 50g　金银花 30g　桑白皮 15g
桔梗 15g　甘草 15g

水煎，早晚温服。

患者服药 1 剂后，午后体温降至 38.6℃。再服 3 剂，晨起体温基本正常，午后体温 38℃以下。又服 3 剂后，全天体温基本正常，午后有时体温一度达到 37.2℃，不用退热药，可自行降至正常。血常规复查：白细胞 $10.1\times10^9/L$，中性粒细胞 78.4%，淋巴细胞 19.3%。咳嗽、咳痰明显减轻，仅咳少量白痰，易于咳出，舌苔白干而少津，脉虚数。此时邪热已除十之七八，肺痨反复发作缠绵难愈，故在治疗上，应除恶务尽。于前方中加入枇杷叶 15g、川贝母 15g、百合 15g、马兜铃 15g。患者服药 10 剂，症状基本消失，血常规（－）。遂去生石膏，以上方益气养阴润肺，加减加减，又服月余，痊愈出院，随访至今，状态良好。

【评析】　本例患者为肺痨与外感交互为患，患者正气不足，邪热入里化热，郁而不解，耗伤肺阴，气阴两虚，邪热炽盛。故治以清热泻火，益气养阴润肺。方中柴胡、生石膏为君药，张琪认为柴胡和解退热，对外感发热有泻热透表之功效，为退六经邪热之要药，量大则泻，量少则升，一般皆在20g以上。生石膏为金石之品，性辛甘大寒而无毒，辛能解肌，甘能缓热，大寒而兼辛甘，故能除大热，张琪在对生石膏的用量上取法《医学衷中参西录》“用生石膏治外感实热，轻症亦必至两许，又实热炽盛，又恒用至四五两”。张琪用治疗高热，生石膏用量至少为50g。黄芩、青蒿协助清热，生地黄、麦冬、玄参、沙参、西洋参凉血滋阴，鱼腥草、金银花清热解毒，桑白皮、桔梗化痰平喘。应用大剂量峻烈之药的同时，始终不忘保护胃气，加大剂量甘草15～25g保护胃气。因为目前中药剂型仍以口服为主，所以保护胃气尤为重要，否则胃气一衰而百药难进，则进一步加大了治疗的难度，患者预后也受到不良影响。

［6］孙元莹，郭茂松，姜德友．张琪教授治疗高热经验［J］．四川中医，2005，23（8）：6-9.

六、周仲瑛医案

患者，男，17岁。

初诊： 2004年4月6日。病史：患者自1999年10月起反复感冒，至今低热已5年，胸科医院疑为结核，曾经用抗结核药6个月，效果不显，刻下症见：头昏，疲劳乏力，夜晚盗汗，白天动易汗出，汗后怕冷，咳嗽有痰，色白不多，自觉内热但体温不高，大便干，数日一行，腿软无力，口稍干。舌脉：苔黄薄腻，舌尖偏红，脉濡滑。

诊断： 中医：肺痨；

西医：肺结核。

辨证： 湿邪困表，气虚卫弱。

治法： 祛湿解表，益气补虚。

处方：

羌活10g　　独活10g　　川芎10g　　防风10g

藁本 10g	生地黄 15g	蔓荆子 10g	光杏仁 10g
生薏苡仁 15g	藿香 10g	厚朴 5g	法半夏 10g
茯苓 10g	全瓜蒌 15g		

7 剂，水煎服，每日 1 剂。

二诊：2004 年 4 月 13 日。头昏身楚一度减轻，日来又感冒，头痛，汗出减少，不咳，自觉内热，大便干，2～3 天一行，尿不黄，苔淡黄。方改生黄芪 20g、全瓜蒌 20g，加炒黄芩 10g、石菖蒲 10g，14 剂，水煎服，每日 1 剂。

三诊：2004 年 4 月 27 日。头昏、头痛均减，但仍易感冒，感冒后头昏加重，鼻塞，嗅觉稍差，怕冷，尿黄，大便 2 天 1 次，不实，苔淡黄质淡红，脉弦。再予宣表化湿、益气固卫之剂。

处方：

川芎 10g	防风 10g	防己 10g	羌独活各 10g
藁本 10g	蔓荆子 10g	生黄芪 20g	藿香 10g
厚朴 5g	法半夏 10g	茯苓 10g	光杏仁 10g
生薏苡仁 15g	石菖蒲 10g	炒黄芩 10g	苍耳草 15g

14 剂，水煎服，每日 1 剂。

先后用药 35 剂，即告痊愈。1 个月后随诊，未见发热。

【评析】 该患者年仅 17 岁，反复低热，难以坚持上学，其头昏、白天动则汗出、汗后怕冷、易感冒为气虚卫弱之象；咳嗽有痰不多、夜晚盗汗、自觉内热，西医疑为结核，类似中医阴虚内热。但望之形体适中，并未瘦削，面有油光、色黄，闻其鼻音重，问之患者自言：鼻塞，轻度影响嗅觉，而自觉内热，测体温往往不高。切之脉濡滑。依据鼻塞、声重、怕冷，咳嗽，面有油光色黄，内热而测温不高，结合苔脉，周仲瑛辨证属湿邪困表、气虚卫弱，其发热当属湿热郁蒸之身热不扬，以邪实为主，兼有正虚。宜芳香苦辛、轻宣淡渗之法，宣畅气机，渗利湿热。处方以成方之羌活胜湿汤合霍朴夏苓汤，配合杏仁、薏苡仁开上、畅中、渗下，流通三焦，生黄芪补气固表，全瓜蒌润肠通便。药用 7 剂，症状明显改善；二诊宗原法增大黄芪、全瓜蒌用量，加用炒黄芩清化湿热、石菖蒲芳香化湿；三诊则原方基础上加苍耳草祛风渗湿、宣通鼻窍。五载顽疾，经过三诊即告痊愈。

［7］黄春香．周仲瑛教授辨治发热1例［J］．现代中西医结合杂志，2006，15（6）：796.

七、朱良春医案

吴某，女，36岁。

初诊：1967年10月15日。病史：患浸润型肺结核3年，虽坚持抗结核治疗，常服中药，但仍干咳，咳甚气急似喘，X线胸片示病灶边缘不清。舌脉：舌淡红，苔薄少，脉细濡数。

诊断：中医：肺痨；

西医：浸润性肺结核。

辨证：肺肾阴虚，摄降失司。

治法：润肺滋肾，止咳纳气平喘。

处方：参蛤散。

红参24g	北沙参24g	川贝母24g	五味子24g
白及24g	麦冬18g	紫河车30g	蛤蚧1对
红18g			

上药研细末和匀，用蜂蜜调服。每次2g，每日2次。服药1剂咳喘全除，再进2剂，以资巩固。后摄X线胸片，病灶钙化，肺结核痊愈，未再复发。

【评析】《医学正传》提出肺痨两大治法："则杀其虫以绝其根本，一则补虚以复其真元。"《理虚元鉴》又说："理虚有三本，肺脾肾是也。"参蛤散中人参大补元气，健脾培金，蛤蚧擅于养肺滋肾，纳气定喘，紫河车为血肉有情之品，长于益气填精，沙参、麦冬、川贝母、五味子、橘红润肺止咳，白及补肺生肌，蜂蜜不但能补益脾肺，而且味甘调药易服。全方配伍精当，切中枢机，对肺结核气阴两虚，咳嗽气喘者有良效。并用西药抗结核，扶正祛邪兼顾，故收佳效。

［8］黄瑞彬．朱良春验方愈疾五则［J］．安徽中医学院学报，1990，9（1）：17－18.

八、吴熙伯医案

孔某，男，41 岁。

病史：肺结核大咯血，住某医院治疗，经用抗结核药物和输液，以及用脑垂体后叶素、安络血、止血敏等止血药，仍咯血不止，患者要求请院外中医会诊。刻下症见：咳嗽痰血，甚至咯血盈口，形体消瘦，两颧发红，面色苍白，语言低微，神疲短气，日哺潮热，体温 38.4℃，口干少饮，五心烦热。舌脉：舌质淡少津，脉细数。

诊断：中医：肺痨；

西医：肺结核。

辨证：气阴两虚，气虚为甚。

治法：益气摄血，养阴润肺。

处方：

太子参 15g　　炙黄芪 30g　　南沙参 20g　　麦冬 10g

百合 15g　　川贝母 10g　　仙鹤草 20g　　阿胶（烊化兑服）12g

白及 12g　　天冬 10g　　牡丹皮 10g　　墨旱莲 15g

鲜茅根 40g　　鲜金丝荷叶（捣汁兑服）50g

5 剂。

二诊：药后咯血已止，咳嗽痰色稠黄，唯午后头昏心悸，低热仍存，再以养阴袪热。

处方：

北条参 15g　　麦冬 10g　　白及 12g　　鳖甲（先煎）30g

仙鹤草 20g　　银柴胡 10g　　炙百部 10g　　青蒿（后下）12g

川贝母 10g　　五味子 6g　　鲜金丝荷叶（后下）50g

上方相继服 50 余剂，身热退清，精神亦振，西医续予抗结核药内服而愈。

【评析】　本例肺结核，咯血不止，辨证为气阴两伤，气虚为甚。书云：气为血帅，气不摄血，则血外溢，选用太子参、黄芪益气摄血；阿胶、二冬、沙参、百合养阴润肺；白及、仙鹤草、墨旱莲入肺止血摄血；川贝母润肺止咳化痰。药投5剂，咯血已止，但低热不退，加青蒿、鳖甲、银柴胡等，相继服50余剂而热退，后住院用抗结核药而痊。

[9]吴熙伯，吴少清.吴熙伯弟兄临床治验集锦[M].南京：东南大学出版社，2006.

九、赵昌基医案

医案一

张某，女，25岁。

初诊：2001年4月上旬。病史：肺结核病史年余，曾住本院治疗，因工作繁忙而带药出院。此次复诊诉闭经已3个月，胸闷时痛，咳嗽痰中带血，血色鲜红，潮热盗汗，五心烦热，急躁易怒，心烦失眠多梦，形体消瘦。舌脉：舌质红绛，少苔，脉细数。检查：全X线胸片提示右上肺空洞型肺结核；红细胞沉降率增快。

诊断：中医：肺痨；

西医：肺结核。

辨证：肺肾阴亏，心肝火旺。

治法：滋阴清热，润肺止咳，养血调经。

处方：百合固金汤加减。

百合20g　生地黄30g　麦冬12g　沙参15g
黄精15g　当归10g　白芍18g　百部20g
地骨皮30g　白及15g　川贝母10g

水煎服，每日1剂。

复诊：服药5剂，咳嗽、潮热、盗汗明显减轻。无痰中带血。原方去白及，加制首乌30g，大血藤30g，当归10g，以滋补肝肾，养血活血调经。服药15剂，月经来潮，色黯红，量适中。后用上方加减间断用药3个月，月经按期而至，色量正常。复查X线胸片示右上肺空洞型肺结核，吸收好转。

【评析】 本病例为痨虫蚀肺，肺阴不足，肺虚不能输布津液，肾失滋生之源，则病久及肾，肾阴亏损，水亏不能涵养肝木，亦不能上济于心，则心肝火旺，上炎于肺，消灼肺阴，形成恶性循环，最终导致肺肾阴亏，精血耗损，血枯经闭。故用百合固金汤加减滋阴清热，润肺止咳，养血调经。若火旺较盛，热势明显升高，可加胡黄连、知母苦寒泻火坚阴；咳痰黄稠加桑白皮、黄芩、鱼腥草等清热化痰；咯血量多者加栀子、大黄炭、地榆炭等凉血止血。

医案二

张某，女，32岁。

初诊：2000年4月上旬。病史：肺结核病史2年，闭经1年。患者2年前因外感咳嗽久治不愈，继则痰中带血，X线胸片检查诊断为肺结核，曾行不正规抗结核治疗。1年余前开始月经量减少，延期渐至闭经。刻下症见：咳逆气喘少气，咳痰色白，声音嘶哑，潮热盗汗，自汗时出，形体消瘦，面肢水肿，畏寒肢冷，食少便溏。舌脉：舌质黯淡少津，脉细无力。

诊断：中医：肺痨；

西医：肺结核。

辨证：阴损及阳，阴阳两虚，精血不足。

治法：温肾健脾益肺。

处方：补天大造丸加减。

黄芪15g	白术10g	茯苓15g	红参（另煎兑服）9g
熟地黄30g	淫羊藿15g	百合20g	鹿角胶（烊化兑服）15g
当归12g	五味子10g	地骨皮30g	龟甲胶（烊化兑服）12g

煎服，每日1剂。

复诊：服上药15剂，咳逆气喘、面肢水肿、畏寒肢冷明显减轻，纳食增加，诸症改善，原方加减如下。

红参100g	黄芪100g	当归100g	紫河车100g
蛤蚧50g	淫羊藿100g	肉桂50g	鹿角胶100g

阿胶 100g	地骨皮 100g	鸡血藤 100g	熟地黄 200g
首乌 100g			

上药共研细末，炼蜜为丸，每日 3 次，1 次服 10g。连用 3 个月后，症状基本消失，形体渐丰，月经按期来潮。复查 X 线胸片示：肺结核吸收好转。

【评析】 此例为肺痨日久，肺肾阴亏，阴损及阳，阴阳两虚，肺脾肾三脏俱损，肺虚不能输布精微，脾虚则气血化源不足，血海空虚，冲任失调失养，而致闭经。故用补天大造丸加减温肾健脾，滋阴养血，调补冲任。

[10] 赵晓琴 . 赵昌基临床经验与学术研究 [M]. 北京：中医古籍出版社，2006.

十、沈炎南医案

罗某，男，30 岁。

初诊：1959 年 1 月 23 日。病史：患者于 1956 年始患慢性纤维空洞型肺结核，先后 2 次住院用链霉素、异烟肼、对氨基水杨酸钠等抗结核药治疗，反复不愈，且病情有所发展，乃转请中医治疗。刻下症见：潮热气喘，遗精（每周 4 ～ 5 次）。舌脉：脉弦数，舌紫绛、苔微黄。

诊断：中医：肺痨；

西医：肺结核。

辨证：肾阴不足，阴虚火亢。

治法：滋阴降火为主，佐以滋肾固精。

处方：

生地黄 9g	熟地黄 9g	山茱萸 9g	地骨皮 18g
茯苓 9g	泽泻 9g	黄柏 9g	鳖甲（先煎）30g
百合 12g	麦冬 12g	百部 12g	龙骨（先煎）12g
怀山药 12g	莲须 12g	莲子 12g	牡蛎（先煎）60g
牡丹皮 9g	沙苑子 12g	知母 9g	白及末（分 2 次吞服）18g
白果 6 粒			

复诊：服7剂，潮热减退，气喘亦平，唯遗精尚频。拟滋肾固精为主，佐以滋阴降火。

处方：

熟地黄15g	天冬15g	沙苑子12g	龙骨（先煎）12g
莲须12g	桑叶12g	莲子9g	百部9g
黄柏9g	莲子心3g	炙甘草3g	牡蛎（先煎）18g

17剂。

药后2周已无遗精，潮热退净，上方改龙骨30g，牡蛎60g，加白果6粒，白及末（分2次冲服）18g。

以上为主加减调理至4月7日，诸症大为好转。拟清金保肺合滋肾固精法，以资巩固。

处方：

党参15g	熟地黄15g	天冬15g	百合12g
生地黄9g	北沙参9g	麦冬9g	龙骨（先煎）30g
黄柏9g	白及18g	玉竹30g	牡蛎（先煎）60g
炙甘草3g			

服11剂，诸症消失，X线检查结核吸收好转，空洞消失。

【评析】 沈炎南教授从事中医事业50余年，学验俱丰，对肺结核治疗有独到经验，兹简要总结其经验如下：对肺结核治疗，一是要燮理阴阳，使之恢复平衡，根据阴虚程度、是否兼火热亢盛，以及有无耗气伤阳等情况来决定治疗大法；二是要根据五行生克乘侮规律调理脏腑，使之恢复正常关系。遵循《难经》治疗劳损的法则："损其肺者益其气；损其心者调其营卫；损其脾者调其饮食，适其寒温；损其肝者缓其中；损其肾者益其精。"以调理五脏之虚。其中以调理肺、脾、肾三脏为主，正如绮石《理虚元鉴》所言："理虚有三本，肺脾肾是也。肺为五脏之天，脾为百骸之母，肾为性命之根。知斯三者，治虚之道毕矣。"并指出"清金保肺，毋犯中州之土""培土调中，不损至高之气""金行清化，不觉水自流长，乃合金水于一致"，确为经验之谈。沈炎南在吸收前人经验基础上，结合自己临床心得，创立了治疗肺结核的七法，包括清金保肺法、培土生金法、滋肾固精法、养阴柔肝法、养心安神法、滋阴降火法、宁络止血法。上七法以清金保肺、培土生金、滋肾固精为基本法，其余四法为辅助法。七法既可单独使用，又可相互为用。往往是以一法为主，参以他法。上述医案即以滋肾固精为主，辅以它法，收得良效。

[11] 杜同仿. 沈炎南治肺结核经验 [J]. 江西中医药，1999，30（2）：6.

十一、顾丕荣医案

仇某，男，68岁。

初诊：1987年8月13日。病史：反复咳嗽，痰中带血10年余。曾经X线胸片确诊：右上肺浸润性肺结核。西药抗结核治疗，效果欠佳，且已产生耐药性，故求治于顾丕荣。刻下症见：咳嗽频作，甚则咳逆气急，痰中带血，头晕耳鸣，手足烘热，颧红唇赤，夜间盗汗，腰膝酸软。体温常在38℃左右。舌脉：舌质红，苔薄黄少津，脉虚数。

诊断：中医：肺痨；

西医：肺结核。

辨证：痨瘵日久，由肺及肾，肺肾阴伤，水亏火旺。

治法：补益肺肾，滋阴降火，佐以杀虫抗痨。

处方：阴平汤加味。

生地黄 30g	炙甘草 6g	知母 12g	阿胶（烊化冲服）12g
黄连 6g	黄柏 6g	川贝母 6g	龟甲胶（烊化兑服）12g
桑叶 9g	黄芩 9g	山茱萸 9g	百部 15g

服15剂后，咳逆显减，痰血已止，低热渐退，盗汗亦少，但觉口干咽燥，舌红少苔，此虚火渐平，阴伤较甚，遂以上方去知母、黄柏、阿胶，加麦冬15g，五味子9g。守方治疗半年余，诸症消失，摄片复查：肺部结核灶已经吸收。

【评析】　肺结核以咳嗽、咯血、潮热、盗汗、消瘦为临床特征，发病过程中常因辗转传变而致五脏亏损。顾丕荣认为中医治疗本病，向无理想之剂，但有

一个卓越论点：“一则杀其虫以绝其根本，一则补虚以复真元。”全面地注意内因和外因的综合治疗，堪为治病准则。他经过多年的临床探索，运用辨病与辨证相结合，自制出一有效方剂——阴平汤。其方从阳和汤演化而来。

顾丕荣谓：大凡痨瘵一证，阴虚者居多。因思骨痨多属阳虚，用阳和汤有效，遂举一反三，将阳和汤中温补营血之熟地黄，改用滋阴清热之生地黄；性温助阳之鹿角胶，改用性寒滋阴之龟甲胶，且有补血止血之功，《医林纂要》谓能“滋补养肺”；破阴和阳之干姜、肉桂，改为清热解毒抗痨之黄连、黄芩，温化寒痰之白芥子，易为清热润肺化痰之川贝母；辛温发散之麻黄，易为养阴敛汗之桑叶，治劳热咳嗽、盗汗；解脓毒之生甘草，改为甘平补脾、润肺止咳之炙甘草，并合《金匮要略》治冷劳，又主鬼疰一门相染之獭肝散。但獭肝奇缺，改用百部代之，治骨蒸劳热，杀虫。诸药合用，一改阳和汤温阳补血，散寒祛痰之义，而成滋阴清热，润肺化痰，杀虫抗痨之方，从而使阴虚得养，虚火得平，故以“阴平”名之。

［12］黄云．顾丕荣治疗肺结核的经验［J］．四川中医，1989，（12）：13.

十二、徐恕甫医案

贾左，22 岁。

病史：自前年 8 月因感受风寒，恶寒发热，咳嗽胸膺疼痛，继而痰中带血，经常气促不适。经西医检查诊断为肺结核，治疗无效，反有严重之势。诊之六脉细数，咽干口燥。舌脉：脉细数。

诊断：中医：肺痨；

西医：肺结核。

辨证：邪热郁肺，损伤肺络伤阴。

治法：养阴和络。

处方：

生黄芪 9g　　天冬 9g　　马兜铃 4.5g　　紫苏梗 6g
广三七 2.5g　　款冬花 6g　　北沙参 9g　　川贝母 6g

广橘络 6g　　川郁金 6g　　粉甘草 3g　　枇杷叶 6g

二诊：上方服 3 剂颇好，诸症皆减，因工作忙无暇来复诊，病又反复，昨日又吐血 1 次，膺部微痛，咽干口渴喜饮，脉右沉数，左平。仍以原方增减为主。

北沙参 9g　　广橘络 6g　　广三七 3g　　细生地黄 6g
天冬 9g　　川郁金 6g　　鲜毛姜 6g　　杭麦冬 9g
丝瓜络 9g　　粉甘草 3g　　川贝母 6g　　旋覆花（包煎）4.5g
枇杷叶 6g

三诊：服上方 3 剂血少，胸痛轻，唯近日来上午舒适，下午有些微寒。诊之脉右寸浮细，左平。拟桂枝黄芪五物汤加味主之。

桂枝尖 4.5g　　川贝母 4.5g　　广三七 3g　　野百合 6g
黄芪 6g　　广橘络 6g　　北沙参 6g　　粉甘草 3g
炒白芍 4.5g　　川续断 4.5g　　丝瓜络 9g　　旋覆花（包煎）4.5g
枇杷叶 6g

四诊：服上方已见大效，血止，胸不痛，仅微感不适。诊之右脉有细弱之象，仍宜补肺养阴。

生黄芪 9g　　天冬 9g　　炙桔梗 6g　　广橘络 6g
北沙参 6g　　紫苏梗 45g　　野百合 9g　　旋覆花梗 4.5g
马兜铃 4.5g　　五味子 3g　　胡桃肉 9g　　枇杷叶 6g

五诊：服上方后已能正常工作，月余未见咯血，胸亦不痛，转侧自如，西医检查病已向愈，不过肺气仍虚，工作宜轻，勿过劳，仍补肺药数剂，较为稳妥。

黄芪 9g　　野百合 1.2g　　五味子 3g　　紫菀 4.5g
太子参 6g　　白及 6g　　阿胶珠 6g　　沙参 6g
广橘络 6g　　款冬花 4.5g　　粉甘草 3g　　大枣 3 枚
枇杷叶 6g

【评析】　徐絜甫治疗肺结核主要从以下几方面入手。①补肺体：凡咳嗽日久，其脏气未有不虚，故首先补其脏体，药取黄芪甘而微温，以生用补而不滞，其色黄，可得中土冲和之气，补土生金之妙，故有黄芪之称，以之为君。佐以南北沙参，以护其阴。参之数种多何以独取？正如《本草经百种录》所指，南沙参为肺家气分中理血之药，色白体轻，疏通而不燥，润泽而不滞，血阻于肺者，非此不能清也。故用之意在此。并以橘络、贝母以调其气，从而达补肺之功也。②宣肺气：肺气既虚，不能行使清肃之令，其气郁而不展，为胀为痹，呼吸喘促者，其病似实而真虚，切不可用破气、降气之品。只须择其气质轻虚者，以顺其性，取效甚速，如紫苏梗、桔梗、覆花梗、马兜铃、郁金、橘络、贝母之属是也。③和肺络：如病者胸膺掣痛，不能转侧，或咯血者，此为肺络受伤，则以活络之品主之。如当归、桔梗、丝瓜络、忍冬藤、三七、白及、白茅根之类。④理劳伤：夫气为血之帅，气不行血必随之。如患者膺痛不移，痛如针刺，时而吐血，此为瘀血之痛。药用三七、土鳖虫、赤芍、骨碎补、生地黄炭、乳香、没药、藕节之类，即可理伤。⑤调营卫：盖阴阳为人体养命之源，阴阳调和，则百病不生。今肺气虚，其阴必然不能与之谐和。所以肺病往往出现寒热似疟者，为之多见，审其乃为营卫不和，非他疾所及，当须调和营卫为宜。与以大剂黄芪五物汤，先其时服，意在寒热未起之前服下，以达调和阴阳之目的。每每用之，无不奏效。至于其他兼症，不难而解。⑥填空洞：治取诸法，症状消失，唯肺之空洞尚未吻合，病处于此，宜须补敛以资合之。药取黄芪、百合、白及、五味子、阿胶、北沙参、天冬、三七、贝母、甘草之类，熬膏冲服，缓以补之，以收全功。

[13] 陶永．徐恕甫肺痨诊治六法[J]．安徽中医临床杂志，2001，13（5）：385-386.

十三、万友生医案

许某，男，28岁。

病史：久患肺结核，时轻时重。1974年7月咳痰带血，经治血止而咳不止，12月在医院检查，发现右肺中下部有透光区。1975年1月又咳痰带血而色紫量多，并伴有低热、盗汗，持续半月咳始止，现仍干咳不已，胸部闷痛，气短，尿黄，大便干结，胃纳尚可。舌脉：舌红，脉细弱。

诊断： 中医：肺痨；
西医：肺结核。

处方：

甘草 30g	百部 15g	百合 15g	沙参 15g
山药 15g	桔梗 15g	白及 30g	合欢皮 30g
党参 15g	云苓 15g	紫菀 15g	款冬花 10g
橘络 10g	丝瓜络 10g	白果 15g	核桃仁 15g

二诊： 1975 年 5 月 9 日。初服上方 5 剂，咳嗽、胸痛基本解除，继进 10 剂而诸症消失，自觉病愈，因而停药，至 3 月中旬，因劳累过度，又咳痰带血，但量较少而色鲜红，三四天即自止，现唯劳动时稍感胸痛气促，休息即自缓解，有时干咳、低热、盗汗、尿黄，眠食舌脉正常，仍守上方再进。

三诊： 1976 年 2 月 21 日。再进上方 35 剂，诸症又渐消失，但在劳累时稍感胸痛气促。1975 年 10 月在医院摄 X 线胸片复查，发现右肺中下部原有透光区已消失，但两肺上中部仍稍有阴影，因嘱仍守上方长服以巩固疗效。

【评析】 病属肺脏气阴两虚(偏于阴虚)所致。由于肺脏阴虚火亢，时伤血络，故常见咯血、低热、盗汗、尿黄、便结、舌红、脉细；由于肺气亦虚，故见气短；由于肺气失宣，肺络阻塞，故见胸部闷痛。但因肺阴偏虚，故干咳时多，病未传脾，故胃纳尚可。因此，方用百合、沙参、山药以润养肺阴，党参、白果、核桃仁以固补肺气，桔梗、甘草、紫菀、款冬花、橘络、丝瓜络、百部、合欢皮、云苓以开肺通络，化痰止血。此方初服 5 剂，咳嗽胸痛即基本解除，继进 10 剂而诸症消失。后来虽因停药过早而病稍复发，但再进上方 35 剂，不仅临床症状全除，而且胸透复查原有病灶消失。因嘱仍守上方长服以巩固疗效。

[14] 王鱼门 . 万友生医案选 [M] . 北京：中国中医药出版社，2016.

十四、刘星元医案

安某，女，38 岁。

初诊： 1971 年 8 月 24 日。病史：患者 1953 年开始咳嗽气喘，西医诊断为肺结

核、支气管扩张、哮喘。最近咯血1月余，感冒时加重；呼吸困难，胸部憋闷，不得平卧，常常彻夜不眠；食欲不振，二便不畅，面部出现水肿。舌脉：脉伏匿不出，舌质黯红无光。

诊断： 中医：肺痨；

西医：肺结核。

辨证： 肺气壅塞，气滞血凝。

治法： 宣通肺气，止咳定喘。

处方： 瓜蒌薤白半夏汤合月华丸加减。

瓜蒌 6g	枳壳 6g	薤白 6g	姜半夏 6g
天冬 6g	麦冬 6g	生地黄 6g	熟地黄 6g
山药 6g	条沙参 6g	贝母 6g	阿胶（烊化兑服）6g
茯苓 4.5g	桑叶 9g	菊花 9g	桑白皮 4.5g
杏仁 4.5g	甘草 3g		

3剂，隔日1剂。

二诊： 1971年8月30日。经服药后，喘憋减轻，气息转平，精神大好；既能平卧，也能入睡，食欲增加，二便自如；脉气指下轻轻搏动，舌色红活。8月24日方药加冬虫夏草、紫苏梗、黄芩各4.5g。3剂，隔日1剂。

三诊： 1971年9月21日。患者自行服药6剂，各种证候均有好转，舌脉正常，患者如释重负。乃按前方加大药量4倍，配成蜜制丸药，每丸6g重，缓缓服食，巩固疗效。

【评析】 喘憋、呼吸不畅为上焦之病，上焦与体表为一体，所以感冒时加重；同时，经常感冒也可导致肺气壅塞。胸中为宗气之府，关系着全身气机的活动，所以本病常有不得平卧、胸部憋闷的情况。刘星元方药以瓜蒌薤白半夏汤合月华丸加减治之，收到了显著的效果。

瓜蒌薤白半夏汤治胸痛彻背，背痛彻胸。既然疼痛必有不通，本病的胸部憋闷、呼吸困难，就是气体不通的缘故，故瓜蒌薤白半夏汤也能治疗肺气喘塞，况且加有宽胸理气的枳壳，以资辅助，这就增强了本汤的效果，此其一；月华丸是治肺经病、气管病的名方。《医学心悟》说月华丸有“滋阴降火，消痰祛瘀，止咳定喘，保肺平肝，清风热”等作用，所以肺结核、肺气肿、气管炎，以至肺气喘塞都可用之。本病既有实的方面，又有虚的方面。月华丸正好用在虚实并兼的肺气喘塞，此其二；此方药味分量较轻，为什么能治这样的重病？因为这是上焦病、气分病和体表一体的病，所以药味要轻，重了就走下焦了，反倒无效，此其三；加味药桑白皮、杏仁、甘草、冬虫夏草、紫苏梗、黄芩都是降气肃肺药，以帮助肺泡的活动，使肺活量增大，大量的气体可以从呼吸道吸入肺中，改变肺气喘塞的病理现象，或者说是缺氧的现象，此其四。

[15]王森，刘语高，王晓龙，等.刘星元医案医论[M].北京：学苑出版社，2006.

十五、刘越医案

患者，男，29岁。

初诊：1989年3月11日。病史：自述1988年曾患结核性胸膜炎，经治疗痊愈。近年来，感觉易疲乏，1989年3月10日某医院胸透检查结果：右肺有结核病灶约2cm，胸膜增厚，有粘连。舌脉：舌红淡润，脉弦滑。

诊断：中医：肺痨；

西医：肺结核。

辨证：痰瘀互结。

治法：祛痰化瘀。

处方：

白及45g　百部15g　陈皮9g　生龙骨（先煎）60g

六神曲12g　半夏15g　茯苓12g　生牡蛎（先煎）60g

甘草21g　蜈蚣1条　天花粉18g　丹参6g

沙参12g　大枣9g

每日1剂，水煎2次分服。

二诊：1989年6月10日。已服药45剂，现无明显症状。5月28日经某医

院胸透检查：右肺未见异常，原结核病全吸收。

【评析】 此例在中药治疗期间未用其他药物，治疗痊愈，能达到完全吸收和恢复，并不留钙化灶，是中药治疗的特点。治以痰瘀为主：半夏、茯苓、陈皮、甘草、百部、生牡蛎、生龙骨、六神曲祛痰瘀，天花粉润肺生津，滋肺之燥，宁肺止嗽，又生肌排脓。沙参入肺，清热滋阴，补肺气又宣通肺郁，乃肺家气分中之理血药，疏通而非燥，滑泽而不滞，血阻于肺者，非此不能清，治肺结核宜用。白及、丹参入肺化瘀凉血。蜈蚣去风，解毒消痨。金银花、露蜂房亦可用之。

［16］刘越．刘越医案医论集［M］．北京：学苑出版社，2008.

十六、邓启源病案

黄某，女，24岁。

病史：患肺结核年余，屡经治疗结核病灶未能吸收，目前面色无华，纳少厌食，神疲乏力，易感冒，闭经4个月。舌脉：舌质淡嫩、苔薄白，脉弦缓无力。

诊断：中医：肺痨；

西医：肺结核。

辨证：脾失健运，中阳不振。

治法：培土生金，健脾补肺，振奋脾阳。

处方：以六君子汤加炙黄芪、全当归、京百合、白及、炙百部、谷芽，嘱进7剂。

二诊：自感精神振，纳有味。药已对症，仍蹈前方，前后诊治12次，服药80余剂，症状全部消失，体重增加，月经亦通，X线拍片复查，结核灶已吸收。

【评析】 肺结核是一种慢性传染病，中医学归属“肺痨”“痨瘵”等范畴。邓启源认为必须遵循两个辨治法则：一是滋阴清热，二是补土生金。多以秦艽鳖甲汤、百合固金汤、拯阴理劳汤加减。补土生金，多取六君子汤加减。

［17］邓裔超，邓淑云．邓启源治疗肺系病经验撷菁［J］．江西中医药，2001（5）：10-11.

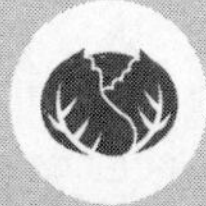

第七章
支气管扩张

支气管扩张指支气管及其周围肺组织的慢性炎症损坏管壁，引起支气管扩张和变形。临床以慢性咳嗽、咳大量脓痰和反复咯血为主要特征。

本病多见于儿童及青年，男性多于女性，反复发作或经久不愈，则易并发肺脓肿、阻塞性肺气肿及慢性肺源性心脏病等。目前随着人民生活的改善，麻疹、百日咳疫苗的预防接种，以及抗生素的临床应用，本病的发病率大为减少。

支气管扩张的基本原因，除少数先天性支气管扩张外，多数为支气管慢性感染及阻塞因素导致支气管壁及其周围结缔组织的破坏，日久形成支气管扩张。

支气管扩张绝大多数是由支气管的感染和阻塞所致。如麻疹、百日咳、流行性感冒等都可发生较严重的支气管和肺的感染，使支气管黏膜充血、水肿、肥厚，造成管腔狭窄及部分阻塞。分泌物及痰液因不易排出而滞留，使管腔内压增高，管壁向外扩张。支气管黏膜的长期炎症，不但破坏支气管黏膜的组织结构，而且病变扩展至黏膜下层，甚至深达肌层及软骨层，使支气管壁及弹力组织破坏，失去原有强度和支持，因而容易发生扩张和变形。感染和阻塞二者相互影响，使支气管扩张进一步加重。肿瘤、异物、支气管腔内黏稠液栓等，都可造成支气管阻塞性炎症、肺不张及支气管扩张。在儿童，由于支气管腔较成人为细，呼吸道感染又频繁，因此发生支气管扩张的机会也更多。

肺部或纵隔肿瘤、肿大的淋巴结压迫支气管可使受压远端支气管发生扩张。其发生机制与管腔内狭窄基本相同。在支气管周围肺组织因各种疾病而发生纤维化及明显的胸膜增厚时，由于病变的收缩使支气管承受离心性牵引力，或肺不张时胸膜腔负压增加，增大支气管外离心性牵引力，都可促使形成支气管腔扩张。

各种遗传性或后天获得性的免疫缺陷病，因免疫功能异常，气道防御功能缺陷或低下，易于伴发气道感染，从而导致支气管扩张。支气管先天发育不良，或伴发于其他先天性疾病，导致支气管环状软骨发育不良或缺如，可使吸气时支气管过度扩张，易发感染，也可导致支气管扩张。

少数情况下，由于吸入腐蚀性化学物质，造成支气管壁损伤，而致支气管扩张。

根据支气管扩张的临床表现，本病一般属于中医“咳嗽”“咯血”“肺痈”“痰饮”等病范畴。火热、痰湿是支气管扩张的常见致病原因。病邪的侵入与机体正气不足相关，因此本病具有本虚标实、虚实夹杂的病性特点。①肺脾素虚。先天禀赋不足，肺脾两虚是发生本病的根源。肺脾两虚，易感外邪，又祛邪无力，遂致外邪反复入侵，迁延日久而成本病。②外邪袭肺。外邪侵袭是导致本病的外因。外邪以风寒、风热、疫毒之邪为主，邪蕴于肺，化热生火，灼伤肺络，煎熬肺津，而出现咯血、脓痰的症状。③情志不遂。以郁怒伤肝为主要因素。情志不和，郁怒伤肝，逆气化火，上逆犯肺，灼伤肺络而成咯血、咳嗽。④虚火伤肺。久病伤阴，或外邪袭肺，耗伤肺阴，虚火内生，灼伤肺络而成本病。

多数患者在童年有麻疹、百日咳或支气管肺炎迁延不愈的病史，以后常有呼吸道反复发作的感染。其典型症状为慢性咳嗽伴大量脓痰和反复咯血。①慢性咳嗽伴大量脓性痰，痰量与体位改变有关，如晨起或入夜卧床时咳嗽痰量增多，呼吸道感染急性发作时，黄绿色脓痰明显增加，一日数百毫升，若有厌氧菌混合感染，则有臭味。收集痰液于玻璃瓶中分离为四层：上层为泡沫，下悬脓性成份，中为浑浊黏液，底层为坏死组织沉淀物。②咯血可反复发生，程度不等，从小量痰血至大量咯血，咯血量与病情严重程度有时不一致，支气管扩张咯血后一般无明显中毒症状。有些病者因反复咯血，平时无咳嗽、脓痰等呼吸道症状，临床上称为“干性支气管扩张”，其多位于引流良好的部位，且不易感染 。③感染时有发热、气急、发绀、盗汗、食欲减退、消瘦、贫血等症状。

轻症者体征不明显，有时在病变部位听到固定而持久的湿啰音，咳痰后可减少或暂时消失。重症者可因长期反复感染而有肺气肿体征和杵状指（趾），双下肺有湿性啰音。

实验室检查和其他辅助检查有如下表现。①血常规：继发感染时血白细胞及中性粒细胞增高。② X 线检查：典型的 X 线表现为粗乱肺纹理中有多个不规则的环状透亮阴影或沿支气管的卷发状阴影，感染时阴影内出现液平。③ CT 检查：显示管壁增厚的柱状扩张，或成串成簇的囊样改变。④支气管碘油造影发现有柱状、囊状或囊柱状扩张改变可确诊。⑤纤维支气管镜检查，可以明确出血、扩张或阻塞部位，还可进行局部灌洗，取得冲洗液做涂片革兰染色、细胞学检查，或细菌培养等，对诊断和治疗也有帮助。⑥呼吸功能检查示阻塞性通气障碍。

一、施今墨医案

马某，女，47 岁。

初诊：1961 年 11 月 12 日。病史：自 10 余岁即患咳嗽，30 多年以来，屡经治疗，迄未根除。最畏热，热即咳，咳即有血，痰多而气促。经检查为右肺中叶支气管扩张。最近数月病情依旧，又增睡眠不佳，痰中有血，饮食正常，大便溏。舌脉：舌苔黄而腻，脉滑数。

诊断：中医：咯血；

西医：右肺中叶支气管扩张。

治法：先拟清肺祛痰之剂，后改补虚保肺法治之。

处方：

炙百部 5g　炙化橘红 5g　炙紫菀 5g　旋覆花（包煎）6g
炙白前 5g　杏仁 6g　云苓 10g　代赭石（先煎）15g
枯芩 6g　炙款冬花 5g　苦桔梗 5g　远志 6g
白茅根 20g　甘草 3g　赤白芍各 6g

5 剂。

二诊：服药 5 剂，咳嗽减，血痰已无，吐痰甚爽，胸间畅快，睡眠尚不甚安。拟用丸方图治。

处方：

百部 30g　白前 30g　琥珀 30g　磁朱丸 30g

紫菀 30g	杏仁 30g	西洋参 30g	云苓 30g
贝母 30g	知母 30g	款冬花 30g	苦桔梗 30g
阿胶 30g	条芩 30g	清半夏 30g	化橘红 30g
百合 30g	远志 30g	酸枣仁 60g	炒枳壳 30g
石斛 30g	炙甘草 30g		

共研细末，枣肉 300g，和为小丸，每日早晚各服 6g，白开水送。

三诊：丸药服 80 日，现将服完，服药至今未曾咯血，痰少，咳嗽大减。患者自云："30 年来从未感觉如此舒畅，现已能上堂授课。"尚觉口干，希再配丸药。方药：前方去桔梗、杏仁、枳壳、白前，加北沙参 30g，于术 30g，紫草 30g，麦冬 30g。

【评析】 支气管扩张古无记载，以咳嗽痰多，间有以咯血或感染性发热为临床表现。痰液浓稠色黄者，症类肺痈之状；若痰液稀薄色白者，则与饮瘀相关。患者常呈肺阴虚、脾气虚之体质，若阴虚火旺热盛，则热伤血络而咯血；若脾虚湿盛生痰，则痰蕴气道而嗽痰不已。施今墨对本病慢性期常用丸药缓调，急性期则拟汤剂急治。因本病以痰热为多，故化痰用冬瓜子、甜瓜子、杏仁、紫苏子，间有用二母丸、三子养亲汤、指迷茯苓丸者；若进入慢性期，则用南北沙参、六君子汤以润肺健脾。咳嗽以止嗽散、黛蛤散为主，气急以旋覆花、代赭石、款冬花、紫苏子、枇杷叶等降逆。咯血则惯用仙鹤草、大小蓟、白茅根、生地黄，时用三七、白及研末冲服。施今墨对肺组织被破坏者，常配入鹅管石、花蕊石，这组对药可用于支气管扩张、肺脓疡、肺结核等病，有止血、平喘等效果。本案因痰多而浓，且有咯血，除用清热化痰止血之药外，还套用了喻嘉言清燥救肺汤主药，如桑叶、杏仁、阿胶、枇杷叶等。诸案收功用丸剂膏方，其配伍殊可师法。

［1］张文康，施小墨，陆寿康．中国百年百名中医临床家丛书·施今墨［M］．北京：中国中医药出版社，2004.

二、孔光一医案

窦某，女，47 岁。

病史：有咳喘病史30年，咳痰色黄难出，晨起痰中带血，伴大便欠畅，小便热。舌脉：舌质红绛，苔薄黄，脉弦滑数。

诊断：中医：肺痈；

西医：支气管扩张，慢性支气管炎。

辨证：久病肺阴不足，蕴热生痰，热伤肺络，肺失宣降。

治法：宣肺泄热，养阴宁络。

处方：

杏仁10g	桔梗6g	南沙参15g	冬瓜仁20g
黄芩5g	瓜蒌16g	玄参10g	橘红10g
半夏10g	浙贝母10g	川郁金10g	车前子（包煎）10g
芦根15g	仙鹤草15g	黛蛤散（包煎）10g	

以上方药治疗，5剂后喘大减，二便通利，咳痰易出，无痰血。不久告愈。

【评析】 孔光一认为，本病为肺热动血，故治疗以宣泄肺热为主，佐养阴之品以防热盛伤阴，从而达到血络不受热伤、止血宁络之效。

［2］张昱.当代名医临床秘诀［M］.北京：科技文献出版社，2004.

三、祝谌予医案

雷某，男，74岁。

病史：患支气管扩张40余年，时常咳喘、咯血。近半个月来因感冒致使咯血日重，每晨起连咯数口血，平时痰中带血或有血丝。伴见面色㿠白，眼下水肿，神疲，声低，口干，纳少，二便可。舌脉：舌淡黯、尖红、舌下瘀紫，脉弦细数。

诊断：中医：咯血；

西医：支气管扩张。

辨证：肺阴虚，迫血妄行。

治法：养阴，降逆，凉血。

处方：

太子参 30g	黄芩 10g	清半夏 10g	旋覆花（包煎）10g
茜草 15g	紫草 15g	鹅管石 20g	代赭石（先煎）20g
花蕊石 20g	麦冬 10g	仙鹤草 15g	血余炭（包煎）10g
阿胶（烊化兑服）10g		五味子 10g	三七粉（分 2 次冲服）2g

7 剂。

服 3 剂后，晨起已不咯血。尽剂后痰已不带血，原方再服 7 剂，同时配丸药以巩固疗效。

丸方：

紫苏子 30g	白芥子 10g	莱菔子 30g	葶苈子 30g
桑白皮 30g	旋覆花 30g	黄芩 30g	清半夏 30g
茜草 50g	紫草 30g	百部 30g	血余炭 30g
阿胶 30g	仙鹤草 60g	西洋参 30g	三七 30g
五味子 30g	丝瓜络 30g	冬瓜子 30g	天麦冬各 30g
炙甘草 30g			

共研细末，炼蜜为丸，飞丸重 6g，每日早、午、晚各服 1 丸。服此方 2 月余未再犯病，嘱其效不更方，需配 2 剂常服。

【评析】 支气管扩张（咯血）中医学认为多为热伤肺络，血热妄行。施今墨先生说："血从上出，宜降血；血从下出，宜升血；血从下部、上部齐出则治其中。"祝谌予选用旋覆代赭汤加味治之，所加药味选取凉血、止血、化瘀之品，如茜草、紫草、三七之属，亦配用对药花蕊石和鹅管石，仙鹤草和血余炭。共奏降气、凉血、止血、补络之功。

[3] 祝谌予 . 临床用药经验两则 [J] . 山西中医，1989，5（1）：5.

四、朱良春医案

医案一

孔某，女，66 岁。

初诊：2010 年 10 月 18 日。主诉：咳嗽反复发作 30 余年，伴加重 1 个月。病史：患者素有支气管扩张、肺源性心脏病、冠心病、心功能不全等病史，咳嗽反复发作 30 余年，近 1 个月症情加重，咳嗽阵作，咳痰色黄，有时气短，低热缠绵，口稍干，纳差。舌脉：舌质红，苔薄，脉细数。

诊断：中医：咳嗽；

西医：支气管扩张。

辨证：气阴不足，痰热内蕴。

治法：清热化痰，益气养阴。

处方：

金荞麦 50g　鱼腥草 30g　北沙参 20g　青蒿子 15g
葎草 30g　甜葶苈 20g　甜杏仁 15g　蜂房 10g
川百合 30g　珠儿参 20g　鬼箭羽 20g　海浮石（先煎）20g
天竺黄 12g

14 剂，每日 1 剂，水煎，分 2 次服。

另服益肺止咳胶囊（贵州飞云岭药业股份有限公司）3 粒，每日 3 次；金荞麦合剂（院内制剂）50mL，每日 3 次。

二诊：2010 年 11 月 6 日。低热已平，咳嗽有减，咳痰微黄，痰量也较前减少，易咳，有时胸闷，乏力，口干，舌质红，苔薄黄，脉细数。痰热得清，气阴仍虚，治拟清肺化痰，益气养阴。

处方：

珠儿参 20g　芦根 30g　桑白皮 15g　南北沙参各 15g
地骨皮 15g　金荞麦 50g　鱼腥草 30g　葎草 30g
甜杏仁 15g　蜂房 10g　川百合 30g　海浮石（先煎）20g
鬼箭羽 20g　生甘草 5g

14 剂。

三诊：2010 年 11 月 22 日。咳嗽明显好转，咳痰色白，痰量不多，易咳，有时胸闷，精神转佳，口微干，舌质偏红，苔薄白，脉细数。痰热不显，气阴仍虚，治拟益气养阴，活血通络。

处方：

珠儿参 10g	芦根 30g	桑白皮 15g	南北沙参各 15g
地骨皮 15g	金荞麦 30g	鱼腥草 30g	丹参 20g
甜杏仁 15g	川百合 30g	鬼箭羽 20g	海浮石（先煎）20g
生甘草 5g			

14 剂。

四诊：2010 年 11 月 28 日。咳嗽渐平，有时咳嗽，咳痰色白量少，动则气短，胸闷，纳谷、二便正常，舌质微红，苔薄白，脉细弱。肺肾两虚，气阴不足，治宜补益肺肾、益气养阴为主。

处方：

太子参 15g	生黄芪 20g	生地黄 10g	菟丝子 10g
女贞子 10g	珠儿参 10g	丹参 20g	南北沙参各 15g
当归 10g	甜杏仁 15g	川百合 30g	鬼箭羽 20g
生甘草 5g			

14 剂。

另服金水宝胶囊 3 粒，每日 3 次。

【评析】 支气管扩张大多数继发于呼吸道感染和支气管阻塞。由于病变破坏支气管管壁，形成管腔扩张和变形，临床表现为慢性咳嗽伴大量脓痰和反复咯血，晚期可并发肺动脉高压和肺源性心脏病。中医学认为本病属于“咳嗽”“肺痈”“咯血”“肺痿”等范畴。《金匮要略》有云：“咳唾脓血。脉数虚者为肺痿，数实者为肺痈。”其病位在肺，病性复杂，本病以肺、脾、肾不足为基础，兼有外感或内伤所致之痰、热、风、火、瘀等实邪为患。本例不单有支气管扩张，还有肺源性心脏病、冠心病、心功能不全等病史，病延 30 余年。朱良春认为“久病必虚，久必及肾”，久病及络患者就诊时见咳痰量多，色黄，低热，又见时气短、口稍干、纳差、舌质红、苔薄白、脉细数等症，辨证属本虚标实，本为肺肾两虚，气阴不足，标实为痰热蕴肺，肺失宣降，治疗先以急则治标为主。金荞麦、鱼腥草、海浮石、甜杏仁、天竺黄、甜葶苈清肃肺气，止咳化痰；北沙参、百合养阴清肺，青蒿子、葎草退虚热；珠儿参补气、养阴、解毒、润肺；鬼箭羽活血化瘀。二诊症情好转，咳嗽、咳痰明显减轻，然痰热未净，虚实并存，气阴不足较显，治法改以益气养阴、活血通络为主，用南北沙参、川百合、芦根、桑白皮、地骨皮养阴清肺化痰；鱼腥草、甜杏仁、海浮石加强清肺化痰止咳之力；因肺朝百脉，心主血，血脉畅，则肺气宣，故佐活血化瘀之丹参、鬼箭羽活血通络。三诊痰热已去，治疗改以治本为主。太子参、生黄芪、珠儿参、南北沙参、川百合益气滋阴润肺；生地黄、菟丝子、女贞子养阴益肾，纳气定喘；继用丹参、当归活血。此例辨证准确，标本兼顾，先清痰热，后补气阴、肺肾，活血，病情趋平。

医案二

张某，男，70 岁。

初诊： 2008 年 4 月 7 日。病史：患者有支气管扩张病史七八年，1 周前发作加重，咳嗽阵作，咳痰黄黏，胸部不适，有时气短。舌脉：舌偏红，苔薄黄腻，脉细弦。

诊断： 中医：咳嗽；

西医：支气管扩张。

辨证： 气阴不足，痰热内蕴。

治法： 清热化痰，益气养阴。

处方：

金荞麦 40g　　鱼腥草 30g　　珠儿参 10g　　桑白皮 15g

川百合 30g　　北沙参 15g　　炙枇杷叶 10g　　天竺子 15g

甜杏仁 15g　　麦冬 15g　　炙紫菀 15g　　生甘草 6g

14 剂，每日 1 剂，水煎，分 2 次服。

二诊： 2008 年 4 月 21 日。服上方以来，痰量逐渐减少，纳谷欠振，舌偏红，苔薄白腻，脉细弦，从前法治之。

处方：

金荞麦 40g　鱼腥草 30g　川百合 30g　南沙参 10g
杏仁 10g　炒薏苡仁 30g　广橘红 8g　谷麦芽各 30g
炙紫菀 12g　生甘草 6g

14 剂。

三诊：2008 年 8 月 11 日。服上方后，症情趋缓且平稳。近 3 天又见晨间稍咳，打喷嚏，流清涕，咳痰白兼黄，活动时气短，乏力，舌质偏红，苔薄黄腻，脉细数。年高体虚，脾虚痰湿内生，郁而化热，复感风邪，拟先清化痰热，养阴润肺，兼祛风通窍。

处方：

金荞麦 40g　鱼腥草 30g　百合 30g　浙贝母 10g
炙紫菀 12g　北沙参 15g　蝉蜕 6g　苍耳子 10g
僵蚕 10g　生甘草 6g

14 剂。

四诊：2008 年 8 月 25 日。打喷嚏、流清涕已除，然晨起咳嗽较剧，咳痰色白质黏夹血，苔薄腻，质衬紫，脉弦。上方加黛蛤散（包煎）15g，白及 10g。7 剂。

五诊：2008 年 9 月 1 日。近 3 天咳嗽加剧，痰中带血，色鲜红，情志易激，夜寐不佳，舌质偏红，苔薄黄，脉小弦。病情反复，情绪波动，肝郁化火犯肺扰心，肺阴不足，拟养阴，润肺，清肝，止血为主。

处方：

川百合 30g　白及 15g　蒸百部 15g　黛蛤散（包煎）15g
煅花蕊石 20g　牡丹皮 10g　炙紫菀 15g　参三七末（分冲）5g
甜杏仁 10g　金荞麦 30g　化橘红 10g　地骨皮 15g
甘草 6g

14 剂。

六诊：2008 年 9 月 15 日。咯血已止，咳痰量少，易咯出，夜寐较前转实，舌质红，苔薄腻，脉细弦。前法进退。上方去花蕊石、参三七，加北沙参 15g，功劳叶 15g。10 剂。

七诊：2008 年 9 月 29 日。药后咳嗽显减，口干，饮食可，舌微红，苔薄腻，脉细弦，前法调理之。

处方：

太子参 10g	金荞麦 30g	川百合 20g	北沙参 20g
麦冬 10g	炙紫菀 12g	款冬花 15g	甘草 6g

14 剂。

药后症情趋平。

【评析】 本案病起七八年，加重 1 周，症见咳嗽阵作，咳痰黄黏，胸部不适，有时气短，舌偏红，苔薄黄腻，脉细弦。朱良春认为支气管扩张以肺阴不足为本居多，发作加重时见痰热蕴肺，肺失清宣，治疗当清肺化痰，佐以养阴，金荞麦、鱼腥草、炙枇杷叶、天竺子清肺化痰；珠儿参养阴、清肺，也有止血之功；川百合、北沙参、麦冬养阴润肺；甜杏仁、炙紫菀化痰止咳。二诊痰量减少，症情好转。三诊见晨间稍咳，打喷嚏，流清涕，咳痰白兼黄，活动时气短，乏力，舌苔薄黄腻，乃风邪外袭，痰热蕴肺，气阴两虚之象，以清肺化痰养阴为主，佐以蝉蜕、苍耳子祛风通窍。四、五诊又见症情发作加重，咳嗽，咳痰，增痰中带血之症，情志易激，故加牡丹皮、黛蛤散清热凉血平肝，白及、煅花蕊石、参三七止血治标以救其急。朱良春认为白及不仅善补肺之络伤，而且长于消肿、生肌、治疮。花蕊石、参三七有止血不留瘀之功。六诊见效甚速，咯血止，故停用止血药，肺阴虚明显，用北沙参、功劳叶养阴清肺。七诊药后咳嗽显减，口干，舌苔薄腻，脉细弦，气阴两虚，则以太子参、沙参、麦冬、百合为主善后调治。

[4] 吴坚，蒋熙，姜丹，等．国医大师朱良春支气管扩张症辨治实录及经验撷菁[J]．江苏中医药，2014，46（3）：1-3.

医案三

刘某，女，72 岁。

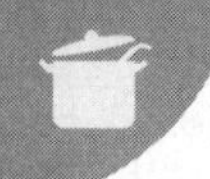

初诊：2010年4月5日。病史：患者原有支气管扩张病史，近3天咽部不适，咳嗽、咳痰，痰中带血，色鲜红或黯红，夜寐不安，易烦躁，舌质红、脉细弦。乃宿疾复发，阴虚肺燥，虚火灼伤肺络，扰乱心神。

诊断：中医：咯血；

西医：支气管扩张。

辨证：痰热蕴肺，气阴两虚。

治法：滋阴清热，肃肺化痰，固络宁咳。

处方：

川百合30g　蒸百部15g　白及15g　煅花蕊石（打碎）20g

炙紫菀15g　山茶花15g　蜂房10g　参三七末（分冲）5g

甜杏仁15g　金荞麦30g　化橘红10g　甘草6g

14剂。常法煎服。

二诊：2010年4月19日。咯血已止，痰少易咯，自觉胸闷气短，夜寐较前转实，舌质红、苔薄腻，脉弦细。上方去花蕊石、山茶花、参三七，加北沙参15g、功劳叶15g。继服14剂。

三诊：2010年5月10日。胸闷气短减轻，口干夜甚，夜尿频多，手足欠温，舌质红、苔薄腻，脉弦细。乃气阴两虚。以前法加减。

处方：

金荞麦30g　北沙参20g　麦冬12g　川百合30g

炙紫菀12g　生黄芪20g　蜂房10g　款冬花15g

甘草6g　大枣5枚

14剂。常法煎服。

四诊：2010年8有23日。服药后诸恙均除，遂停药。近日又见咳嗽痰浓，未见咯血，CT示两肺散在支气管扩张合并感染。舌质衬紫、苔薄黄腻，脉细弦。拟从痰瘀阻肺，肃降失司论治。

处方：

金荞麦40g　鱼腥草30g　炙紫菀10g　薏苡仁15g

化橘红 8g　　北沙参 15g　　桃仁 10g　　杏仁 15g
太子参 15g　　蜂房 10g　　甘草 6g

14 剂。常法煎服。

五诊：2010 年 9 月 6 日。咳嗽减轻，上方加陈京胆 15g、竹沥半夏 10g，续服 14 剂。嘱坚持服药，症情稳定后改为每 3 日服 1 剂，连服 2 月以巩固疗效。

【评析】《金匮要略·惊悸吐衄下血胸满瘀血病脉证治》有“烦咳者，必吐血”之论，《血证论·咯血》云：“肺为娇脏，无论外因内伤，但一伤其津液，则阴虚火动，肺中被刑，金失清肃下降之令，其气上逆，嗽痰咯血。”本案患者久病“支扩”，反复咳嗽咯血，日久阴虚肺燥，肺失清肃致咽喉不适，咳嗽、咳痰，虚火灼伤肺络，则痰中带血；阴虚火旺，心神被扰，致失眠烦躁。故初诊朱良春予大剂百合滋阴润肺，清心安神；白及、煅花蕊石、山茶花、参三七末、金荞麦清肺凉血，止血散瘀；化橘红、蒸百部、炙紫菀、甜杏仁化痰下气，润肺止咳；朱良春善用蜂房补肺肾、纳逆气、止咳化痰、安神止血；甘草润肺止咳、泻火解毒、调和诸药。全方合用，滋阴清热，肃肺化痰，止咳宁络，止血不留瘀，散瘀不动血。二诊咯血已止，咳痰量少，自觉胸闷气短，夜寐较前转实，守方去止血之品，加北沙参、功劳叶以加强滋阴润肺之力。三诊诸恙续减，唯口干夜甚，夜尿频多，手足欠温，辨为气阴两虚，遂以益气养阴为主，固本善后，诸恙悉除。患者自行停药 3 月有余，病情反复，咳嗽痰浓，观其舌质衬紫、苔薄黄腻，脉细弦，辨证属痰瘀阻肺、肃降失司，遂予清热化痰、活血祛瘀、润肺止咳为治，病情得以控制。前后五诊，法随症变，药随法易，用药丝丝入扣，故收桴鼓之效。患者初诊寐差烦躁，除百合外，朱良春全程未刻意使用宁心安神之品，集中药力以治肺，阴虚复，虚火退，心神自得安宁，此乃治病求本，“纲举目张”也。此类患者需长期坚持服药，以巩固疗效，否则易于反复。朱良春常告诫患者，不可症缓即过早停药，此亦经验之谈也。

[5] 高红勤．朱良春医案 2 则 [J]．江苏中医药，2011，43（12）：46-47.

五、洪广祥医案

医案一

患者，女，48岁。

初诊：1992年4月16日。主诉：反复咳嗽、咳痰10余年。病史：自诉患支气管扩张，病情控制不佳。初诊时见形体消瘦，神疲乏力，咳嗽、咳痰，每日咳痰量约100mL，伴见黄脓痰，约占痰量的1/3，无血痰，胸闷气憋，时有胸痛，平素怯寒肢冷，易自汗，面色黯滞，口唇紫黯。舌脉：舌质黯红，苔白厚腻，脉虚弦滑，右关弦滑，右寸细滑。

诊断：中医：咳嗽；

西医：支气管扩张。

辨证：气阳虚弱，痰热瘀阻。

治法：清泄肺热，涤痰行瘀。

处方：

生麻黄10g　杏仁10g　黄芩10g　生甘草10g
夏枯草20g　浙贝母15g　桔梗30g　金荞麦30g
瓜蒌皮15g　广郁金15g　生黄芪30g　海蛤壳（先煎）20g
白术15g

7剂，每日1剂，水煎，早晚分服。

二诊：1992年4月23日。患者诉痰易排出，胸闷憋气感减轻，黄脓痰如前。嘱继续守方服用。14剂，煎服法同前。

三诊：1992年5月7日。晨起及午后痰量较多，痰白质黏，黄脓痰量明显减少，无胸闷憋气感，苔白厚腻，舌质暗红，脉虚弦滑。改用阳和汤合补中益气汤加减。

生麻黄10g　炒白芥子10g　炮姜炭10g　鹿角霜（先煎）20g
熟地黄15g　甘草10g　生黄芪30g　肉桂（后下）6g
党参30g　白术15g　陈皮10g　当归10g

败酱草 15g　　　　夏枯草 15g　　桔梗 30g

7 剂，煎服法同前。

四诊：1992 年 5 月 14 日。精神好转，体力增强，自汗消除，痰量减少，厚腻苔亦减少。守上方继服 1 个月。

五诊：1992 年 6 月 11 日。黄痰已基本消失，每日痰量仅 10 ～ 20mL，无胸闷气憋，精神改善，食欲渐复，二便正常，舌质偏黯红，舌苔薄腻，面色、口唇已无黯滞现象，脉细滑，右关弦滑之象显著缓和。效不更方，继续按上方加减扶正固本，治疗持续近 2 年。随访期间未见咯血，病情稳定无复发。

【评析】　本案基本病机是本虚标实。初诊时标实证候突出，先予清化热痰方药，并伍黄芪、白术健脾益气，体现了“祛邪不伤正”的治法。二诊守方不动，仍予祛邪方药。三诊时阳虚痰瘀症状显露，果断施予阳和汤合补中益气汤。全方补虚泻实、攻补兼施。四诊疗效渐起，痰量明显减少，充分说明了方药的有效性。五诊时痰瘀症状缓解，食欲、精神改善，右关弦滑之象显著缓和。说明宗气渐复，脾胃健运，疾病得到初步遏制。但久病体虚，元气亏损，痰瘀宿根不易清除，治疗上重在补虚，兼顾痰瘀，缓图调治。故继续进阳和汤合补中益气汤加减以温阳宣通，补益肺脾。从本病案可看出洪广祥用药重视补益宗气，扶正固本，同时注意“清痰热”“排痰”的方药运用，做到扶正不助邪，祛邪不伤正，减少了疾病的复发，值得进一步探讨和研究。

[6] 莫丽莎，朱伟，兰智慧，等．国医大师洪广祥治疗支气管扩张症经验探析[J]．中华中医药杂志，2020，35（12）：6105-6107.

医案二

杨某，女，35 岁。

初诊：2009 年 4 月 13 日。病史：患者于 3 岁患肺炎后经常咳嗽，常遇寒而发作，但少有咯血，曾在当地医院经 CT 检查确诊为双下肺支气管扩张。近 3 年来病情加重，急性加重次数明显增多，常需静脉使用抗生素治疗，平均每年 4 次，就诊前 1 周也曾经抗生素治疗。刻下症见：咳嗽痰多，痰白黄相兼、质黏稠，每

日 30 余口，口干，纳差，胸闷气短，神疲乏力，大便稀溏，每日 1 ～ 2 次。舌脉：舌质黯红而嫩，苔白腻偏厚稍黄，右寸脉细弦滑，右关脉弦滑。

诊断：中医：肺痈；

西医：支气管扩张。

辨证：肺脾气虚，痰浊阻肺。

治法：甘温补脾，涤痰清热，祛瘀消痈。

处方：补中益气汤合芪附汤、薏苡附子败酱散、大黄牡丹皮汤加减。

生黄芪 30g	西党参 30g	白术 15g	炙甘草 6g
北柴胡 10g	升麻 10g	陈皮 10g	当归 10g
熟附子 10g	败酱草 15g	薏苡仁 20g	冬瓜仁 30g
牡丹皮 10g	制大黄 10g	桔梗 30g	金荞麦 15g
筋骨草 20g			

7 剂，每日 1 剂，水煎，早晚分服。

二诊：4 月 20 日。痰量略有减少，纳食增。上方加桂枝 10g，白茯苓 30g 以温化痰饮，再进 7 剂。

三诊：4 月 27 日。痰量已减少过半，每日 10 余口，黄痰减少，饮食续增，大便成形，每日 1 次，厚苔已少 2/3。原方继服。

四诊：5 月 25 日。病情明显好转，咳嗽少，每天咳白黏痰数口；气短及神疲乏力大为减轻。3 天前因受凉而病情有所反复，咳嗽增加，咳白黏痰夹少量黄痰，每日 20 余口；口干，咽痒，畏寒；舌质红黯、苔白腻，右寸脉浮。证属寒邪犯肺、略有化热，治以宣肺散寒、化痰止咳为主，兼清郁热，方用温肺煎合麻杏石甘汤加减。

处方：

生麻黄 10g	细辛 3g	法半夏 10g	生姜 3 片
款冬花 10g	紫菀 10g	天浆壳 15g	矮地茶 20g
苦杏仁 10g	甘草 10g	桔梗 20g	生石膏（先煎）30g
薏苡仁 20g			

五诊：6月2日。咳嗽减轻，咳白黏痰，每日10余口；无口干苦，纳食可；舌质黯红，苔白腻微黄，脉细弦滑。外邪已除，改用甘温补脾、祛痰化瘀法治本，方用补中益气汤合薏苡附子败酱散、桂枝茯苓丸。

处方：

生黄芪30g	西党参30g	白术10g	炙甘草6g
北柴胡10g	升麻10g	陈皮10g	当归10g
熟附子10g	败酱草15g	薏苡仁20g	桂枝6g
牡丹皮10g	云苓15g	赤芍10g	桃仁10g
金荞麦15g			

六诊：9月7日。自诉服五诊方后效果明显，坚持服用1个月，诊时因病情稳定而停服中药已3周。自中药治疗以来，患者胸闷气短消除，痰量减至每日数口，以白稀痰为主，体力明显改善，抵御外邪能力增强，期间病情反复1次，但未静脉使用抗生素治疗。

【评析】 肺脾气虚、宗气不足、痰瘀伏肺、易于化热是支气管扩张缓解期最常见的病机特点，洪广祥以具有补中益气作用的补中益气汤为主进行辨治，以扶正祛邪；同时兼治痰瘀，并依据郁热的不同程度灵活酌加清泄郁热之品。二诊时，洪广祥适时加用苓桂术甘汤以增强温化痰饮之力，五诊加用桂枝茯苓丸以增化瘀之功。四诊由外感诱发疾病复发时，洪广祥及时改用温散法而使病情得以迅速缓解，达到了缩短病程、减少变证之目的。尽管始终加用败酱草、金荞麦、筋骨草、生石膏等清热之品，但本病例治疗总以温法为主。

[7]张元兵，王丽华，洪广祥.洪广祥从“治肺不远温”辨治支气管扩张[J].上海中医药杂志，2013，47（2）：1-4，19.

医案三

刘某，男，58岁。

初诊：2002年3月13日。病史：幼时患咳嗽，常遇寒而反复发作。成年后吸烟成瘾，每日吸20～30支。咳嗽日益加重，痰量明显增多，发作时痰量日达

100～200mL，痰色黄白相兼，质黏稠，有时出现痰血经X线摄片及检查，均诊断为右肺支气管扩张，伴支气管炎征象。长年西医对症治疗，并多次住院诊治，效果不理想。经友人介绍遂求余诊治。刻下症见：咳嗽痰多，痰黄白相兼，黄脓痰占2/3，痰量约100mL以上，有时可多达20mL，胸满憋气，动则气憋加重，咳甚则痰中带血，或咯鲜血，伴口干渴，但饮不多，大便偏燥结，胃纳甚差，形体消瘦。平素易感冒，易自汗。舌脉：舌质黯红而嫩，舌苔中部黄白厚腻，脉右寸细弦滑，右关弦滑甚。

诊断：中医：肺痈；

西医：支气管扩张。

辨证：属本虚标实，以肺脾气虚为本虚，痰热遏肺为标实，且现瘀滞肺络之象。

治法：拟先治其痰热标实，后治其肺脾本虚。

处方：

生麻黄10g　甜杏仁10g　生甘草10g　生石膏（先煎）30g
桑白皮15g　地骨皮30g　金荞麦30g　败酱草15g
黄芩10g　白及30g　合欢皮30g　桔梗30g
生大黄10g　三七末（分冲）6g

二诊：患者服药7剂黄痰减少1/3，口干渴改善，大便通畅，厚腻苔略有减少，脉象如前。效不更方，再进7剂。

三诊：黄痰续减，但痰量如前，饮食未增，气短神疲，大便稀软，苔黄续减，厚腻苔仍存，右关弦滑，右寸细弦滑无明显改观。服药后痰热标实顿挫，虚象已更加显露，拟补益宗气以“杜绝生痰之源”，促使痰量减少；散瘀生肌，以助扩张病灶之改善，减少咯血症状反复。

处方：

生黄芪30g　西党参30g　白术15g　炙甘草10g
丹参15g　北柴胡10g　升麻10g　陈皮10g
白及30g　合欢皮30g　三七末6g　制大黄10g

桔梗 30g　　　　败酱草 15g　　金荞麦 15g

7 剂，每日 1 剂。

四诊：服药后气短神疲略见改善，饮食增加，痰量略有减少，但不甚显著，未现咯血症状和助热反应。嘱原方再进 7 剂。

五诊：痰量已减少过半，黄痰消除，饮食续增，大便软成形，每日 1 次，体力明显改善，厚苔已少 2/3，右寸右关弦滑脉象见减。上方再加熟附子 10g，桂枝 10g，白茯苓 30g，续服 7 剂。

六诊：服药后无不适反应，痰量减至日 30 ～ 50mL，以白稀黏痰为主，少有黄黏痰，全身俱症已见明显改善，且病情稳定，抗风寒能力增强，病家甚为满意。

由于患者对中医药疗效的高度认可，治疗信心显著增强，持续接受中医药治疗已长达两三年，期间偶现病情反复，但症状轻微，无需住院和接受频繁的西药抗感染治疗，且基本未现咯血症状。

【评析】　本案从初诊症情分析，既有肺脾气虚，又有痰热夹瘀，虚实见证突出。在治疗上先从标实论治。既用麻杏甘石汤合泻白散，并加用黄芩、金荞麦、败酱草清化痰热，重用桔梗以宣肺排痰，使郁闭的痰液迅速排出，有助于感染的控制，胸部憋闷症状解除。方中又选用白及、合欢皮、三七、大黄以散瘀生肌去腐生新，有助于支气管扩张病灶的改善。同时，又可达到祛瘀止血，防止反复出血的效果。

患者服药 14 剂，痰热标实证得到有效顿挫。但痰量未见减少，且虚象愈加显露。故三诊运用了扶正祛邪治法、补虚泻实治法。选用补中益气汤补益宗气，以“杜绝生痰之源”，同时又重视清痰热、排痰浊、散血瘀以治标实，为治本虚提供有效的支持，避免出现补虚碍邪的不良反应。用药 2 周患者痰量显著减少，全身症状亦见改善，说明通过补益中气以杜绝生痰之源，正契合了“脾为生痰之源”理论。

支气管扩张“痰”是诸症中的主要矛盾，痰可致瘀，又易化热，是引发反复感染的重要原因。除应用补益中气以杜绝生痰之源，还应看到，痰为阴邪非温不化，张仲景有“病痰饮者当以温药和之”的治法，因此，在五诊方药中又大胆使用芪附汤和苓桂术甘汤，从而加大了温阳化饮的力度，患者服药后并未出现化热化燥之反应，而是痰量显著减少，全身症状明显改善，病情稳定，获得患者的高度赞扬。由此可见，坚持以中医药理论为指导力求在继承的基础上创新，是提高中医临床疗效的关键。

[8] 洪广祥，王丽华. 论支气管扩张症的中医药治疗思路[J]. 中医药通报，2006，5(3)：11-12.

医案四

杨某，女，48岁。

初诊： 1992年4月16日。病史：患慢性咳嗽、咳黄脓痰，偶有带血痰10余年，后经支气管镜检查确诊为双下肺支气管扩张。长期中西医治疗，仅能短暂控制症状，但不能稳定病情。刻下症见：咳嗽痰多，痰量日夜约30余口，黄脓痰占1/3，未见痰血，伴胸闷憋气，有时咳引胸痛，怯寒肢冷，易自汗，易感冒，神倦乏力，形体消瘦，面色黯滞，口唇黯红。舌脉：舌质偏红黯，苔黄白厚腻，脉虚弦滑近数，右关弦滑，右寸细滑。

诊断： 中医：肺痈；

西医：双下肺支气管扩张。

辨证： 气阳虚弱，痰热郁肺，瘀阻肺络。

治法： 先治痰热标实。

处方：

生麻黄 10g	甜杏仁 10g	黄芩 10g	生甘草 10g
浙贝母 15g	桔梗 30g	金荞麦 30g	海蛤壳（先煎）20g
生黄芪 30g	白术 15g	瓜蒌皮 15g	筋骨草 20g
广郁金 15g			

7剂，每日1剂。

二诊： 患者服药7剂自觉痰易排出，胸闷憋气减轻，黄脓痰略有减少，痰量如前，嘱原方续服14剂。

三诊：黄脓痰3～5口，以白黏痰为主，痰量减少不明显，以早晨及午后痰量较多，黄苔减少，以白厚腻苔为主，舌质黯红，脉虚弦滑，已无数象。痰热证候基本控制，改为温阳宣通，补益肺脾，佐清痰热论治。

处方：

生麻黄10g	熟地黄15g	炮姜炭10g	鹿角霜（先煎）20g
炒白芥子10g	生甘草10g	生黄芪30g	肉桂（后下）6g
西党参30g	白术15g	广陈皮10g	全当归10g
败酱草15g	桔梗30g	筋骨草15g	

7剂，每日1剂。

四诊：服上方7剂痰量减少1/3，每日10余口，厚腻苔亦见减少，体力增强，自汗基本消除，未见有不良反应。嘱原方续服，观察可否持续施用温阳宣通方药。

五诊：患者连续服上方30余剂，诉疗效甚佳，痰量日仅10余口，黄痰已消失，胸闷憋气已除，精神大为改善，饮食亦增，二便正常，舌质偏黯红，舌苔薄腻，面色、口唇已无黯滞现象，脉细滑，右关弦滑之象显著缓和。

【评析】　本案始见本虚标实证候突出。根据“急则治其标”的法则，先治痰热标实。在组方择药过程中，又充分注意“攻邪不伤正”和“攻补兼施”的原则，故方中又加用了黄芪、白术以扶正。同时，生黄芪与桔梗相配，有利于升提肺气，以提高排痰力度。三诊时痰热标实证候基本控制，已呈现应用“温阳宣通”治支气管扩张的极好时机。从而果断地施用阳和汤合补中益气汤加减，以温阳宣通，补益肺脾。由于支气管扩张的病理基础决定了“生痰”与“排痰”始终是一对突出矛盾，而且全程显现，通过合理治疗可减少矛盾的激化，控制反复感染的发生。但“痰郁”是一个永恒的病机，“化热”也就随时呈现。所以在“温阳宣通”的同时仍然注意“清痰热”和“排痰”的有机结合，从而解决顾此失彼的被动状态。由于支气管扩张患者“脾虚失运”和胃纳不佳的证候长期存在，故保护脾胃生机和防止胶质碍胃的现象出现，方中鹿角霜既可避免碍胃，又可防止出血。

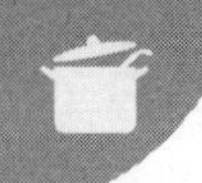

患者已接受治疗2年余，未出现既往反复发作和频繁感染状况，咯血痰未再发生，病情稳定，体重增加，生活质量明显提高，说明坚持以中医药理论为指导，大力在继承的基础上创新，这对提高中医药的新疗效，拓展新经验和新思路具有重要的现实意义。

[9] 洪广祥，王丽华. 论支气管扩张症的中医药治疗思路[J]. 中医药通报，2006，5（3）：14.

六、周仲瑛医案

陈某，女，65岁。

初诊：2013年3月7日。病史：有支气管扩张史8年。刻下症见：乏力，胸闷，两胁部有灼热感，吸气时疼痛，时有烦躁，脸有燥热，口干苦，大便偏干，食纳尚可。舌脉：苔薄黄而干，中有剥脱，舌质淡黯，脉细弦。

辨证：气阴两虚，瘀热伏肺。

治法：补益气阴，清热化瘀。

处方：

太子参 10g	麦冬 10g	五味子 5g	瓜蒌皮 10g
红花 5g	生甘草 5g	冬瓜仁 15g	生薏苡仁 20g
桃仁 10g	芦根 20g	白薇 10g	泽兰 10g
法半夏 6g	川黄连 3g	炒栀子 10g	炮山甲（先煎）10g

7剂，水煎服，每日1剂，分2次服用。

二诊：2013年3月14日。药服7剂后，大便得通，口干苦减轻，两胁部灼痛感也减，脸热也缓，烦躁仍有，舌脉同前，又予原方加用百合10g，知母10g，夏枯草10g，7剂，水煎服，每日1剂，分2次服用。

三诊：2013年3月21日。药后诸症均减，两胁部灼痛感已除，脸热烦躁、口干苦也缓，后又予原方加用山药15g，女贞子10g，7剂，巩固。

【评析】 本案既有乏力舌质淡、脉细等气虚之证，故方选用生脉散益气养阴；又有“两胁部有灼热感、吸气时疼痛，时有烦躁，脸有燥热，口干苦，大便偏干，苔薄黄而干，中有剥脱，舌质黯，脉弦”等瘀热之证，故用大黄、桃仁通下泄热化瘀，更用苇茎汤、瓜蒌散（瓜蒌皮、红花、甘草）、白薇煎（白薇、泽兰、炮山甲）清化瘀热、散瘀止痛，配合小陷胸意以泄热宽胸。后又据证加用栀子、夏枯草清肝解郁热，百合、知母润肺养心，山药、女贞子益肾扶正。诸药合用，共奏益气养阴、清化瘀热之功，俾气阴复，瘀热去，则诸症愈矣。

[10] 史锁芳. 应用国医大师周仲瑛教授瘀热学说肺系病临证感悟[J]. 中国中医药现代远程教育，2013，17（17）：113-114.

七、周平安医案

医案一

患者，女，60岁。

初诊：2010年12月13日。病史：支气管扩张病史40余年，2002年曾大咯血1次。其后反复发作，每年需住院1～2次。2007年开始服用中药后，发作程度减轻，每次发作服用抗炎药及中药即可控制症状，无须住院。本次发病9天余，恶寒，周身酸困，咳嗽，咳痰黄，量多呈脓样，咽干痒，口渴喜冷饮，低热，昨晚体温37.5℃，纳可，二便正常。舌脉：舌质黯红，苔白，脉滑数。

诊断：中医：咯血；

西医：支气管扩张。

辨证：痰热内蕴。

治法：清肺化痰。

处方：

鲜芦根30g　生薏苡仁30g　黄芩10g　金银花15g
金荞麦15g　蒲公英15g　野菊花10g　合欢皮60g
浙贝母10g　瓜蒌皮15g　桔梗6g　紫菀10g
天竺黄10g　生黄芪15g　赤芍15g　生甘草6g

14剂，水煎服。

莫西沙星每次0.4g，每日1次。药后症状明显缓解，发热消失，痰量减少，易咯出，色黄白相兼，上方去赤芍，加入炙枇杷叶 10g，14 剂。

【评析】 患者素有痰湿内阻，外感风寒后，由于正气不足，无力驱邪，表邪不解，故发病后 9 天仍有恶寒，周身不适。外邪入里化热，与素有痰湿相合，形成痰热内壅，故黄脓痰，量多，口渴喜冷饮食。治以清肺化痰为主，方用鲜芦根、生薏苡仁清热祛痰湿；金荞麦、野菊花、黄芩，合欢皮、金银花、蒲公英、赤芍清热凉血，解毒化痰；浙贝母、桔梗、天竺黄、瓜蒌、紫菀止咳化痰；生黄芪益气护表。药后热退痰减，去赤芍，加炙枇杷叶加强清肺止咳作用。

医案二

患者，男，57 岁。

初诊：2011 年 2 月 22 日。主诉：咳喘 20 余年。病史：患者 1976 年患肺结核，此后咳嗽，气喘，痰多 20 余年，当地医院诊为慢性支气管炎，支气管扩张。刻下症见：气短，早晚咳嗽明显，平素白痰为主，感染后黄痰，纳可，二便正常。小便次数多，后背憋闷感。舌脉：舌黯红，苔薄，脉细数。

诊断：中医：咳嗽；

西医：慢性支气管炎；

支气管扩张。

辨证：痰热蕴肺，气阴两虚。

治法：清热化痰，益气养阴。

处方：

生黄芪 20g	党参 15g	南沙参 15g	芦根 30g
白茅根 30g	桔梗 6g	浙贝母 9g	瓜蒌皮 15g
紫菀 10g	款冬花 10g	天竺黄 10g	黄芩 10g
金荞麦 15g	穿山龙 15g	石韦 15g	生甘草 6g

28 剂，水煎服。

二诊：药后气短，咳嗽减轻，早上咳白痰。上方减芦根、白茅根、穿山龙，加灵芝、红景天、紫苏子、半夏、橘红。继服 28 剂。

【评析】 患者有慢性支气管炎、支气管扩张病史多年，以咳嗽、痰多、气短、胸背憋闷为主，正虚与邪实同在，故治以扶正祛邪为主。方中生黄芪、党参、南沙参、生甘草益气滋阴扶正；芦根、白茅根、桔梗、浙贝母、瓜蒌皮、紫菀、款冬花、天竺黄、穿山龙、石韦止咳化痰通络；黄芩、金荞麦清肺祛热，方药对症，药后症减，二诊加强扶正及化痰之力，灵芝、红景天益气补肺，紫苏子、半夏、橘红温肺化痰，调理善后。

[11] 杨效华，崔启东，焦扬．周平安教授辨证治疗支气管扩张的经验[J]．环球中医药，2011，4(4)：299-300.

八、吴银根医案

医案一

张某，女，45岁。

初诊： 2016年1月5日。病史：支气管扩张病史5年，每年冬天反复咳嗽、咳痰，痰色黄白相兼，偶有痰血、咯血，胸部胀满、烦躁，呼吸欠畅，既往有鼻炎病史。舌脉：舌红苔薄黄且中间裂，脉弦缓。

诊断： 中医：咳嗽；

西医：支气管扩张。

辨证： 痰热肝火。

治法： 清肺化痰，凉肝泻火。

处方：

蒲公英 30g	鬼针草 30g	黄芩 15g	紫花地丁 30g
黄连 3g	鱼腥草 30g	柴胡 15g	法半夏 15g
侧柏叶 30g	炒栀子 9g	青黛 9g	胡颓子叶 15g
金荞麦 30g	黄荆子 30g	甘草 6g	

二诊： 咳嗽较前好转，痰多、色黄或白，偶有痰血，胸闷好转，舌红苔薄白中间裂、脉弦细。守上方基础上减青黛、炒栀子，加水牛角 15g，生地黄 24g，牡丹皮 9g。

三诊至七诊：咳嗽减少，偶有少量血丝痰，胸闷好转，舌红苔薄白、脉细缓。守清肺凉肝之治，并逐渐增加补气养阴药如太子参、桑寄生、桑椹、女贞子、墨旱莲等。随访患者坚持服用中药半年余，咳嗽、咯血丝痰基本控制。

【评析】 沈金鳌《杂病源流犀烛》云：“诸血，火病也。”《济生方·吐衄》曰：“夫血之妄行也，未有不因热之所发。盖血得热则淖溢，血气俱热。”因此，首方中在清痰火、凉血止血的基础上，加用青黛、炒栀子等清肝火的药物。吴银根认为，青黛配炒栀子清肝之力尤强，是肺热咯血、清热解毒的必备之品。鬼针草，味苦、性微寒，归肝、肺、大肠经，具有清热解毒、止血止泻、散瘀消肿的作用，与蒲公英、紫花地丁、黄芩共奏清肺热之功；胡颓子叶为胡颓子科植物胡颓子的叶，味酸、微温，归肺经，可温肺敛肺、下气长于平喘，与金荞麦、黄荆子合用增强止咳化痰的作用。所谓“瘀血不祛，新血不生”，可给予赤芍、牡丹皮、当归等祛瘀不伤正、和营止血之品。而支气管扩张的本虚是阴虚为主，故在咯血控制后还需养阴固本兼顾气虚。因此，后期调养中还应加入太子参、桑寄生、女贞子、墨旱莲等补气养阴之品，以巩固治疗。

医案二

陈某，男，48岁。

初诊：2016年5月10日。主诉：咳吐黄痰反复发作半年余。病史：患者反复咳黄痰，有支气管扩张半年余，无咯血，无发热，痰培养提示铜绿假单胞菌感染。目前仍咳嗽，痰多黄黏稠，胸背部疼痛，乏力气短，出汗纳差，二便正常，夜寐一般。舌脉：舌红苔薄脉弦细。

诊断：中医：咳嗽；

西医：支气管扩张。

辨证：痰热壅肺，气阴两虚。

治法：清热化痰，益气养阴。

处方：

紫草30g　青黛9g　炒栀子15g　紫花地丁30g

紫菀 15g	黄芩 15g	桑白皮 30g	黄连 3g
川贝母 3g	前胡 15g	法半夏 15g	鬼针草 30g
田三七 6g	党参 15g	黄芪 24g	甘草 9g

二诊：服用上方后咳嗽有黄痰易咯出，胸背部疼痛好转，乏力盗汗，舌红苔薄脉弦细。守上方去青黛、炒栀子，加水牛角 12g，地骨皮 30g，浮小麦 30g，碧桃干 30g，麻黄根 30g，青蒿 15g。

三诊：服用上方后出汗症状明显缓解，偶有咳嗽，咳痰减少，痰色浅黄，胸痛、胸闷症状明显好转，乏力症状减轻，舌红苔薄脉弦细。守二诊方基础上加女贞子 15g，桑葚 30g。

【评析】 吴银根认为支气管扩张合并铜绿假单胞菌感染，急性期可以三紫汤配合清热、祛风、软坚之品。本方以紫草、紫花地丁、紫菀、鬼针草、川贝母为主方清肺热、化痰结；青黛、炒栀子泻肝火；吴银根认为胸痛则是痰瘀或瘀热互结的表现，因此主方中加入黄连、黄芩、法半夏、田三七等清热化痰祛瘀药物；支气管扩张合并铜绿假单胞菌最易感受外邪，外邪理宜宣散，但恐宣散之剂扰动出血，因此给予桑白皮、前胡肃肺降气之品达之；患者气短、乏力、汗出，久病致气阴两伤，加入党参、黄芪等健脾益肺以治其本。二诊时守前法不变，因患者盗汗、灼热感加重，给予水牛角增强凉血解毒之效；地骨皮、碧桃干、麻黄根、浮小麦、青蒿等清肺降火、收敛止汗之品。三诊患者病情已基本控制且稳定，但该病易反复，后期还能可出现血虚、精虚，因此方中加入女贞子、桑葚等补血填精之品。

[12]程雪，方泓，吴银根.吴银根治疗支气管扩张诊疗思路与用药特色[J].中国中医基础医学杂志，2018，24（2）：267-268.

医案三

蔡某，女，61 岁。

初诊：2000 年 10 月 10 日。病史：自 1997 年 5 月起低热，体温 37.5℃左右，已反复发作 3 年余。于上海某医院明确诊断为两下肺支气管扩张。曾反复用抗生素治疗，疗效欠佳。刻下症见：午后发热，体温波动在 38 ~ 39℃，咳嗽时作，咳黄脓痰，量较多，咯吐尚畅，无畏寒、汗出，伴倦怠乏力，口干，胃纳尚可，二便尚调，夜寐欠安。舌脉：舌红，苔薄，脉弦滑数。外院痰培养示：铜绿假单胞菌生长。

诊断：中医：肺痈；

西医：两下肺支气管扩张。

辨证：气阴两虚，风热内扰。

治法：急则治其标，先以清热祛风为主，益气养阴为辅。

处方：

半枝莲 30g　蒲公英 30g　全蝎 3g　白花蛇舌草 30g
银柴胡 15g　竹叶 15g　紫花地丁 30g　青蒿（后下）15g
紫草 30g　知母 10g　黄柏 10g　蜈蚣 3g
秦艽 15g　柴胡 10g　芦根 30g　甘草 10g

以上方为基础方服用 1 个月后，体温基本控制，偶于感冒时出现低热，体温在 37.2 ~ 37.8℃，黄脓痰有所减少，咳嗽如前，口干，咽燥，舌红，苔少，脉细。此时当扶正祛邪兼顾。

处方：

柴胡 10g　银柴胡 15g　知母 10g　黄柏 10g
生地黄 20g　麦冬 15g　川石斛 30g　何首乌 15g
黄精 15g　秦艽 15g　虎杖 10g　青蒿（后下）15g
扁豆 10g

以上方为基础方服用 2 月余后，咳嗽、咳黄痰已明显减少，且色亦淡，仍有倦怠乏力，时有畏寒，足冷，少腹痞满，舌淡，苔薄，脉细缓。在上方基础上减知母、黄柏，加党参 30g，黄芪 20g，鸡内金 6g，神曲 10g，陈皮 6g，淫羊藿 30g，巴戟天 30g。服用 1 月余后症情稳定，痰培养示草绿色链球菌、奈瑟双球菌。

【评析】　在支气管扩张急性期，吴银根常以三紫汤（紫草、紫花地丁、紫菀）配合清热、祛风、软坚之品治疗。清热之品选用桑白皮、黄芩、鱼腥草、白花蛇舌草、半枝莲、了哥王、虎杖等；祛风药选用全蝎、蜈蚣、地龙等搜内风之药，或酌加蝉蜕、僵蚕等祛外风之品；软坚药如夏枯草、玄参、牡蛎等。缓解期的治疗，在于分清脏腑的气血亏虚，结合余邪之轻重而选方用药，治宜调理五脏，补益肝肾，兼清余邪。“虚则补之”，但补法有峻补、平补、温补、清补、消补、通补等之异，鉴于本病大多病程较长，正气日衰，难用峻补以图速功，故吴银根多采用平补之法，选用性味平和之药，缓以图功。正如冯兆张所言：“病属于虚，宜治以缓……久病者，阴阳渐入，扶元养正，宜用其平。”吴银根遣方用药，多以气血阴阳为纲，结合脏腑辨证，如气虚补肺脾，药用党参、黄芪、白术、黄精、山药等；血虚补心脾，药用当归、熟地黄、阿胶、白芍等；阴虚补肝肾，药用熟地黄、麦冬、南沙参、北沙参、山茱萸、枸杞子、女贞子、何首乌等；阳虚补脾肾，药用淫羊藿、肉苁蓉、菟丝子、补骨脂、巴戟天等。但补药多为呆滞之品，需配伍灵动走窜之品方妙，即为通补之法，借其流通之力，以行补药之滞，而使补药之力愈大，可加入陈皮、枳实、紫苏子、枇杷叶等行气药等。清除余邪之药仍应适当兼治。

[13] 张天嵩，张英兰，李欣．吴银根论辨治支气管扩张症四要素[J]．上海中医药杂志，2006，40（5）：13-14.

九、张兆元医案

马某，男，73岁。

初诊：2015年11月3日。主诉：反复咳嗽、咳痰、咯血20余年。病史：曾于北京某医院诊断为支气管扩张，肺大疱。患者咳嗽，咳痰色白，偶有痰结成块，痰中有血丝，甚则咯血，多则可达100mL左右，近日频频咳痰，咯血每日至少三大口。自汗，纳差，不能饮冷，眠差，大便干结，3日一行。舌脉：舌黯红，边有瘀斑，苔腻，脉细涩。

诊断：中医：咳嗽；

西医：支气管扩张。

辨证：痰瘀蕴肺。

治法：活血化痰止咳。

处方：桂枝茯苓丸合苓甘五味姜辛半夏汤加减。

桂枝 15g	茯苓 25g	牡丹皮 10g	赤芍 10g
桃仁 10g	五味子 10g	干姜 15g	细辛 3g
清半夏 10g	冬瓜子 30g	金荞麦 30g	桔梗 15g
甘草 6g	三七粉（冲服）6g		

7剂，水煎服，每日1剂。

二诊：2015年11月10日。患者服上方7剂后，诸症明显改善。继服上方加减3个月，患者咯血已止，已有1个月未再咯血，咳痰量较前明显减少，偶有晨起咳痰。继续调理加减，2日服药1剂，渐减至3日服药1剂，用药1年余，期间偶有少量咳痰，未再发咯血。

【评析】 本案患者支气管扩张诊断明确，病史20余年，反复咳嗽、咳痰、咯血。痰阻于肺故见频频咳痰，色白，偶有痰结成块，舌苔腻。瘀血阻肺，故见痰中有血丝，咯血，舌黯红，边有瘀斑，脉细涩。辨证属于痰瘀蕴肺，治疗当以活血化痰止咳。桂枝茯苓丸虽然原为妊娠宿有癥瘕以致漏下不止而设，但辨证属于血瘀内阻之证，皆可辨证使用。对于肺络瘀阻者可具活血化瘀通络之功。现代多项药理学研究也表明，桂枝具有抗炎解热、抗病原微生物作用；茯苓具有抗炎、利尿作用；桃仁可改善血液流变学状态及血流动力学；赤芍可抗血小板聚集、抗炎等；牡丹皮消炎、利尿；桂枝茯苓丸全方有降低全血黏度、降低血小板聚集、抗炎等作用。另外，桂枝茯苓也可辨证应用于各类呼吸系统疾病，如我国经方大家胡希恕教授，将桂枝茯苓丸合大柴胡汤辨证应用于支气管哮喘，效果卓著；也有临床报道可见该方可辨证应用于肿瘤患者感染后咳嗽、慢性肺部感染、慢性肺源性心脏病等，皆取得良好的效果。苓甘五味姜辛半夏汤，见于《金匮要略》，该方温肺化饮，主治脾阳不足，寒从中生，聚湿成饮，寒饮犯肺所致的咳喘。方中干姜温肺散寒化饮，温运脾阳化湿。细辛，以其辛散之性，温肺散寒饮；茯苓健脾渗湿，化饮利水；五味子敛肺止咳，与干姜、细辛相伍，一温一散一敛，甘草和中调药。桂枝茯苓丸与苓甘五味姜辛半夏汤合用，共奏活血化痰止咳之效。

［14］朱婷婷，宋彦洁，王丽彦，等.名老中医张兆元应用桂枝茯苓丸经验举隅［J］.中国当代医药，2017，24（27）：82-85.

十、邵长荣医案

陈某，男，52岁。

初诊：1997年9月17日。主诉：反复咳嗽、咳痰20余年。病史：支气管扩张史20余年，每于气候变化时发病，咳嗽，咳吐黄脓痰，有时为绿痰，痰量多，常因伴发热而多次住院治疗。近因气候转凉引发，刻下症见：咳嗽气促，咳痰黄脓，伴发热，体温达38℃，胸胁不舒，口干口苦，头昏目糊，大便干结。舌脉：舌红，苔黄腻，脉弦滑数。检查：两肺呼吸音降低，闻及湿啰音及胸膜摩擦音。X线胸片示两侧肺纹理粗乱，尤以右下肺为甚，伴网状阴影。

诊断：中医：肺痈；

西医：支气管扩张。

辨证：痰热壅肺，肝气失疏。

治法：清肺疏肝化痰。

处方：

鹿衔草18g	黄芩18g	白芍18g	赤芍18g
白茅根30g	芦根30g	半边莲30g	野荞麦根30g
柴胡9g	前胡9g	桃仁9g	鼠曲草12g
陈皮9g	姜半夏9g	川楝子9g	广郁金9g
生大黄9g			

7剂。医嘱忌食生冷辛辣之品。

二诊：9月24日。服上方后，咳嗽气促明显减少，热退，但黄痰仍多，苔薄黄腻，脉细滑。继用原方加鱼腥草12g，蒲公英12g，六月雪15g，重楼9g，败酱草9g，14剂。

三诊：10月8日。咳嗽、咳痰大减，胸胁也舒，精神欠爽，苔薄腻，脉细滑。

原方去半边莲、白茅根、芦根、川楝子、广郁金，加苍术 12g，白术 12g，薏苡仁 12g，28 剂。

药后诸症告愈，继用玉屏风散合六君子汤调理半年，随访 1 年未发。

【评析】 邵长荣认为支气管扩张是由痰热壅遏于肺所致，肺与大肠相表里，腑气不通，胃肠之热熏蒸于上，痰热壅肺不解，肺失宣肃而致咳痰不止。鹿衔草为一祛风湿药，民间多用于肺热咯血，邵长荣用此药合大剂量黄芩，取其清肺凉血之功，再配重楼、鱼腥草、败酱草、鼠曲草增强清肺泄热化脓痰作用，加入桃仁、生大黄润肠通腑。伴有鼻塞流黄涕时，加用辛夷、苍耳子、路路通开窍通鼻。肺部感染基本控制后，治以健脾化湿为主，治病求本。邵长荣常用二陈平胃散加黄芪，培土生金，健脾化湿祛痰，使元气恢复，邪不再侵。

对于支气管扩张咯血，邵长荣认为：除了因疲劳、用力过度引发外，还与其情绪抑郁或性情急躁有关。木火邢金，灼伤肺络，而出现咯血如涌的肝火炽盛和邪火迫肺之见证，治疗应平肝清火为先，以阻止病情发展。取柴胡、平地木、白芍、牡丹皮、夏枯草、野菊花等药平肝清火，火降则血自宁静，气顺血自归经；配炒蒲黄、茜草、炒藕节以增强止血之功。对于少量咯血长期不愈的患者，邵长荣认为有瘀血存在，治疗要在平肝清火的基础上加入川芎活血祛瘀，往往起到相辅相成的作用。

[15] 夏以琳 . 邵长荣治疗支气管扩张验案举隅 [J] . 安徽中医临床杂志，1997，9（2）：62.

十一、王会仍医案

唐某，男，29 岁。

初诊：2000 年 10 月 27 日。病史：诉反复咳嗽、咳痰、痰中带血 10 余年，每于劳累或感冒后发作，胸部 X 线片示支气管扩张。多方医治效果不显。现因感冒后咳嗽复发半月余，咳痰黏稠，痰色深黄，并夹有痰血，伴咽痒，黄浊涕，神疲乏力。舌脉：舌质红、苔薄黄，脉弦滑。

诊断：中医：咯血；

西医：支气管扩张。

辨证：久病伤阴，复感外邪，邪郁化热，痰热蕴肺。

治法：养阴清热，化痰凉血。

处方：

南沙参 15g	北沙参 15g	重楼 15g	炙桑白皮 15g
鼠曲草 15g	苦杏仁 10g	蝉蜕 10g	辛夷 10g
鱼腥草 30g	白茅根 30g	黄芩 12g	野荞麦根 30g
浙贝母 20g	仙鹤草 30g	前胡 12g	白花蛇舌草 30g
甘草 6g			

水煎服，每日 1 剂。

7 剂后咳嗽、咳痰明显减轻，痰血、咽痒多涕等症消失，上方去仙鹤草、蝉蜕、辛夷，加太子参 20g，绞股蓝 15g，鲜石斛 30g，增强养阴润肺之功。连服 1 个月病情基本控制，诸症皆除。嘱避风寒、慎起居、禁食辛辣刺激之品，并于每年秋季服用滋阴润肺为主的膏方调养。随访 2 年未复发。

【评析】 肺为娇脏，喜润恶燥。支气管扩张多由感受外邪日久不愈，邪气留于肺中，郁久化热，煎熬肺中津液，致津亏液耗，阴虚火旺，灼伤肺络，迫血外溢而致。王会仍根据前人之经验并结合自己多年的临床经验，认为本病是由病程迁延，久病伤阴，肺肾阴虚，阴无所制，虚火上炎所致。因此，阴虚为本，补阴之不足是治疗本病的关键。方中沙参养阴生津，润肺止咳，北沙参力强，南沙参力弱，二者伍用养阴生津、润肺止咳力倍增。同时感染是导致支气管扩张反复发作、迁延不愈的主要原因之一，因此，抗感染是治疗支气管扩张的主要方法，应贯穿于治疗的整个过程。方中选用鱼腥草、野荞麦根、白花蛇舌草等清热解毒、排痰化瘀之品。诸药经现代药理学研究证实均有很好的抑菌、抗炎、抗感染的作用。选用上药滋阴药配伍应用，标本兼治，养阴清热、化痰排脓功效倍增。

[16] 夏永良．王会仍老师治疗支气管扩张经验介绍［J］．新中医，2003，35（10）：7-8.

十二、赵昌基医案

向某，男，28岁。

初诊：1998年5月。刻下症见：胸闷，咽中不适，每日咯血数次，量为100～200mL，伴自汗、盗汗、口干、大便干燥、面色红。舌脉：脉细数有力，舌质红苔少。

诊断：中医：咯血；

西医：支气管扩张。

辨证：气阴两伤，火热灼肺。

治法：益气养阴，止血泻火通便。

处方：百合固金汤合三黄汤。

黄芪 15g	百合 20g	生地黄 30g	阿胶（烊化兑服）15g
当归 10g	黄芩 9g	黄连 6g	蛤粉（包煎）10g
大黄 10g	白及 15g	青黛 10g	田七粉（冲服）6g

二诊：服上方2剂后，咯血止，阴虚仍存，改用六味地黄汤加味，服3剂后痊愈。

【评析】 支气管扩张咯血，病机属气阴两虚，火热灼伤血络，故用百合固金汤合三黄汤加田七粉补气益阴，清热润肺止血。前人有云："田七粉为止血而不留瘀血之良药。"

［17］赵晓琴.赵昌基临床经验与学术研究［M］.北京：中医古籍出版社，2006.

十三、戴裕光医案

黄某，男，69岁。

初诊：2004年4月2日。主诉：反复咳嗽，咯血20余年，复发加重20天。病史：患者20年前受凉后出现咳嗽，咳痰黄稠，胸痛，咯血约20mL，色鲜红，在当地医院住院，诊断为支气管扩张，经抗感染、止血治疗后缓解。随后每因受凉咳嗽后诱发咯血，多次去医院住院治疗，病情迁延不愈。患者糖尿病史5年，平时服用降糖药控制血糖。20天前患者又因受凉咳嗽，咳稠痰量多，咯血，色鲜红，约50mL，收入我院呼吸科，经抗感染、止血治疗，咯血无明显缓解。现为进一步治疗请中医科会诊。刻下症见：咳嗽、咯血块，色红，纳可，二便调，无口干及腰痛。舌脉：舌红，苔根苔腻，脉沉，左脉弦。检查：血压120/70mmHg，神志清晰，面色无华，形体略瘦，双肺呼吸音粗，肺底闻及湿啰音；心率84次/分，律齐，双下肢无水肿；X线胸片示支气管扩张。

诊断：中医：咯血；

西医：支气管扩张，肺部感染，糖尿病。

辨证：肝火刑金。

治法：降气止咳化痰，凉血止血。

处方：犀角地黄汤合泻白散加减。

生地黄24g	赤芍12g	牡丹皮9g	女贞子12g
墨旱莲12g	侧柏叶12g	柴胡4g	白茅根24g
紫苏子12g	桑寄生15g	胆南星12g	地骨皮12g
怀牛膝15g	地榆12g	荆芥9g	

6剂。每日1剂，水煎服。

二诊：2004年4月8日。服上方后未咯血块，痰中尚有小量血丝，色鲜红，脉小弦。前方以凉血为主，重在治肝，现在加强清肺泄火，并用炭药，去其升提之品柴胡，“血得热则行，得寒则凝”，并且加入炭类药物，使得“血见黑则止”。

处方：

生地黄30g	赤芍12g	牡丹皮9g	制大黄6g
黄芩9g	女贞子12g	桔梗4g	代赭石（先煎）15g
侧柏叶12g	白茅根30g	怀牛膝9g	旋覆花（包煎）12g
泽泻12g	枇杷叶15g	款冬花12g	川贝母6g
茜草12g	甘草3g	血余炭10g	藕节炭10g

7剂。每日1剂，水煎服。

三诊：2004年4月13日。咯血已完全停止，痰仍较多，纳可，眠可，二便

调，舌苔腻厚，脉小弦。服前药见效，继以清肺凉血止血巩固疗效。

处方：

生地黄 30g	赤芍 15g	白茅根 20g	旋覆花（包煎）12g
牡丹皮 9g	党参 9g	侧柏叶 12g	代赭石（先煎）15g
怀牛膝 12g	制大黄 4g	紫菀 12g	茜草 15g
川贝母 6g	枇杷叶 15g	瓜蒌皮 12g	枳壳 6g
竹茹 12g	血余炭 10g	藕节炭 10g	

6 剂。每日 1 剂，水煎服。

四诊：2004 年 4 月 20 日。未见咯血，咽中有痰，大便日二行，腹部肠鸣，胸闷有减，舌腻，脉沉弦。春天肝旺，木克金，木亦克土致脾虚，“脾为生痰之源，肺为贮痰之器”，拟二陈汤合旋覆代赭汤加减，以健脾化痰。

处方：

茯苓 15g	制半夏 12g	陈皮 9g	旋覆花（包煎）12g
党参 15g	苍术 15g	川厚朴 9g	代赭石（先煎）15g
益智仁 10g	甘草 6g	黄芩 6g	淡干姜 4g
栀子 6g	侧柏叶 12g	白茅根 20g	怀牛膝 12g
制大黄 4g	紫菀 12g	茜草 15g	枇杷叶 15g
大枣 12g	薏苡仁 12g	川黄连 3g	

6 剂。每日 1 剂。水煎服。

五诊：2004 年 4 月 27 日。患者仍未见咯血，痰也减少，大便日二行，舌根腻苔亦减少，左脉稍大。平肝即降气，降气即降火，运脾即运湿，除湿即化痰，继续清肝平肝，化痰运脾。

处方：

胆南星 12g	青黛 6g	黄芩 6g	代赭石（先煎）15g
陈皮 6g	茯苓 12g	制半夏 12g	旋覆花（包煎）12g
川黄连 3g	薏苡仁 12g	栀子 6g	玄参 9g
枇杷叶 15g	川厚朴 9g	甘草 4g	炮姜 4g

桔梗 6g	麦冬 10g	泽泻 12g	

6 剂。每日 1 剂，水煎服。

六诊：2004 年 5 月 9 日。患者查空腹血糖为 4.3mmol/L，舌红，脉沉弦。患者素罹消渴，耗伤气阴，津涸热淫，加之年老，肺肾俱虚，拟加百合固金汤加减养阴固本。

处方：

胆南星 12g	百合 15g	生地黄 12g	代赭石（先煎）15g
玄参 12g	熟地黄 12g	川贝母 6g	桔梗 6g
枇杷叶 15g	栀子 6g	制大黄 4g	竹茹 12g
黄芩 9g	白茅根 15g	地骨皮 12g	葶苈子（包煎）15g
枳壳 6g	百部 12g		

6 剂。每日 1 剂，水煎服。

七诊：2004 年 5 月 14 日。咯血已止，纳可，眠可，二便调，舌淡红，苔薄腻，脉沉弦。但因年老，肺肾俱虚，今缓则治其本，以培补肺肾之阴为主，上方不变。

【评析】 咯血是指血从肺内而来，经气道咳嗽而出，或痰中带有血丝，或痰血相兼，或纯血鲜红，间夹泡沫均称为咯血。其致病原因或为感受外邪，或饮酒过多，或嗜食辛辣厚味，或情志过极，五志化火，或劳倦过度，或久病热病之后，总因肺络受伤所致。对于血证的辨治，首先针对引起出血的病因，其次应辨清出血的部位及脏腑病位；再者辨清证候的虚实，分清实热、阴虚、气虚的不同。归纳其治法为治火、治气、治血 3 个方面。辨证施治时，根据中医因人、因时、因地辨证的原则，因为现正处春天，春天木气生发，肝主升、主运、主春，肝木侮金，加之患者素罹消渴，阴虚阳亢，血热内动，损伤肺络，首先选用清热凉血的犀角地黄汤、泻白散清泻肺热；方中生地黄滋阴清热，凉血；赤芍、牡丹皮清热凉血；制大黄清热凉血，止血；黄芩清泄肺热；代赭石、旋覆花平肝降逆；侧柏叶、白茅根、茜草凉血，止血；枇杷叶、款冬花、桔梗、川贝母宣肺清化热痰；女贞子、怀牛膝滋阴；血余炭收敛止血；泽泻引热下行；甘草调和诸药。

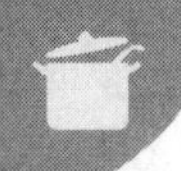

病情缓解后，四诊选用二陈汤和旋覆代赭汤健脾化痰；方中代赭石、旋覆花平肝降逆；制半夏、陈皮燥湿化痰；苍术、茯苓、薏苡仁健脾除湿；淡干姜、党参、大枣、甘草、益智仁益气健脾；黄芩、栀子清泄肺热；侧柏叶、茜草、枇杷叶、白茅根凉血，止血；怀牛膝滋阴，引热下行；制大黄清热凉血，止血；川厚朴、紫菀宣肺降气；川黄连清热燥湿。六诊加入百合固金汤与二至丸，滋阴补肺肾。方中胆南星、枇杷叶、竹茹、川贝母清化热痰；代赭石平肝降逆；熟地黄、百合、生地黄滋补肺肾，养阴生津；地骨皮、玄参清热散结；枳壳、百部、桔梗宣肺降气；制大黄清热凉血，止血；葶苈子泄肺；栀子、黄芩清泄肺热；白茅根清热凉血，止血；在治疗中，先侧重清肝火，后注重于清肺热，兼清痰热，而且肝气太过，不仅反侮肺金，而且克乘脾土，有“脾为生痰之源，肺为贮藏之器。”疏肝即为健脾，脾胃运化正常，痰浊无由内生，肺气宣发肃降正常，咯血自然停止。

［18］戴裕光.戴裕光医案医话集［M］.北京：学苑出版社，2006.

十四、周贤良医案

朱某，男，29岁。

初诊：1989年4月28日。主诉：咳喘、咯血4年。患者4年来长期咳嗽，痰中带血或咳吐鲜血。X线胸片示支气管扩张。西药服用至今，症状有增无减。近来纳少面白，神惫懒言，咳嗽痰多，痰色黄，痰中带血，大便溏薄。舌脉：舌体胖舌质红，苔微黄腻，脉濡带数。

诊断：中医：咯血；

西医：支气管扩张。

辨证：土不生金，脾肺俱虚，以致气虚不摄，血溢肺络。脾虚生痰，上贮于肺，蕴久化热，痰热相结，阻塞气道。

治法：培土生金，清肺化痰，通络化瘀。

处方：

炒党参30g　枇杷叶10g　花蕊石15g　阿胶（烊化兑服）10g

炒白术 20g　　仙鹤草 30g　　云苓 15g　　南北沙参各 15g
川贝母 6g　　甘草 3g　　枯芩炭 10g　　参三七粉（冲服）3g
白及粉（分冲）6g

守前方略作增损进服 50 剂，咯血渐止，咳喘亦平，食欲旺，面色华，精神佳。随访至今，旧恙未再发作。

【评析】 清·汪昂谓“治实火之血，顺气为先；治虚火之血，养正为要”。唐容川也说：“凡治血者，必先以祛瘀为要。”前贤之论，均有奥义。本例患者年虽少壮，但咯血多年，脾肺气虚，痰、热、瘀胶结为患，虚实互见，证情错杂。故周贤良将补虚消痰清肺化瘀止血诸法融于一方，而补养取其冲和，无壅腻之弊；清化取其平正，无克削之嫌；组方周致，药性轻灵，抓住斡旋中宫这一关键，使生气复苏，土旺生金，沉疴宿恙，竟获痊愈。

［19］董建华，王永炎．中国现代名中医医案精华四［M］．北京：北京出版社，2002.

十五、谢海洲医案

李某，女，29 岁。

初诊：1989 年 9 月 25 日。主诉：反复咯血 10 余年，近半年加重。病史：患者 10 余年前因着凉后出现咳嗽，咯血，胸闷，气短。以后每因外感咯血发作，曾在多家医院诊断为支气管扩张，右下叶肺不张。近半年因上感咯血加重，多次服用抗炎止血药，效不显。刻下症见：患者咳嗽，咯血量多，其色鲜红，咳痰清晨为甚，痰色黄白相兼，质黏稠，易咳出，有时咯血，伴有气短懒言，倦怠无力，潮热盗汗，手足心热。望其色，面部萎黄两颧潮红，目光无神，形体消瘦；闻其声，语音、咳声低微。舌脉：舌质黯，苔薄白黄，寸关沉细数，尺弱。

诊断：中医：咯血；
　　西医：支气管扩张，右下叶肺不张。

辨证：肺阴不足。

治法：养阴生津，益肺止血。

处方：百合固金汤加减。

百合 12g　北沙参 15g　玄参 15g　川贝母 9g
桔梗 12g　生地黄 15g　天冬 9g　麦冬 9g
枇杷叶 12g　炙甘草 6g　白芍 12g　鱼腥草 15g
当归 12g　凤凰衣 9g　仙鹤草 30g　阿胶（烊化冲服）9g

7 剂，水煎服，每日 1 剂。

二诊：10 月 5 日。患者诸症同前，咯血未减，气短喘促，倦怠懒言，脉沉细。阴虚内热未减，气虚之象已显，宗前方加益气补肺之品。

处方：

百合 20g　北沙参 15g　玄参 15g　川贝母 9g
桔梗 12g　生地黄 15g　天冬 9g　麦冬 9g
枇杷叶 12g　炙甘草 6g　白芍 12g　鱼腥草 15g
当归 12g　凤凰衣 9g　仙鹤草 30g　阿胶（烊化冲服）9g
太子参 15g　生黄芪 12g　五味子 6g　三七粉（分冲）3g
百部 9g

14 剂，水煎服，每日 1 剂。

三诊：10 月 21 日。迭进 14 剂，患者咯血未止，血色紫黯，咳嗽、咳痰，胸闷气短憋气，口干咽燥，潮热盗汗，唇青舌黯，边有瘀点，脉沉细数。一派瘀血征象，化瘀为先。化瘀利肺，金水相生，前方调以散瘀之药。

处方：

三棱 6g　莪术 5g　桃仁 9g　三七粉（分冲）3g
百合 12g　玄参 15g　桔梗 12g　川贝母 9g
生地黄 9g　熟地黄 9g　炙甘草 9g　鱼腥草 15g
阿胶珠 9g　功劳叶 15g　太子参 9g

7 剂，水煎服，每日 1 剂。

四诊：10 月 30 日。药进 7 剂，患者血止咳轻，微感胸闷气短，口干咽燥，唇红，舌淡黯，苔薄白。以补肺纳气，滋阴止咳之剂，调理善后。随访 1 年，咯血未作。

【评析】 本案患者属气阴两虚。首诊选用百合固金汤加减，以润肺止咳，益气化痰，补肺止血，但药后平平，咯血未止。二诊气虚之象已显，宗前方加益气补肺之品。三诊遵缪仲淳所云："治吐血有三诀，宜行血不宜止血。血不循经络者，气逆上壅也，行血则血循经络，不止自止。"其方药以活血化瘀为主，行血以止血。方中三棱长于破血中之气，莪术善于破气中之血，二药相须配对，破血祛瘀，行积消积之力更雄；桃仁有破血祛瘀，润燥滑肠之功，其质沉降，长于破脏腑瘀血，益母草辛开苦降，专入血分，能行瘀血，散恶血，生新血，行血而不伤新血，养血而不留瘀滞，两药合用破瘀血，生新血，破血而不伤血，有祛瘀生新之功；三七甘温微苦，为止血化瘀之佳品，且止血而不留瘀。与祛瘀诸药同用，既增强活血化瘀功能，又有止血作用；阿胶为补血止血之良药，又能益肺气，滋肺阴，润肺燥，仙鹤草收敛止血，能敛能涩，行中有收，尤以敛血溢，涩血络，理血滞为其见长，二药配对养血补虚生血之力增强；鱼腥草、功劳叶伍用，增强清热泻火解毒功效；熟地黄、生地黄、玄参三药组合为用，滋阴清热以凉血；太子参、百合、川贝母三药益气生津以润肺，养阴化痰以止咳；桔梗既升且降，可为诸药舟楫，载之上浮，具有引药入肺之功。炙甘草补中益气，祛痰止咳，调和药性。二药合用，增强补肺祛痰、止咳之力。诸药合用，共奏化瘀止血，滋阴清热，化痰止咳之功，而获显效。病属本虚，然又多次服用止血之品，加之前有肝气郁结之因，瘀血之象显现，瘀浊阻滞为其标，故宗急则治标之法获显效，后拟益气养阴固其本，调理善后。

[20] 高荣林，姜在旸．中国中医研究院广安门医院·专家医案精选［M］．北京：金盾出版社，2005.

十六、沈绍功医案

王某，女，52岁。

初诊：2004年4月10日。病史：反复咳嗽、咳痰5年，每遇感冒症状加重，痰量较多。1个月前出现痰中带血，血色鲜红，但量不多，于某医院检查肺

部CT，诊断为右下肺支气管扩张，予“安络血”等药物口服后，咯血止。2天前因进食辛辣刺激食物复发，痰中带血，色鲜红，量较多，无胸闷气短，大便干燥。舌脉：舌质红，苔黄腻，脉弦滑。检查：右下肺可闻及少量湿啰音，心率78次/分，律齐，X线胸片示右下肺纹理粗乱。

诊断：中医：咯血；

西医：支气管扩张。

辨证：痰热内蕴，灼伤肺络。

治法：清热祛痰，凉血止血。

处方：《备急千金要方》苇茎汤加味。

芦根15g　桃仁10g　生薏苡仁10g　冬瓜仁10g

牡丹皮10g　野菊花10g　仙鹤草10g　黄芩炭10g

桑白皮10g　白茅根10g　全瓜蒌30g

上方每日1剂，水煎分2次加云南白药1g冲服。连用7天后，咯血止，唯痰多易咯。去云南白药，原方加鱼腥草水煎服，每日1剂。再服7剂后，痰除血止。此后每遇痰中带血时，即服上方，1次10剂左右即止。

【评析】　本案咯血，血色鲜红，证属痰热内蕴，以“苇茎汤”为主方，清热祛痰；加桑白皮、野菊花清肺热，肺与大肠相表里，故以全瓜蒌通腑助泻肺热；黄芩炭既清肺火又可止血，合用云南白药止血而不留瘀；鱼腥草为清肺祛痰之要药。此方若用鲜芦根60g捣汁兑服效果更佳。沈绍功止咯血，多以祛痰为先，痰浊热化居多，故以清化痰热为主法，辅以通腑泄热，特别用黄芩炭既清肺热又止肺血，一举两得。

[21]韩学杰，李成卫．沈绍功验案精选[M]．北京：学苑出版社，2006.

十七、高辉远医案

杨某，女，40岁。

病史：慢性咳嗽已10余年，以往偶有痰中带血。近2年反复发作，每发则发热恶寒，汗出热不退，咳大量脓性痰或呈绿色，伴有咯血，必须用抗生素，仅可暂时控制。2 年之内，中西药未停，不仅脓痰不止，而且体质愈虚，食欲减退。舌脉：脉浮滑而数，舌质嫩红，苔黄腻。

诊断：中医：咯血；

西医：支气管扩张合并铜绿假单胞菌感染。

辨证：阴虚肺热，络脉损伤。

治法：养阴清热，益损止血。

处方：

生地黄 10g　人参 10g　茯苓 10g　黄芪 10g
炙甘草 5g　百合 10g　山药 10g　生薏苡仁 15g
虎杖 10g　侧柏炭 10g　蜂蜜 15g　阿胶珠（烊化冲服）10g

服 14 剂，热退汗止。再服 14 剂，脓痰明显减少，亦不咯血。坚持原方治疗 5 个月，痰培养铜绿假单胞菌阴性。出院随访，15 年未发。

【评析】 琼玉膏是朱丹溪治疗虚劳干咳、咽燥咯血的良方。生地黄滋肾壮水，白蜜养肺润燥，二药相配，有“肺肾相生”的优点；人参、茯苓益气健脾，脾健则肺虚可复，即“虚则补其母”之意；再加生黄芪、炙甘草，寓保元汤义以增强补益虚损功效；山药、百合、薏苡仁、虎杖，补中有清，涤痰化脓；阿胶珠、侧柏炭重在养阴敛肺止血。50 年代末即用之治疗支气管扩张，屡屡收效。

［22］张昱．当代名医临床秘诀［M］．北京：科技文献出版社，2004.

十八、姜春华医案

金某，女，43 岁。

初诊：1975 年 12 月 15 日。病史：咳嗽、咯血 10 余年，经支气管碘油造影，诊断为支气管扩张。现咳嗽频作，痰液黏稠，间有咯血，多则盈杯，少则痰中夹有血丝，胸闷，气促，有潮热，头晕。舌脉：舌苔中剥，脉细数。

诊断：中医：咯血；

西医：支气管扩张。

辨证：属阴虚，肺燥伤络。

治法：养阴止血。

处方：自创百合汤加味。

野百合 9g　　百部 9g　　麦冬 9g　　蛤粉（包煎）9g
天冬 9g　　白及 15g　　黄芪 15g　　党参 9g
生地黄 9g　　谷麦芽各 12g

每日 1 剂，水煎服。

服药 14 剂后，咳停血止，精神转佳。守原方续服 14 剂，病情日益好转，未见咯血。后出院嘱带百合片（白及、百部、百合、麦冬、天冬、丝瓜子）服用 3 个月。半年后随访，病情稳定，未见咯血。

【评析】　本例为支气管扩张咯血，证属阴虚，肺燥伤络，络破则见红，咳甚则咯血亦甚。姜春华自创百合汤及百合片验方治支气管扩张咯血。姜春华用野百合、麦冬、天冬润肺阴，清肺热，且能治咳止血。白及为止血药，姜春华的临床经验，白及可填补肺脏，促进组织新生，对肺结核空洞患者，极为适宜。姜春华说："百合汤、百合片为治疗支气管扩张咯血的有效方剂，平时可防止支气管病理变化的进一步发展。对肺结核空洞有阴虚咯血患者，亦有良好的治疗作用。"

[23] 戴克敏，姜春华. 运用麦门冬的经验 [J]. 山西中医，2005，21（5）：4.

十九、蒋文照医案

王某，男，22 岁。

初诊：1992 年 6 月 23 日。病史：咳嗽、气喘伴咯血 10 余年。胸部 X 线片提示支气管扩张，左肺毁损。肺络早伤，咳嗽气逆，痰中带血，近来咯出纯血，体虚易于感冒，左胸灼热、午后潮热，形瘦口干。舌脉：舌红苔少中剥，脉弦细数。

诊断：中医：咯血；
　　　西医：支气管扩张。

治法：养阴益气，润肺宁络。

处方：

南沙参 10g　　北沙参 10g　　天冬 10g　　麦冬 10g

炙百部 9g	野百合 10g	地骨皮 9g	炙鳖甲（先煎）12g
生黄芪 15g	炒白术 9g	竹沥半夏 6g	茯苓 15g
化橘红 6g	炙款冬花 9g	生甘草 6g。	

7 剂。

【评析】 该患者久病肺损咯血，肺叶日渐枯萎，终成痼疾。其治虽难转萎为荣，然可缓其症，健其体，以图带病延年。诊时适值少阳相火司天，木运太过之岁，木火刑金，肺络约伤，诸症加重，火热之气胜，则寒水之气复，则体虚反复感冒。蒋文照用药养阴润肺以清其热，制其胜气，益气健脾以生金，抑其复气。调治二月，病本得治，形健神旺，不止其血而血自止。

［24］徐珊．蒋文照教授临证运用运气学说的经验［J］．中医教育，1994，13（5）：40–41.

二十、田玉美医案

陈某，女，38 岁。

初诊：1997 年 7 月 10 日。病史：患支气管扩张并咯血反复发病 16 年。近 3 年频发，因感冒诱发，又易感冒，病无愈期。咳嗽迁延难愈咯血兼作，时大声喜笑或急行走亦见咯血，多方治疗无效，寻田老诊治。舌脉：舌淡、苔薄黄，脉弦细数。

诊断：中医：咯血；

西医：支气管扩张。

辨证：痰热郁肺，邪热伤络。

治法：清肺化痰，止咳止血。

处方：泻白散加减。

桑白皮 12g	地骨皮 12g	白茅根 30g	百部 15g
川贝母 10g	紫菀 10g	款冬花 10g	黄芩 10g

上药 7 剂，咯血止，仍咯吐少许白痰，少气懒言，胸闷。咽喉干燥，头昏、舌红、苔薄白，脉弦细。结合平素易感冒，治拟调补脾肾，益气固表。

处方:

生地黄 15g	山药 15g	茯苓 15g	泽泻 15g
黄芪 15g	党参 15g	百部 15g	炒白术 15g
牡丹皮 10g	山茱萸 10g	陈皮 10g	法夏 10g
紫菀 10g	款冬花 10g	防风 6g	

上药随后酌加调整、治疗 1 月，诸症悉除，为固疗效，守方 1 个月停药。随访 1 年，患者精力充沛，感冒鲜作，偶病咳嗽，亦无咯血。

【评析】 注重调脾胃补肾气同时，田玉美每佐以调肝，田玉美认为，肝主疏泄，条达全身之气机，能保持人体脏腑经络气血流畅，“气血冲和”万病不生。疑难病证佐以调肝，一是防因病致郁，或已郁治郁，二是通过调肝，以助脾胃健运，旺盛气血，有利病情康复。此法田玉美亦累用之。

[25] 熊家平，刘青，梅柏松．田玉美教授辨治疑难杂证学术经验 [J]．陕西中医，1999，20（6）：264-265.

二十一、李国勤医案

邵某，女，60 岁。

初诊: 2011 年 7 月 5 日。主诉：间断咯血 50 余年。病史：患者自幼因小儿麻疹“肺炎”导致支气管扩张，经常反复间断咯血，活动后气短。患者现晨起口苦，鼻干，乳房胀痛，白天咳大量黄黏痰，痰中带血，大便稀，小便灼热感。舌脉：舌质淡红，苔薄微黄，脉弦滑。胸部 CT 可见双肺多发柱状支气管扩张。

诊断: 中医：咯血；

西医：支气管扩张并感染。

辨证: 肺气阴两虚，痰热壅肺。

治法: 清热化痰，凉血止血，养阴润肺。

处方:

鱼腥草 50g	金荞麦 30g	败酱草 30g	桔梗 15g

竹茹 15g　　桑白皮 15g　　牡丹皮 15g　　川贝粉（冲服）6g
玄参 15g　　炒扁豆 15g　　花蕊石 20g　　杭白芍 20g
前胡 15g　　白前 15g　　茯苓 15g　　三七粉（冲服）3g

7 剂，水煎服。

二诊：服药后患者咯血好转，咳黄绿痰，痰量减少，时有白痰。出现双眼灼热感，耳鼻痒。大小便正常，睡眠欠佳，舌质红少津，脉弦滑。中医辨证：肺气阴两虚，痰热壅肺。耳鼻痒，双目灼热感，考虑风热上袭，前方基础上加用疏风清热之品，中医治以清热化痰、滋阴润肺、疏风清热。

处方：

鱼腥草 50g　　金荞麦 30g　　败酱草 30g　　海浮石（先煎）20g
防风 10g　　桔梗 15g　　桑白皮 15g　　青礞石（先煎）18g
麦冬 15g　　杭白芍 20g　　前胡 15g　　川贝粉（冲服）6g
竹茹 15g　　白前 15g　　地肤子 15g

14 剂，水煎服。

三诊：服药后患者咳嗽减轻，仅晨起黄绿痰量多，咯血仍存在。仍有牙痛口苦。大便不成形。舌质淡红，少苔，脉弦滑。中医辨证：痰热壅肺，阴虚火旺。治疗以清热化痰、清肝泄热、凉血止血为主。

处方：

败酱草 30g　　紫草 20g　　鱼腥草 50g　　海浮石（先煎）20g
玄参 15g　　茯苓 15g　　莲子 15g　　三七粉（冲服）3g
紫花地丁 15g　　白及 20g　　栀子 10g　　黛蛤散（包煎）12g
桑白皮 15g　　牡丹皮 15g　　花蕊石 20g　　竹茹 15g
川贝粉（冲服）6g

14 剂，水煎服。

四诊：服药后，患者咳嗽、咳黄痰较前减少，咯血略减少，活动后气短，大便稍干，小便有灼热感。舌淡红，少苔，脉滑，中医辨证为气阴两虚，痰热阻肺。

处方：

玄参 15g	生地黄 12g	紫草 15g	鱼腥草 50g
金荞麦 30g	败酱草 30g	竹茹 15g	海浮石（先煎）18g
牡丹皮 12g	藕节 15g	杭白芍 15g	南北沙参各 15g
炙枇杷叶 15g	桑白皮 15g	川石斛 15g	川贝粉（冲服）6g

14 剂，水煎服，每日 1 剂，每日 2 次。

五诊：服药后病情平稳，咯血好转，偶有咳嗽、咳痰，痰色黄黏。乏力，大小便正常，饮食睡眠正常。舌质淡红，少苔，脉滑。中医辨证同前，效不更方，继续前方服用 14 剂。后患者病情稳定，门诊随诊，嘱其平素服用复方鲜竹沥液联合养阴清肺丸，生活质量有了很大提高。

【评析】 本案患者为老年女性，儿时外感麻疹肺炎，致使罹患支气管扩张，反复感染、咯血，病情迁延不愈。考虑患者儿时外感邪气，小儿脏腑功能发育未全，不能御邪，内伤脾胃，脾胃运化无力，气阴两虚，痰浊内生，阴虚生内热，灼伤肺络，故见咳嗽、咳黄痰，痰中带血。患者初诊时咳嗽、大量黄绿色脓性痰，气短，大便稀，表现为肺气阴两虚、痰热壅肺之证。而患者痰中带血，口干，口苦，乳房胀痛，表现出肝阴虚火旺、灼伤肺络。急则治其标，以清热化痰、养阴清热、凉血止血为主。方中重用鱼腥草、金荞麦、败酱草等品清热排痰，祛除病邪。桑白皮、牡丹皮清肝泻火，白芍敛阴柔肝，川贝母、玄参滋阴润肺。白前、前胡、川贝母止咳。患者咯血数十年，病情反复，瘀血与出血均存在，故应用花蕊石、三七粉合用，取其化瘀止血之意，正如张锡纯谓："世医多谓三七为强止吐衄之药，不可轻用，非也。盖三七与花蕊石，同为止血之圣药，又同为化血之圣药，且又化瘀血而不伤新血。"患者初起痰热壅肺，肝火灼络，虽既往久病，气阴两虚，切不可初期即给予补益之药，避免出现咯血、痰热加重的情况。服药后患者症状好转，出现耳鼻痒、双目灼热感等风热上扰之症，故给予防风、地肤子等疏风解表之药物。三诊时患者咯血仍存在，考虑肝火灼络仍存在，加入黛蛤散、栀子等清肝泻火药物。加入白及以收敛止血，有研究表明白及有增强血小板第Ⅲ因子活性、缩短凝血酶生成时间、抑制纤维蛋白酶活性的作用。四诊时患者诸症好转，痰热邪实去之大半，故适当加入南北沙参、石斛、麦冬等益气养阴扶正的药物。患者病情稳定后，给予中成药口服控制症状即可，嘱避免感冒，避免嗜食肥甘厚腻，取得了很好的疗效。

[26] 荣毅，曲畅，李国勤，等. 李国勤教授辨治支气管扩张症经验总结[J]. 中国医药导报，2019，16（7）：120-123.

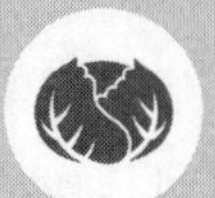

第八章
胸腔积液

胸腔是位于肺和胸壁之间的一个潜在的腔隙。在正常情况下，脏层胸膜和壁层胸膜表面上有一层很薄的液体，在呼吸运动时起润滑作用。胸腔和其中的液体并非处于静止状态，在每一次呼吸周期中胸膜腔的形状和压力均有很大变化，使胸腔内液体持续滤出和吸收并处于动态平衡。任何因素使胸腔内液体形成过快或吸收过缓，即产生胸腔积液（简称胸水）。

胸腔积液是常见的内科问题，肺、胸膜和肺外疾病均可引起。呼吸困难是最常见的症状，可伴有胸痛和咳嗽，其病理机制有以下几方面。①胸膜毛细血管内静水压增高：如充血性心力衰竭、缩窄性心包炎、血容量增加、上腔静脉或脐静脉受阻，产生胸腔漏出液。②胸膜通透性增加：如胸膜炎症（肺结核、肺炎）、结缔组织病（系统性斑狼疮、类风湿关节炎）、胸膜肿瘤（恶性肿瘤转移、间皮瘤）、肺梗死、膈下炎症（膈下脓肿、肝脓肿、急性胰腺炎）等，产生胸腔渗出液。③胸膜毛细血管内胶体渗透压降低：如低蛋白血症、肝硬化、肾病综合征、急性肾小球肾炎、黏液性水肿等，产生胸腔漏出液。④壁层胸膜淋巴引流障碍：癌性淋巴管阻塞、发育性淋巴管引流异常等，产生胸腔渗出液。⑤损伤：主动脉瘤破裂、食管破裂、胸导管破裂等，产生血胸、脓胸和乳糜胸。

根据胸腔积液的临床表现，本病一般属于中医“悬饮”“胁痛“胸痹”等病范畴。寒湿浸渍、痰饮不化是胸腔积液的常见致病原因。病邪的侵入与机体正气不足相关，因此，本病多为因虚致实，虚实夹杂，脾肾阳虚是本病的病性特点。①寒湿浸渍，积而成饮：寒湿之邪，易伤阳气。凡气候之寒冷、潮湿，或冒雨涉水，或经常坐卧湿地等，寒湿浸渍，由表及里，中阳受困，运化无力，水湿停聚而为痰饮。②饮食不节，伤及脾阳：恣食生冷，或暴饮暴食，均可阻遏脾阳，使中州失运，水湿聚而为饮。《金匮要略·痰饮咳嗽病脉证并治》云："夫患者饮水多，必暴喘满""食少饮多，水停心下""流饮者，由饮水多，水流走与肠胃之间，漉漉有声……"③劳欲久病，脾肾阳虚：水液属阴，全赖阳气之温煦蒸化输转。若劳欲太过，或年高久病，或素体阳虚，脾肾阳气不足，水液失于气化转输停聚为饮。叶天士提出"外饮治脾，内饮治肾"的大法，指出外饮为劳欲所伤，阳气内虚，水液运化无力而成为饮。

呼吸困难是最常见的症状，可伴有胸痛和咳嗽。呼吸困难与胸廓顺应性下降、患侧膈肌受压、纵隔移位、肺容量下降刺激神经反射有关。病因不同，其症状有所差别。结核性胸膜炎多见于青年人，常有发热、干咳、胸痛，随着胸腔积液量的增加胸痛可缓解，但可出现胸闷、气促。恶性胸腔积液多见于中年以上患者，一般无发热，胸部隐痛，伴有消瘦和呼吸道或原发部位肿瘤的症状。炎性积液多为渗出性，常伴有咳嗽、咳痰、胸痛及发热。心力衰竭所致胸腔积液多为漏出液，有心功能不全的其他表现。肝脓肿所伴右侧胸腔积液可为反应性胸膜炎，也为脓胸，多有发热和肝区疼痛。症状也和积液量有关，积液量少于 300m 时症状多不明显，大量积液时心悸及呼吸困难更加明显。

体征与积液量有关。少量积液时可无明显体征，或可触及胸膜摩擦感及闻及胸膜摩擦音。中至大量积液时，患侧胸廓饱满，触觉语颤减弱，局部叩诊浊音，呼吸音减弱或消失。可伴有气管、纵隔向健侧移位。肺外疾病如胰腺炎和类风湿关节炎等，引起的胸腔积液多有原发病的体征。

一、施今墨医案

王某，男，39 岁。

主诉：咳嗽、气促、胸痛数日。病史：数日前忽发寒热、咳嗽、气促，胸痛咳时尤剧，食欲不振，周身倦息，经北京某医院诊断为胸膜炎、胸腔积液。舌脉：舌苔薄白，脉浮数。

诊断：中医：悬饮；

西医：胸腔积液。

辨证：外邪乘肺，表里不和。

治法：和表里，调气机，清热逐饮。

处方：

冬瓜子 30g　陈橘红 6g　甜瓜子 30g　旋覆花（包煎）10g

陈橘络 6g　赤茯苓 10g　鲜苇根 10g　代赭石（先煎）12g

粉丹皮 10g　青橘叶 10g　甜杏仁 6g　北柴胡 5g

炒枳壳 5g　苦桔梗 5g　紫丹参 15g　赤芍 10g

2 剂。

二诊：服药 2 剂，寒热稍退，诸症减轻，原法加力。

处方：

冬瓜子 30g　赤茯苓 10g　车前草 10g　车前子（包煎）10g

赤芍 10g　紫丹参 15g　全瓜蒌 24g　旋覆花（包煎）10g

粉丹皮 10g　薤白 10g　甜杏仁 6g　代赭石（先煎）12g

青橘叶 10g　焦鸡内金 10g　苦桔梗 5g　炒枳壳 5g

青陈皮各 5g

3 剂。

三诊：服药 3 剂，寒热全除，小便增多，日十余次，肋间亦不甚痛，咳嗽亦轻，经医院透视积液消失。脉濡软，正气未复，拟用六君子汤加味，嘱多服以愈为度。

处方：

南沙参 10g　陈橘红 6g　北沙参 10g　旋覆花（包煎）6g

陈橘络 5g　于白术 10g　青橘叶 10g　代赭石（先煎）12g

云苓块 12g　清半夏 10g　甜杏仁 6g　焦鸡内金 10g

冬瓜子 30g　炙甘草 3g

3 剂。

【评析】 胸膜炎，中医无此病名，临床所见有胸腔积液者，多与悬饮之证相类。方用柴胡、苇根解表，赤芍、牡丹皮清热，冬瓜子、甜瓜子、车前子、车前草、赤茯苓、橘红、杏仁祛痰逐饮，丹参、旋覆花、代赭石、橘叶、橘络、枳壳、桔梗、青陈皮活血调气止痛。诸药配合，服药5剂即使胸腔积液吸收，疼痛减轻，寒热消除，收效迅速。

[1]张文康，施小墨，陆寿康.中国百年百名中医临床家丛书·施今墨[M].北京：中国中医药出版社，2004.

二、周仲瑛医案

刘某，男。

病史：7个月前饮食不顺，逐渐加重，查胃镜示为食道中段癌，后行手术治疗，病理不详。刻下症见：纳差，胃胀，胸闷，气急，咳嗽，咳痰不多，口干，饮食吞咽时咽喉不顺，曾见吐酸，大便偏软。舌脉：舌红、苔中部块状腐腻，脉濡滑。检查：胸部CT及B超检查显示左侧胸腔大量积液。

诊断：中医：悬饮；

西医：胸腔积液；食道癌。

辨证：痰瘀阻胃，肝胃不和，饮停胸胁，脾运不健，气阴两伤。

治法：行气活血，利水消饮，兼以扶正、清热解毒。

处方：

黄芪15g　白术15g　泽兰15g　葶苈子（包煎）15g
泽泻15g　白芥子10g　泽漆15g　炙刺猬皮15g
法半夏12g　汉防已12g　肿节风20g　煅瓦楞子（先煎）20g
紫苏子10g　莱菔子10g　藿香10g　炙桑白皮20g
紫苏叶10g　南沙参10g　北沙参10g　陈皮10g
神曲10g　花椒3g　黄连3g　吴茱萸3g
商陆6g

每日1剂，水煎服。

二诊：咳嗽，无痰，胸闷减轻。B超复查显示胸腔积液减少，吞咽仍不畅，大便每天1次。仍守前法进退。

【评析】 己椒苈黄丸原治水饮停聚，水走肠间之证，《金匮要略》曰："腹满，口舌干燥，此肠间有水气，己椒苈黄丸主之。"方中汉防己泻血中湿热，而利大肠之气；花椒，椒之核也，椒性善下，而核尤能利水；葶苈子泻气闭而逐水；大黄泄血闭而下热。周教授认为，恶性肿瘤晚期，疾、瘀、水、热诸邪互结，水道不利，留而成饮，但晚期肿瘤多邪实伤正而见虚实杂夹之候，大黄一物，泻热祛瘀通便，有虚虚之虞，故将其易为黄芪，一药之差，治法则异。周教授常以此方加减治疗恶性胸腹水，每多良效。

[2] 霍介格.周仲瑛教授运用经方治疗肿瘤验案5则[J].新中医，2009，41（2）：119-120.

三、朱良春医案

医案一

患者，女，57岁。

初诊：2008年4月。病史：胸闷，经X线透视发现胸腔积液，由于系包裹性，未能抽净，当时呼吸不畅，纳谷欠香。舌脉：苔白腻，脉寸关弦，尺弱。

诊断：中医：悬饮；

西医：胸腔积液。

辨证：中州升降运化失职，痰湿内停。

治法：扶正气，健中州，疗水湿。

处方：

生白术 30g　生薏苡仁 40g　炒白芥子 12g　葶苈子（包煎）30g
砂仁（后下）5g　龙葵 40g　杏仁泥 12g　金荞麦 40g
鱼腥草 30g　鸡内金 15g　太子参 30g　仙鹤草 50g
生黄芪 40g　猪苓 30g　莪术 8g　细辛 4g
五味子 8g　甘草 10g

金水鲜胶囊 0.25g×30 粒（每次 4 粒，每日 3 次）。

二诊： 2008 年 5 月。刻下症见：胸闷咳嗽，夜寐不实。舌苔腻已化，脉弦。

处方： 扶正消癥汤加上。

金荞麦 60g　鱼腥草 30g　生薏苡仁 40g　葶苈子（包煎）40g
姜半夏 10g　红参 20g　炒酸枣仁 40g　炒白术 40g
陈京胆 24g　川贝母 10g　化橘红 8g　砂蔻仁（后下）各 5g
车前子 15g　白及 10g　天竺子 8g　五味子 8g

金水鲜胶囊 0.25g×30 粒（每次 4 粒，每日 3 次）。

三诊： 2008 年 6 月 6 日。刻下症见：咳喘多痰，胸闷欠畅，苔白腻质胖，脉弦细。

处方： 扶正消癥汤加上。

金荞麦 60g　鱼腥草 30g　生薏苡仁 40g　葶苈子（包煎）30g
姜半夏 10g　红参 20g　炒酸枣仁 40g　生白术 40g
陈京胆 20g　北沙参 20g　金钱草 15g　砂蔻仁（后下）各 5g
桑白皮 15g　甜杏仁 15g

金水鲜胶囊 0.25g×30 粒（每次 4 粒，每日 3 次）。

四诊： 2008 年 7 月 28 日。咳呛胸闷未已，痰作白沫，纳谷欠香，有时便溏，偶有冷汗，舌质淡，质衬紫，边有齿痕，脉细弦，数欠静，幸胸腔积液已渐吸收，唯胸膜增厚，正气虚馁，治守前法加减。

处方：

仙鹤草 60g　生白术 50g　太子参 20g　葶苈子（包煎）15g
炙紫菀 15g　北沙参 20g　金荞麦 50g　甜杏仁 15g
半枝莲 30g　龙葵 30g　生薏苡仁 40g　白花蛇舌草 30g
丹参 20g　天竺子 15g　女贞子 20g　生炙黄芪各 20g
蜂房 15g　合欢皮 15g　功劳叶 15g　砂蔻仁（后下）各 4g
甘草 6g

金水鲜胶囊 0.25g×30 粒（每次 4 粒，每日 3 次）。另嘱患者以野山参

100g，西洋参 60g 及冬虫夏草 40g 研末后装入 0.3g 的胶囊，每次晨服 8 粒，晚服 5 粒。还建议以下食疗：百合 50g，白扁豆 30g，白术 15g。

五诊：2008 年 8 月 15 日。咳喘、胸闷有改善，呼吸畅顺，胸腔积液已吸收，舌色淡伴齿痕，苔少，脉细弦。

处方：

仙鹤草 80g	生白术 50g	太子参 20g	砂蔻仁（后下）各 4g
蜂房 12g	炮山甲 15g	丹参 20g	南北沙参各 20g
龙葵 30g	鸡内金 15g	炙紫菀 15g	生炙黄芪各 20g
化橘红 10g	合欢皮 15g	炒酸枣仁 4g	谷麦芽各 15g
脐带 1 条	甘草 6g		

咳喘胶囊 0.3g×6 袋（1.2g，每日 3 次）。

六诊：2008 年 10 月 10 日。刻下症见：纳可，眠可，无胸闷，咳嗽不重，有时气短，舌淡伴齿痕，苔少，脉细弦。

处方：

红参 90g	参三七 60g	鸡内金 100g	降香 80g
炒白芥子 60g	川贝母 60g	葶苈子 60g	天竺子 80g
紫菀 80g	血竭 60g	琥珀 60g	砂蔻仁各 50g

上述药品研末，待用。

仙鹤草 500g	龙葵 300g	生黄芪 500g	生炒白术各 200g
合欢皮 300g	金荞麦 500g	鱼腥草 400g	白花蛇舌草 400g
川百合 400g	赤白芍各 300g		

煎取浓汁，与之前研末的药混和后低温干，再研细末，每次服 4g，每日 2 次。金水鲜胶囊 0.25g×30 粒（每次 4 粒，每日 3 次）。咳喘胶囊 0.3g×6 袋（1.2g，每日 3 次）。

【评析】 本案患者乃肺癌所致的胸腔积液，辨证属中州升降运化失职，痰湿内停于肺。观初诊记录，患者气虚痰阻，病位不仅在肺，亦涉及脾。因肺脾气皆虚，痰浊不得气化及宣散，而壅滞在肺，肺之清阳不升，导致胸闷痞塞，胸腔积液积聚，故朱良春治疗上重视建立中州，脾得以健，气机才可宣畅，痰湿水气方可有路离开。

［3］吕泽康. 国医大师朱良春教授诊治疑难病经验研究［D］. 南京：南京中医药大学，2017.

医案二

患者，女，55岁。

初诊：2007年11月12日。病史：右乳房术后多次化疗，近日经西医确诊为乳腺癌复发兼肺、淋巴结转移。刻下症见：咳嗽痰少，腰背疼痛，乏力，面色无华。舌脉：舌淡白苔腻，脉细弦。

诊断：中医：咳嗽；

西医：乳腺癌复发，肺、淋巴结转移。

辨证：气阴两虚，肝胆失于疏泄。

治法：益气养阴，佐以和胃安中。

处方：

龙葵30g　炙守宫10g　蜂房10g　仙鹤草（另煎）84g
甘草6g　生薏苡仁40g　制南星30g　北沙参20g
山慈菇15g　穿山龙50g　青风藤30g　补骨脂20g
炒酸枣仁40g　川百合30g　土鳖虫10g

另金龙胶囊0.25×30粒（每次1.0g，每日3次）。

二诊：2007年12月4日。患者服药后症情稳定，刻下症见：咳嗽，痰少，胸闷，肋骨、颈、背、腰部皆疼痛，两大腿疼痛，咽喉有异物感，寐差，纳不知饥，便调。胸腔彩超示：左侧胸腔积液性暗区，2～3个肋间，最大深度为62mm。舌淡苔薄白，边有瘀点，脉弦细。

处方：扶正消癥汤加减。

穿山龙50g　金荞麦30g　桑白皮20g　葶苈子（包煎）40g
生薏苡仁50g　制南星35g　珠儿参20g　山慈菇15g

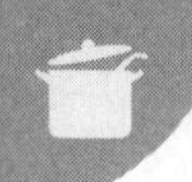

制附子 15g　　北沙参 15g　　降香（后下）8g

半夏 10g（与姜先煎 30 分钟）。

另金龙胶囊 0.25×30 粒（每次 1.0g，每日 3 次）。

【评析】　本案患者有胸腔积液，朱良春治疗胸腔积液在辨证后多喜用葶苈子治之，《神农本草经》谓其："主癥瘕积聚结气，饮食寒热，攻坚逐邪，通利水道。"该用药习惯可能沿自章次公先生，章氏治痰饮咳喘者，处方多以葶苈子 30g，鹅管石 40g，肉桂 10g（共研细末），每次 6g，每日 2 次。此方能温化饮邪，涤痰定咳。另外，章氏更有独特创见，超乎常规用药之惯例，把葶苈子配伍皂荚及薤白治疗胃病。朱良春更指出："现代医学的慢性支气管炎、支气管哮喘、渗出性胸膜炎等诸病凡见面目水肿、咳喘气逆、痰涎壅盛，均可参用葶苈子，除可提高疗效外，更可缩短疗程。"

肺癌中晚期，患者痰热毒煎熬津液，加之正气渐衰，患者多出现气阴亏损之证。表现为气短喘促、低热、咽干、舌红、苔少、脉细数等证候者，朱良春常用黄芪、珠儿参、南沙参、百合、川石斛、麦冬等益气扶正。

[4] 吕泽康. 国医大师朱良春教授诊治疑难病经验研究 [D]. 南京：南京中医药大学，2017.

医案三

胡某，女，19 岁。

初诊：1975 年 4 月 23 日。病史：起病 20 余日，发热，体温 37.8℃，右胸胁疼痛，神疲乏力，在某医院附院做 X 线胸透，发现胸膜腔积液，用西药链霉素、异烟肼治疗，并连续抽胸腔积液计 500mL、800mL 及 600mL 各 1 次，症情未能控制，始来院服中药治疗。舌脉：苔薄腻质红，脉细弦。

诊断：中医：悬饮；

西医：结核性胸膜炎。

辨证：饮停胸胁，气阴两虚。

治法：和解宣利，滋阴补气。

处方：

桑白皮 15g	北沙参 12g	杏仁 12g	薏苡仁 12g
白花蛇舌草 30g	鱼腥草 18g	车前子 18g	合欢花 12g
功劳叶 12g			

5 剂。另控涎丹 3 克，1 日 2 次分服。

二诊： 4 月 28 日。上药服用后大便微泻，溲量增多，热已下降，唯脘闷泛恶。苔薄，脉细弦。体温 37.1℃。X 线胸透：右下肋膈角钝，无明显积液，余肺境界清晰。转方善后。

处方：

桑白皮 12g	怀山药 15g	鱼腥草 18g	广郁金 9g
白花蛇舌草 30g	杏仁 12g	薏苡仁 12g	川百合 10g
炙枇杷叶 9g	大枣 5 枚		

5 剂。

【评析】 本例结核性渗出性胸膜炎，中医辨证属“悬饮”之候。始用西药治疗，症状未能控制。因邪热未清，水饮难去，故用汤剂开肺以清热祛邪，兼养肺阴以扶正，并用控涎丹镯逐水饮，标本兼治，疗效显著。

[5] 任南新 . 朱良春临证经验选粹 [J] . 江苏中医，1991（6）：241-244.

四、洪广祥医案

患者，女，22 岁。

初诊： 1999 年 11 月 27 日。主诉：咳嗽、发热、胸闷 22 天。病史：入院症见咳嗽，咳少许白痰，右下胸痛，大笑时尤甚，发热，午后明显，体温最高达 38.7℃。查体：右下胸廓饱满，语颤减弱，叩诊呈实音，呼吸音减弱。辅助检查：红细胞沉降率 50mm/h，结核菌素试验阳性；X 线胸片示右侧胸腔积液。行胸腔穿刺，抽出草黄色胸腔积液 570mL。西医诊断：结核性胸膜炎；右侧胸腔积液。中医诊断：肺痨；悬饮。予抗结核药（利福平、雷米封、吡嗪酰胺、乙胺丁醇）治疗。服用抗结核药第 10 天，患者出现呕吐频繁，吐出胃内容物，不能进食，食入即吐，伴头晕乏力、潮热，体温 37.4℃。考虑为抗结核药引起的胃肠道反应，予以静脉滴注葡萄糖注射液、氨基酸，肌肉注射胃复安等，患者仍干呕不止。洪广祥查房后示：此为化疗之毒损伤脾胃。舌黯：舌黯红、苔白黄腻，脉弦滑。

诊断： 中医：肺痨；

悬饮。

西医：结核性胸膜炎；

右侧胸腔积液。

辨证： 肺脾气虚。

治法： 补益肺脾，解化疗毒。

处方： 抗痨解毒合剂（经验方）。

西党参 20g	白术 10g	茯苓 15g	生甘草 10g
法半夏 15g	陈皮 10g	绿豆 30g	紫苏叶 30g
藿香 15g	竹茹 10g	炒山楂 15g	白蔻仁（后下）10g
炒麦芽 15g	银柴胡 15g	地骨皮 30g	牡丹皮 10g

3 剂，每日 1 剂，水煎分 2 次服。

服药 3 剂，呕吐停止，继续上方调整服药，出院随访回报顺利完成全程治疗。

【评析】 患者青年女性，以咳嗽、发热、胸闷为主症，查体及辅助检查均支持肺结核诊断，遂予抗结核药物治疗。服药 10 天后患者出现呕吐，不能进食，食入即吐，考虑为药物胃肠道反应，西药常规止呕治疗后患者仍干呕不止。洪广祥认为此为化疗之毒损伤脾胃，证属肺脾气虚，治以补益肺脾，解化疗毒，拟经验方抗痨解毒合剂，该方以参苓白术散为基础，健脾益肺，即可改善患者纳差、便溏症状，又能减轻患者气短咳嗽，缓解体倦乏力，提高生活质量。在此基础上可酌情加用 4 种解毒药物：绿豆常用来解巴豆、乌头之毒；土茯苓常用于梅毒、汞中毒所致的肢体拘挛、筋骨疼痛；紫苏叶可解变质之鱼、虾、蟹等引起的食物中毒；将参苓白术散中的炙甘草换为生甘草，因生甘草更擅长解药物、食物中毒。此外，还可配伍 3 味消食之药：神曲常用于消化不良、脘腹胀满、食欲不振、呕吐泻痢；生山楂主治肉食积滞、胃脘胀满、泻痢腹痛；炒麦芽可用于米面薯蓣食滞证，可治脾虚食少，食后饱胀。配伍以上 4 种解毒药和 3 味消食药，旨在健脾益肺的基础上，加强全方减轻药毒、调和脾胃的功效，既降低了化疗带来的不良反应，又从多方面改善了患者的食欲，确保了抗结核治疗的安全性和全程性。

［6］柯诗文，徐磊，李少峰．国医大师洪广祥诊治肺结核经验［J］．中华中医药杂志，2021，36（2）：810-812.

五、张志远医案

患者，男，40 岁。

初诊：1995 年。病史：患者症状为胸痛、胀满，如物堵塞，呼吸不畅，排便困难。询诸近况，言日前参加朋友婚事，喝酒吃菜较多。医院诊断其为胃扩张、胸腔积液、恶性肿瘤，考虑手术，家属恐惧万分，遂邀张志远设方救治。

诊断：中医：结胸；

西医：胸腔积液；胃扩张；恶性肿瘤。

辨证：痰火郁结。

治法：泻热逐水。

处方：小陷胸汤加味。

瓜蒌 80g　半夏 10g　黄连 15g　枳壳 15g

大黄 2g　砂仁（后下）15g

水煎分 4 次服，5 小时饮药 120mL，日夜不停，进行观察。1 剂药后，患者感觉舒适，连用 3 天，从肠道排痰、食、秽物半盆，立即感觉畅快，症状消失，随即而愈。

【评析】 结胸证是以胸胁部的痛、硬、满为主，上连及头项颈部，下累及心、胃脘、腹及少腹。关于病因病机，《伤寒来苏集》中指出“热入是结胸之因，而水结是结胸之本”。即“热入”和“水结在胸胁”是引发本病的关键因素。张仲景在《伤寒论》中指出：“小结胸病，正在心下，按之则痛，脉浮滑者，小陷胸汤主之。”张志远认为结胸证多因气郁、热聚、痰饮所致，临床治疗时当以泻热逐水为治疗原则，常在小陷胸汤的基础上进行加味，突出瓜蒌清热涤痰、宽胸散结的作用。

对于因食积所致的胸闷、痞满、胀痛、压之硬痛、脉象弦滑，表现为内实的结胸证，则用其新创的瓜蒌汤治之，以瓜蒌 60g、厚朴 20g、枳壳 20g、半夏 15g、薤白 30g，水煎，分 3 次饮之，每日 1 剂。诸药配伍不仅医上、中二焦阻塞，亦可通畅攻秘、解除疼痛、降逆止呕、行气破滞、宽中利膈。

张志远根据患者胸痛、胀满、如物堵塞、呼吸困难等症状以及医院的诊断，辨证为结胸证，故以小陷胸汤为基础进行加味治疗。患者是因饮食过量，水谷不化，聚而生痰，日久生热，胸中痰火郁结而诱发结胸证，故用小陷胸汤。方中瓜蒌清热涤痰，宽胸散结；半夏燥湿化痰，降逆止呕；黄连清热燥湿，泻火除痞。张志远指出此三药投量，以瓜蒌为主，一般开 50 ~ 100g，与所载“大者一枚”相吻合，少则不易见效；半夏、黄连亦发挥重要作用，在量上一般为瓜蒌的三分之一。此外，张志远又佐入枳壳理气宽中，行滞消胀；佐入砂仁行气调中，和胃醒脾，以助运化；佐入大黄以增通利之效。诸药调和，可从上、中、下三焦多管齐下，同时调理诸症。

[7] 潘琳琳，王淞，孙君艺，等. 国医大师张志远活用瓜蒌经验 [J]. 江苏中医药，2019，51（12）：12-14.

六、张琪医案

卢某，女，50 岁。

初诊：2000 年 12 月 2 日。主诉：胁肋胀痛 40 余天。病史：患者暴怒后出现胁肋胀痛，经检查心电图正常。X 线胸片显示：双侧胸腔积液。曾抽液 2 次化验，结核菌（-），试用抗结核药物及抗生素治疗无效。刻下症见：患者胁肋胀痛，形体肥胖，胸背闷痛，胃脘胀痛，气短乏力，善太息，肢体沉重，口干渴饮，失眠。舌脉：舌尖红、苔白腻，脉沉弦。

诊断：中医：悬饮；

西医：胸腔积液。

辨证：痰瘀交阻，肝郁气滞，水阻痰凝。

治法：疏肝理气，涤痰通络，佐以清热。

处方：

柴胡 10g	黄芩 15g	红参 15g	半夏 15g
郁金 15g	浙贝母 15g	白芥子 15g	瓜蒌子 15g
陈皮 15g	青皮 15g	菖蒲 15g	麦冬 15g
延胡索 15g	桃仁 15g	甘草 15g	生姜 15g
生地黄 20g	香附 20g	大枣 5 枚	

7 剂，水煎服，每日 1 剂。

二诊：诸症均减轻，但口干渴饮、腹胀症状突出，前方去麦冬、青皮、香附，加五味子、知母、厚朴、红花各 15g，太子参 20g。7 剂，水煎服，每日 1 剂。

三诊：诸症明显减轻，续用上方 7 剂，症状消失。X 线摄片显示：心肺未见异常。随访 2 月未见复发。

【评析】 本例胸腔积液西医未能确诊何病，中医辨为悬饮，证属肝气郁滞、水阻痰凝留于胁下。《金匮要略·痰饮咳嗽病》云："水在肝，胁下支满。"该患者素为多痰多湿之体，复因郁怒伤肝，气机不畅，水湿痰浊而阻滞，水停胁下致胁肋胀痛；湿性重浊黏滞故见肢体沉重；痰湿阻络，血行不畅，日久则化热伤阴。张教授针对上述病因病机以疏肝理气、活血通络、化痰清热为治，取得良好疗效。方中柴胡、青皮、陈皮、香附疏肝理气；半夏、浙贝母、白芥子、瓜蒌子、菖蒲化痰湿通络，其中白芥子尤善祛皮里膜外之痰涎；延胡索、郁金、桃仁活血化瘀通络；黄芩、生地黄、麦冬滋阴清热；人参、甘草、生姜、大枣益气调中，相辅相成共奏疏肝理气、化痰祛瘀通络、疏畅三焦气机之功，气机畅则痰湿消。气郁化热，防其开伐耗气伤阴，二诊加太子参、五味子、知母以益气敛阴清热。仅服药 21 剂而痊愈。

[8] 张春艳，王建明．张琪教授验案 3 则 [J]．新中医，2001（11）：13-14.

七、梅国强医案

饶某，女，19 岁。

初诊：1981年10月22日。主诉：右胸疼痛20天，加重伴夜间发热10天。病史：患者自9月24日右胸刺痛，深呼吸时加重，于10月12日开始，每晚8时左右发热恶寒（体温38℃），次晨退热无汗。胸痛加重，伴干咳气急。口干而苦，喜热饮，其量不多，食欲大减，手足心热，大便干，小便短黄。曾用青、链霉素治疗数日无效，于10月22日入院。因病延一月，故面色黯黄，精神萎靡形体消瘦。舌脉：脉缓，舌淡，苔白润。检查：按其心下，觉抵抗力增强，牵引胸痛加重。胸部透视及超声波探查，均证实为右胸胸腔积液，其平面在第7肋间。白细胞11 600/mm^3（中性粒细胞比例79%、淋巴细胞比例21%）。红细胞沉降率74mm/h，98mm/h。

诊断：中医：悬饮；

西医：胸腔积液。

辨证：饮阻胸膈，三焦失知，枢机不运，风木渐欲化火。

治法：和解枢机，化饮散结。

处方：

桂枝10g　柴胡20g　黄芩15g　生牡砺（先煎）30g

白芍10g　天花粉10g　泽泻10g　青蒿（后下）30g

条参15g　地骨皮15g　玄胡12g　鳖甲（先煎）15g

郁金10g　茯苓45g

5剂之后，胸痛减轻，精神好转，进食增多，寒热消失，体温正常，汗出减少，舌质较红，余症同前。因饮邪发热，其性缠绵，治疗未便改弦易辙，仍宗前方加减。

桂枝6g　柴胡20g　黄芩10g　青蒿（后下）30g

白薇15g　玫瑰花15g　泽泻10g　生牡蛎（先煎）60g

白芍6g　条参15g　地骨皮24g　鳖甲（先煎）20g

连皮茯苓30g

服上药13剂后，仍无寒热现象，胸痛甚轻，悬饮渐退，食饮大增，体重增加。若以“胸膈悬饮辨表证”之初衷而论，至此似可告一段落。其后之变化过程，似亦未某种意义，故续之以全其貌。后因体质增强，可任攻伐，曾用控诞丹二日（日服梧桐子大四粒）未曾得泻，改用十枣丸二日（日服梧桐子大四粒），亦未得泻，反见便秘，溲赤，五心烦热（体温不高），心中懊恼，胸闷而痛，舌红，脉细数。揆其机制，一则悬饮大势虽去，而阴伤渐显，再则仲景逐悬饮，必用汤剂，而此例误用丸药，且剂量较小，故泻水无益，而药性逗留有害。考遂、戟、芫花之类，其性辛烈，留而不去，必促其阴伤烦热，故于前法中，更仿柴胡加芒硝汤及栀子豉汤意投之。

知母 10g	牡丹皮 10g	地骨皮 24g	南北沙参各 24g
丹参 24g	石斛 10g	柴胡 10g	青蒿（后下）24g
黄芩 15g	淡豆豉 10g	炒栀子 6g	鳖甲（先煎）20g
玄参 12g	芒硝（冲服）12g		

服上方 7 剂，诸症消失，偶有五心烦热及右胸痛，尚有极少胸腔积液。后去芒硝、豆豉、栀子、柴胡，随证用药，调理半月。经反复胸透及超声波探查，证实胸腔积液完全吸收，红细胞沉降率降至 7mm/0.5h，23mm/h。于 12 月 7 日出院。在治疗过程中，除前后两次共抽得草绿色澄清胸腔积液 1250mL 外，未用任何西医疗法。

【评析】《伤寒论》152 条曰："太阳中风，下利呕逆，表解者，乃可攻之。其人漐漐汗出，发作有时，头痛，心下痞硬满，引胁下痛，干呕短气，汗出不恶寒者，此表解里未和也，十枣汤主之。"悬饮证人所共知，笔者不欲详悬饮之象，而在辨所兼表证之实。本条明言"太阳中风，下利呕逆，表解者，乃可攻之"，足见悬饮证必待表解之后，方可攻逐。梅国强发现，结核性胸膜炎、胸腔积液患者中兼见发热恶寒，汗出头痛者，约占半数。初以表证而论，曾遍用解表诸法，毫无影响。延绵既久，则胸膈之饮逐渐增多，因而部分病例中途改用西药。亦有部分病例，恃其体强，不待表解而行攻逐之法，则变化更速。如体温升高，悬饮胸痛更重，体力难支，甚则卧床不起等，亦被迫停用中药。据以上事实，一则说明"表解者，乃可攻之"，言非虚发。再则此表证之性质如何，有不得不令人深思者。注家有据"太阳中凤"云云，而释为太阳表证者。既属太阳表证，何用太阳解表诸法，毫无效果？此其一也。有谓兼发热恶寒等，乃太阳类似证，既言类似，必实非太阳。既非太阳，又属何证？何以处治？惜其语焉不译，此其二也。太阳篇中有温病之记载，因虑其是否为风热外感所致，于是选用辛凉诸法，亦不见效，此其三也。总表证而论，不外风寒、风热及其兼夹之邪，治法亦在辛温，辛凉及其兼治之中，投而不效，岂非悬饮所兼之“表”另有妙谛，而自成一局耶。

进而从深入分析病情入手，冀有所获。考其发热恶寒等证，有先于悬饮而发者，亦有悬饮已成而始见者，此与外感诱发内证之规律，难以吻合。表证（指风寒、风热所致，下同）之恶寒发热，无午前午后及昼夜轻重之分，而本证之寒热以午后较显，入夜亦然，黎明前自行减轻，甚至清晨退净；表证汗出一般不多，而本证汗出较多，夜间尤甚，或但头汗出；表证其脉多浮，而本证以弦数、滑数、濡数为主，在体质壮实而患表证之人，多有不药而愈者，而本证之寒热，自愈者极为罕见。凡此种种，俱与风寒、风热表证不同。是以本证既非表证之象征，亦非表证之性质，欲明个中旨趣，仍须将发热恶寒、头痛汗出等与悬饮证作整体统一观。夫悬饮结于胸膈，见心下痞硬满，引胁下痛之类，乃必然见证，勿须赘言。其有兼寒热等症者，必是饮邪妨害脏腑功能所致，谨述其大要。①饮停胸膈，必壅塞肺气，因而治节乖违，皮毛开阖失司，以致卫气当固密者，难以固密，当发泄者，不得发泄，故于咳烦胸痛之中，而有恶寒发热汗出之象。②胸膈乃三焦之分野，手少阳之脉行属其间，《灵枢·本脏》曰：“三焦膀胱者，腠理毫毛其应。”因之悬饮而见寒热等，与三焦不无关系。③少阳相火与厥阴风木为表里。饮邪属阴而阻于三焦分部，则风木不达，郁而化火堪虞，故其证似有阴分发热之象。④头痛乃饮邪干犯清空使然。牵一发而动全身，情理之常也，非故弄玄虚。总之，寒热等症，是上述脏腑功能失调之综合表现，若依仲景而称为“表”，则称为悬饮之表象或外证，似较妥贴。逐饮固有定方，而退寒热则无成法，梅国强于病机探讨中，悟出和解枢机，化饮散结，兼从阴分透邪之法，仿柴胡桂枝干姜汤及青蒿鳖甲汤意，加减加减，获得满意效果。

［9］梅国强．医论二则［J］．黑龙江中医药，1984（1）：48-50.

八、吴熙伯医案

医案一

李某，男，30岁。

主诉：左胸胁痛、咳嗽数日。病史：左胸胁痛、咳嗽痰白，呼吸、活动胸胁均疼痛，X线胸片检查示“左侧胸膜炎，胸腔积液（中等量）”，住院经抽胸腔积液3次和抗结核治疗，症状仍存，转求中医治疗。刻下症见：左胸疼痛，闷胀不舒，影响入眠，体温38.0℃，胸透示左胸前第5肋下横膈上有模糊阴影。舌紫黯，脉弦。

诊断：中医：悬饮；

西医：渗出性胸膜炎；胸腔积液。

辨证：痰瘀交阻。

治法：清热活血，化瘀除痰。

处方：复元活血汤加减。

炒柴胡10g　全当归10g　桃仁粉10g　净红花5g

炮山甲10g　全瓜蒌20g　野郁金20g　桔梗10g

杏仁10g　金银花15g　葶苈子（包煎）15g

10剂。

二诊：药后自觉症状锐减，效不更方，原方10剂。

三诊：X线胸片复查示“病灶基本吸收”。继服上方10剂。

【评析】《金匮要略》云：“患者胸满唇萎，舌青口燥，但欲漱水不欲咽，为有瘀血。”本例宗此旨，投复元活血汤加减，取柴胡、郁金、当归、桔梗行气活血；桃仁、红花、炮山甲破瘀；全瓜蒌、葶苈子、金银花清热逐水，诸药共奏祛瘀生新之用，饮邪化、气血和而病愈。

医案二

郑李氏，女，64岁。

主诉： 头昏神疲，右肋隐胀。病史：咳嗽2月余，先觉头昏神疲，微咳，右肋隐胀，但未在意，仍能操持家务。继则咳嗽加剧，肋胀而隐痛，某医院门诊治疗予注射青、链霉素，内服止咳祛痰剂，用2天，不见效，反而不能平卧，平卧则气喘。复诊胸透示右侧第3肋以下呈一致性浑浊，横膈运动消失，诊断为右侧渗出性胸膜炎（中等量积液）。经抽胸腔积液，抽出血性液体，胸腔积液常规检查发现不典型的癌细胞，患者体虚，家属又不愿意向本人说明，而就诊于中医。刻下症见：咳嗽，咳时右侧胸肋作胀，痰色稀白，夜间不能平卧，平卧时觉气机不舒，伴有低热，体温常羁留在37.6～38.0℃，精神疲乏，食觉不甘。舌红苔白，脉弦细。

诊断： 中医：悬饮；

西医：渗出性胸膜炎；胸腔积液。

辨证： 痰饮内停。

治法： 清热化瘀除痰。

处方： 黄芪五子汤。

黄芪30g　玉苏子10g　白芥子10g　车前子（包煎）10g
莱菔子10g　橘红5g　桃仁10g　葶苈子（包煎）12g
橘络5g　红花5g　鱼腥草30g

5剂。

二诊： 服上方5剂，尚合病机，身热已退，咳减尿多，略能平卧，精神仍差，饮食略增，前方颇合，效不更方。上方继服10剂。

三诊： 经服黄芪五子汤15剂，症状减轻，嘱胸透复查，再作第二步拟方。胸透复查示右侧第3肋以下呈浑浊阴影，横膈运动消失。提示右侧渗出性胸膜炎，尚有少量胸腔积液。

处方：

黄芪30g　白芥子10g　玉苏子10g　葶苈子（包煎）12g
橘络5g　薏苡仁10g　杏仁10g　车前子（包煎）10g
桃仁10g　红花5g　橘皮5g

10剂。

四诊：一般情况尚佳，嘱再做进一步检查，以排除恶变。外院检查后均诊为渗出性胸膜炎。处方做丸常服。

处方：

潞党参 60g	炒白术 50g	云苓 50g	橘皮 30g
橘络 30g	甘草 30g	黄芪 30g	葶苈子 60g
白芥子 50g	玉苏子 50g	车前子 50g	桃仁 50g
红花 50g	冬虫夏草 50g	山楂 50g	神曲 50g
蒸百部 50g			

以上诸药共研细末，炼白蜜为丸，丸如梧桐子大，每服 5g，一日 3 次。

自此，精神、食欲如常，体质亦逐趋恢复，胸透复查示右侧胸膜增厚。

【评析】 渗出性胸膜炎，中医称之为“悬饮”，本病多由于正气不足，胸阳不展，痰热蕴结，水湿挟瘀停滞而成。本例辨证为湿热挟瘀蕴结，饮流肋下。用自拟黄芪五子汤，方中葶苈子能泻肺利水，剂量必须在 10g 以上；白芥子能祛痰化饮、散结；车前子、玉苏子、莱菔子，三药能止咳、利尿、降气、化痰，五子配合应用，有相得益彰之效。重用黄芪，既可以增加患者机体抵抗力，而更重要的是与五子合用，可以促使五子发挥效能而不伤正气；桃仁、红花活血通络；鱼腥草、橘皮、橘络清热、化痰、活络。在症状稳定的基础上，做丸常服，丸方中以异功散健脾化痰；黄芪五子汤以肃清余邪；冬虫夏草、郁金、山楂、神曲等利肺和胃，使机体逐步得到恢复，病邪逐步清除，从而使胸腔积液吸收。

[10] 吴熙伯，吴少清 . 吴熙伯弟兄临床治验集锦 [M] . 南京：东南大学出版社，2006.

九、焦树德医案

曹某，男，18 岁。

初诊：1970 年 6 月 10 日。主诉：咳嗽气短伴胸胁疼痛 10 余日。病史：患者十多天来咳嗽、气短，咳嗽时牵引胸胁疼痛，尤以左胁明显，躺卧时只能向左侧卧，稍一行动则感到气短而喘。口干但不欲多饮，食欲不振，二便尚可。舌脉：

舌苔薄、浅黄，脉沉细数。检查：发育正常，营养一般，重病面容，神志清楚，说话气短。胸部叩诊，左胸部上、中、下均呈实音，心浊音界消失。听诊左肺呼吸音消失，心脏向右侧移位，在胸骨右侧才能听到心音，未闻杂音。胸部 X 线透视示左侧渗出性胸膜炎，纵隔被迫右移。

诊断：中医：悬饮；

西医：胸腔积液。

辨证：胸肺气机不畅，水饮停积胸胁。

治法：消饮逐水。

处方：椒目瓜蒌汤加减。

川椒目 9g	全瓜蒌 30g	桑白皮 12g	葶苈子（包煎）9g
广橘红 9g	建泽泻 12g	猪苓 15g	茯苓 15g
甜杏仁 9g	炒枳壳 9g	车前子（包煎）12g	

水煎服。5 剂。

二诊：6 月 15 日。药后诸症略有减轻。上方去橘红，加桂枝 4.5g，冬瓜皮 30g。再服 5 剂。

三诊：6 月 27 日。患者服上方后效果好，又服了 5 剂，才来就诊。现在已不咳不喘，并已能向两侧卧。精神转佳，饮食增加。走一至二里路，也不发生咳喘。舌苔已无浅黄，脉细数。胸部左侧上方，叩诊已有清音，于左胸上部已能听到呼吸音，心音听诊区已恢复到左侧。胸部 X 线透视示左侧胸腔积液已明显消退。仍投 6 月 15 日方，改桂枝为 3g，桑白皮 9g，泽泻 9g。服 4 剂。

四诊：7 月 1 日。症状明显减轻，已近于消失。过去走十几步就气短而喘，现在走二、三里路，也不感气短，曾试跑二十多步，也未见喘。过去只能向一侧卧，现在可以两侧自由躺卧。过去不能弯腰，现在可以自由弯腰。过去一天只能吃五至六两米饭，现在每日能吃一斤多。且不口干，饮水已正常。咳嗽、胸痛均消失。舌苔薄白，脉滑、偏数。自服 6 月 15 日方以来，小便明显增多。仍投 6 月 15 日方 5 剂。

五诊：7 月 6 日。近来精神更好，已无自觉症状。脉已不数。左侧胸部叩诊，浊音区已降到左乳下。再投6月15日方5剂（全瓜蒌改为瓜蒌皮六钱）。

六诊： 8月11日。约来复查，无自觉症状，已在家中劳动。舌脉正常。X线胸部透视，左侧胸膜增厚，已无积液。病已痊愈，又投下方，巩固疗效。

处方：

瓜蒌21g　枳壳9g　茯苓9g　川椒目3g

桑白皮9g　沙参9g

10剂。

自初诊之日起，同时配服异烟肼（每次0.1g，每日3次），二诊后加服对氨基水杨酸钠（每次2g，每日4次）。最后一诊嘱其继服1个月。

【评析】　《金匮要略》痰饮篇中有“水流在胁下，咳唾引痛，谓之悬饮”的记载；《诸病源候论》中也有“痰饮者，由气脉闭塞，津液不通，水饮气停在胸腑，结而成痰”的说法。本患者，水饮结积于左侧胸胁，是为“悬饮”无疑。《金匮要略》中虽有治悬饮的“十枣汤”，但药有毒性，攻力猛峻，不适于常服及体弱者。参考历代医家的治疗经验，一般认为痰饮源于肾、动于脾、贮于肺，治疗痰饮要从肺、脾、肾入手。治肺是“导水必自高源”，治脾是“筑以防堤”，治肾是“使水归其壑”。所以要顺气、化湿、利水。对于水饮结积久者，还要兼用消饮破痰之剂攻之。前人有“治饮之法，顺气为先，分导次之，气顺则津液流通，痰饮运下，自小便而出”的经验。又有“及其结而成坚癖，则兼以消痰破饮之剂以攻之”的主张。本患者水饮积于左胸胁，虽未成坚癖，但积有这样大量的水饮，已使心脏右移，故应在顺气、分导的基础上，以消除水饮为当前之急。又考虑到患者气短而喘、说话气怯、脉象细数，不宜用“十枣汤”毒峻之剂攻逐水饮。因而选用《医醇剩义》中治疗悬饮的椒目瓜蒌汤加减。方中用川椒目、瓜蒌、葶苈子、桑白皮逐水消饮；以杏仁、枳壳顺气降逆；茯苓、冬瓜皮利湿健脾；又以泽泻、猪苓、车前子，导水下行自小便而出。《金匮要略》指出，治疗痰饮“当以温药和之”，故又加桂枝助阳化气以导利水饮从膀胱气化而出。本例实践证明，自加入桂枝以后，患者小便明显增多，患者自诉曾有时一昼夜排尿约二三十次之多。本方采用了“导水必自高源”的精神，从治肺（顺气、消痰饮）入手，结合利水

（治肾）、化湿（治脾），并运用“以温药和之”的经验，而取得了满意的效果。

本例西医诊断为渗出性胸膜炎，有大量积液。从西医治疗经验来看，应服用异烟肼，还应注射链霉素，一般还要做胸腔穿刺以放胸腔积液。本例以中医辨证论治为主，取得了满意的效果。

［11］焦树德．悬饮（渗出性胸膜炎）验案［J］．新中医，1975（2）：30-31.

十、熊鸣峰医案

王某，女，61岁。

初诊：2013年9月13日。主诉：咳嗽、右胁部疼痛半月余。病史：咳嗽伴右胁部疼痛半月余，已服西药治疗，疼痛无缓解。刻下症见：咳嗽痰少，色白质黏难咯，无泡沫，右胁部疼痛，深呼吸时疼痛加重，难以转侧，胸闷，夜眠差，无发热。舌脉：舌微红薄润苔白，尖红中焦厚，脉弦滑。检查：胸部正位片示右肋膈角变钝，右侧胸腔少量积液。

诊断：中医：悬饮；

西医：急性炎性渗出性胸膜炎。

治法：温补脾肾，化痰利水。

处方：磁附桂枝汤合二陈三子汤加减加减。

制附片 12g	柴胡 9g	桂枝 9g	磁石（先煎）30g
麻黄 6g	莱菔子 10g	白芥子 10g	紫苏子 10g
川贝母 9g	制南星 9g	陈皮 9g	桔梗 9g
茯苓 15g	法半夏 12g	白芍 9g	

5剂，嘱制附片与磁石先煎半小时，入诸药再同煎半小时。复煎1次，饭后分2次温服。

二诊：2013年9月20日。患者诉服药3剂后疼痛开始稍有缓解，服完5剂后疼痛较前减轻40%，咳嗽减，睡眠较前深。舌红苔白，脉弦滑。效不更方，续用前方加减。

处方：

制附片 12g	柴胡 9g	桂枝 9g	磁石（先煎）30g
麻黄 6g	莱菔子 10g	白芥子 10g	紫苏子 10g
川贝母 9g	制南星 9g	陈皮 9g	桔梗 9g
茯苓 15g	法半夏 12g	白芍 9g	砂仁（后下）6g
薏苡仁 20g	神曲 10g		

7 剂，煎药方法同前。

三诊：2013 年 9 月 30 日。诉疼痛消失，偶有一两声咳嗽，无痰，眠可。余无不适。舌红苔薄白，脉弦。复查胸部正位片示两肺纹理增粗，心影呈“主动脉型”，余无不适。患者国庆出游，故停药，嘱避风寒，防感冒。2 个月后因头晕来我处就诊，诉近 2 个月未感冒咳嗽，精神、纳眠均较前好转。

【评析】 本案患者外院已排除结核、肿瘤等原因引起的胸腔积液，考虑急性炎性感染引起。患者自诉几乎每次感冒咳嗽均会出现胸腔积液，患者因不愿再使用抗生素治疗，也为寻求治本之法，故求医于中医。笔者遵仲景先师“病痰饮者，当以温药和之”之大法，结合患者体质，加以变通，用磁附桂枝汤合二陈三子汤加减加减治疗。熊鸣峰仿火神派用附子之法，制附片与磁石为伍，意在用磁石之重沉而镇制附子剽悍不守之性，以附子为君，配磁石以令其直趋下焦，温肾阳，益命火，以达补火而不助热。配以桂枝温阳利水，佐以麻黄宣肺利水平喘，白芥子除痰，紫苏子行气，莱菔子消食，皆行气豁痰之药，气行则痰消。川贝母，制南星，陈皮，桔梗加强化痰止咳之力，茯苓健脾利水，法半夏燥湿健脾化饮，白芍疏肝助脾运，柔肝止痛，柴胡调畅枢机，引药达病所。一诊获效，效不更方，二诊加入健脾丸以加强健脾化湿之力，因脾为生痰之源，健脾以防新痰内生。正如喻嘉言云：“离照当空，则阴凝自散。”笔者临床用温化并举治疗悬饮病，效称卓著。

悬饮一病，首见于《金匮要略》，云“饮后水流在胁下，咳唾引痛，谓之悬饮”“脉沉而弦者，悬饮内痛”，属于广义痰饮之范畴。笔者通过对其发病机制的深入研究，结合大量临床实例，认为阳虚是其发病的根本，温化法当属本病的

治疗大法。

对于悬饮，熊鸣峰认为阳虚是其发病的根本。饮证创名于《黄帝内经》，详书于《金匮要略》，后世医家不断丰富完善。对其发病机制的探讨，当以肺脾肾三焦等脏腑气化功能失常为本，气滞血瘀水湿内阻为标。悬饮之病，病位在两胁，两胁之部乃阴阳气机升降之路，饮留于此，阻遏气机，升降失常。饮为阴邪，易伤阳气；脾为湿土，赖阳气以健运；脾不健运，则肺气壅滞不能化水，水湿停聚而为患。究其原由皆为阳不化气之故。肾阳为元阳，是一身阳气之根本。肾阳虚衰，则蒸腾气化失常，气血、津液代谢失调，易产生痰饮、瘀血等病理产物，故云人身之水为肾所主。故阳虚当为悬饮病发病之根本。熊鸣峰认为温阳化饮法为治疗本病之大法。《金匮要略》提出“温药和之”的痰饮治疗大法。饮为阴邪，非阳不运，非温不化。魏念庭《金匮要略方论本义》云：“烘暖中焦之阳，使胃利于消而脾快于运，不治水而饮自无留伏之患，是治痰饮以升胃阳，燥脾土为第一义，而于命门加火，又为第一义之先务也。”故化痰消饮应先温脾肾之阳。所谓“温”，并非温补，而为温化之法。魏念庭曰：“言和之，则不专事温补，即有行消之品。”因痰成于下，温则气化，痰动于脾，温则能健，痰生于湿，温则能行，化则能除，津液能运，正气能复，痰饮自化。

[12] 熊鸣峰，吴春红. 温化法治疗悬饮病[J]. 光明中医，2014，29(11)：2396-2397.

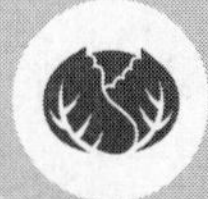

第九章 肺　癌

肺癌是原发性支气管肺癌的简称。肿瘤细胞源于支气管黏膜或腺体，常有区域性淋巴结转移和血行播散，早期常有刺激性咳嗽、痰中带血等呼吸道症状，病情进展速度与细胞生物特性有关。

肺癌为当前世界各地最常见的恶性肿瘤之一，是一种严重威胁人民生命健康和生命的疾病。在我国，肺癌死亡占癌症死亡病因的第 3 位。肺癌治愈率极低，以预防为主，避免空气污染、戒烟是预防肺癌的主要措施，另外，有动物实验证明维生素 A 及其衍生物 β 胡萝卜素能够抑制化学致癌物诱发的肿瘤。

肺癌病因迄今尚未明确。一般认为肺癌的发病与下列因素有关。①吸烟：吸烟是公认的肺癌的重要危险因素。纸烟中含有各种致癌物质，如尼古丁、苯并芘等，为致癌的主要物质。②职业致癌因子：包括各种工业产生的如石棉、二氯甲醚等中重金属离子。③空气污染：包括室内小环境和室外大环境污染。④电离辐射：如 α、β、γ 射线等，不同射线产生的致癌效果也不同。⑤饮食与营养：农药及一些化学染色剂中都含有致癌物质。⑥其他：美国癌症学会将结核列为肺癌发病因素之一。

此外，病毒感染、真菌毒素（黄曲霉菌）、结核瘢痕、机体免疫功能下降、内分泌失调以及家族遗传等因素对肺癌的发生可能也起一定的作用。

根据肺癌的临床表现，本病一般属于中医“肺癌”“咳嗽”“咯血”“肺胀”等病范畴。正气虚弱、痰湿热毒等外邪是肺癌的常见致病原因。病邪的侵入与机体正气不足相关，因此，本病具有本虚标实、虚实夹杂的病性特点。①六淫外侵、气血凝结：六淫之邪入侵，气血运行受阻，痰湿毒瘀交结，日久成癌。且外邪多在内伤正虚的基础上发病。六淫外邪，如环境中某些物理、化学性致癌因子及病

毒等，侵入人体，影响气血流畅，导致本病发生。②七情内伤、脏腑亏损：七情失调与本病的发生发展有密切关系。由于忧思、郁怒、悲伤太过，各脏器功能失调，气机不得疏泄，痰浊易于凝滞，血行不畅为瘀，终致气滞痰凝毒瘀互结，脉络受损，形成癌症。七情失调，五脏功能亏损，亦致六淫外邪入侵，加重病情。③饮食劳伤、正虚邪留：饮食不节，过食肥甘厚味，或恣意饮酒，积湿生热；脾胃失于健运，水谷反为湿滞，凝聚成痰，影响气血运行，瘀毒留积成癌。由于饮食失调，损伤脾胃，进而产生痰浊、气滞、血瘀等病理性改变，形成了癌症发生的基础。此外，饮食不节、饥饱失常，易损伤脾胃，健运失司，气血升化乏源而正气虚衰。本病的发生尚与劳伤过度、正气耗伤有关。劳伤太过导致气血失调，阴阳失衡，终致气滞血瘀、津枯痰结，形成本病。④先天不足，禀赋异常：本病的发生，与先天不足、禀赋异常有很大关系。多因先天脏腑不足，气血失调，外邪、情志、饮食、劳倦等致病因素易于损伤人体，导致气血失调，毒瘀互结而成本病。

癌症的临床表现与其部位、大小、类型、发展阶段、有无并发症或转移有密切关系。有 5% ～ 15% 的患者于发现肺癌时无症状。主要症状包括以下几方面。①咳嗽：为常见的早期症状，肿瘤在气管内可有刺激性干咳或少量黏液痰。肺泡癌可有大量黏液痰。肿瘤引起远端支气管狭窄，咳嗽加重，多为持续性，且呈高音调金属音，是一种特征性的阻塞性咳嗽。当有继发感染时，痰量增加，且成黏液脓性。②咯血：由于癌组织血管丰富常引起咯血。以中央型肺癌多见，多为痰中带血或间断血痰，常不易引起患者重视而延误早期诊断。如侵蚀大血管，可引起大咯血。③喘鸣：由于肿瘤引起支气管部分阻塞，约有 2% 的患者可发生局限性喘鸣。④胸闷、气急：肿瘤引起支气管狭窄，特别是中央型肺癌；或肿瘤转移到肺门淋巴结，肿大的淋巴结压迫主支气管或隆突；或转移至胸膜，发生大量胸腔积液；或有膈肌麻痹、上腔静脉阻塞以及肺部广泛受累，均可影响肺功能，发生胸闷、气促。如果原有慢性阻塞性肺疾病或合并有自发性气胸，胸闷、气促更加严重。⑤体重下降：消瘦为肿瘤的常见症状之一。肿瘤发展到晚期，由于肿瘤毒素和消耗的原因，并有感染、疼痛所致的食欲减退，可表现为消瘦或恶病质。⑥发热：一般肿瘤可因坏死引起发热，多数发热的原因是由肿瘤引起的继发性肺炎所致，抗生素治疗效果不佳。

一、王绵之医案

张某，男，73岁。

初诊：2005年6月24日。主诉：右肱骨头上皮样血管内皮细胞瘤肺转移。病史：因患右肱骨头上皮样血管内皮细胞瘤及左肺支气管扩张入院治疗，经手术切除治疗后，右上肢及肩胛部已基本愈合。现以咳吐黯红色痰为主要症状，经CT检查发现两肺皆有大片阴影，属“多发性转移灶”。现咳痰依旧，体温37.5℃，饮食、二便尚可。舌脉：舌色黯红，中部有薄腻苔，左脉弦滑数而来去不匀，寸部不耐重按。检查：肺部CT确诊为多发性转移灶。

诊断：中医：肺积；

西医：肺转移癌。

辨证：肺损及心。

治法：益气和血。

处方：

生晒参15g	麦冬15g	赤芍12g	白芍12g
当归20g	炒白术12g	茯苓15g	制桑白皮9g
陈皮10g	五味子3g	百合15g	川贝粉（分冲）6g
炙地骨皮9g	炙紫菀9g	牡丹皮6g	阿胶珠（分冲）9g

每日1剂，水煎服。

复诊：2005年10月12日。电话告知，药后感觉甚好，嘱其继续服药，待身体恢复便于乘飞机时亲自来复诊。

【评析】 本案治疗的特点在于“肺损及心，治以益气和血、扶正以除恶血为治”。用药从肝脾入手以治肺，取其土能生金之理；养肝柔肝，以避木旺刑金。全方用药绝少使用刚燥动阳之品，恐其有耗血动血之弊。

［1］姚乃礼，王思成，徐春波．当代名老中医典型医案集［M］．北京：人民卫生出版社，2014.

二、刘祖贻医案

龚某，女，42岁。

初诊： 2005年10月17日。主诉：发现右肺中央型肺癌3个月，症状加重2周。病史：发现右肺中央型肺癌3个月，咳嗽少痰、口干口苦2个月，加重并见胸闷痛、纳差、乏力、便干2周，患者拒绝手术、放疗、化疗，曾在外地中药治疗，疗效不显。舌脉：舌黯红，边有瘀斑，苔白厚腻，脉细软。检查：面容憔悴而略瘦，右肺呼吸音稍弱，无明显啰音，左肺呼吸音略粗。

诊断： 中医：肺积；

西医：肺癌。

辨证： 瘀毒内结，痰阻，气血虚弱。

治法： 祛瘀解毒，化痰散结，益气养血，健胃消食。

处方：

臭牡丹 60g	丹参 15g	延胡索 10g	白花蛇舌草 60g
重楼 30g	北山楂 15g	神曲 10g	陈皮 6g
矮地茶 30g	火麻仁 10g	麦冬 10g	西洋参（另蒸兑服）6g
鱼腥草 30g	枸杞 12g	川贝粉（冲服）6g	

14剂。

二诊： 患者诉咳嗽、胸闷痛缓解，余症减轻，中药原方酌减臭牡丹、白花蛇舌草、延胡索、鱼腥草等药剂量，继续服用。

【评析】 一是治癌虽有单方验方，临证仍须辨证为主；二是攻邪勿忘扶正，通常不宜单独攻邪；三是重视顾护中气，健胃消食，以培气血化生之源。

［2］姚乃礼，王思成，徐春波．当代名老中医典型医案集［M］．北京：人民卫生出版社，2014.

三、李辅仁医案

刘某，男，76岁。

初诊：2005年10月24日。主诉：肺部肿瘤手术后4个月。病史：患者4个月前因患肺癌，行肺部肿瘤手术。既往有阻塞性肺气肿、两下肺间质纤维化、慢性胃炎、甲状腺双叶炎性结节病史。刻下症见：气短声怯，行动迟缓，自觉乏力，气短，咳嗽，咳少量白痰，胸闷，纳少，胃脘不适，大便调。舌脉：舌红，苔白腻少津，脉沉细。

诊断：中医：肺积；

西医：肺癌。

辨证：气阴两虚。

治法：益气养阴。

处方：沙参麦冬汤合玉屏风散加减。

黄芪 20g	炒白术 15g	防风 10g	炒薏苡仁 15g
南沙参 15g	橘红 10g	款冬花 10g	贝母 10g
茯苓 30g	木香 15g	菖蒲 10g	甘草 3g
天冬 15g	麦冬 15g		

7剂，水煎服，每日1剂。

二诊：服上药7剂后，气短减轻，但食纳仍少，胃脘不适；舌质偏红，苔薄白腻，脉细数。在原方基础上加重益气健脾之力，连服20余剂。

三诊：药后症情平稳，气短，乏力较前明显好转，舌偏红，苔薄腻，脉细滑数。继以健脾补气，养阴润肺之剂调养。

【评析】 本案患者年事已高，体弱多病，又值肺癌术后，致使元气大伤，气阴两亏，肺失宣降，故见气短乏力，咳嗽咳痰，胸闷等症。老年肿瘤患者，正气亏乏明显，尤其在手术、放化疗之后更甚。中医治疗应以补益正气、调养脾胃为主，不可大肆攻伐，劫夺正气，恐适得其反。参照西医治疗也可知：老年肿瘤发展较缓，治疗以免疫、支持疗法为主，若积极抗肿瘤，反增痛苦，缩短寿命。

［3］姚乃礼，王思成，徐春波．当代名老中医典型医案集［M］．北京：人民卫生出版社，2014.

四、何任医案

王某，男，51 岁。

初诊：2006 年 4 月 10 日。主诉：确诊右上肺癌及胸膜、自身转移，伴胸腔积液、纵隔淋巴结肿大 3 个月。病史：2005 年 10 月开始感到右侧胸部隐痛，2006 年 1 月始明显感到体力下降，消瘦，右侧胸痛逐渐加重，入院检查诊断为右上肺癌及胸膜及自身转移，伴胸腔积液、纵隔淋巴结肿大。不能手术，故采取化疗 4 次。现胸痛气急，偶有咳嗽、咳痰，胃纳欠佳，时做噩梦，语声沉闷。舌脉：舌淡红，苔中厚腻，脉弦而虚。

诊断：中医：肺积；

西医：肺癌并多发转移。

辨证：正虚邪实。

治法：养阴清肺，化痰排脓。

处方：自拟肺痿肺痈汤加减。

玄参 10g　麦冬 10g　浙贝母 10g　忍冬藤 20g
桔梗 10g　炙百部 20g　连翘 15g　冬瓜子 30g
生甘草 10g　蒲公英 30g　北沙参 20g　重楼 15g
薏苡仁 15g　黄芩 10g　鱼腥草 20g　野荞麦根 30g

14 剂，水煎服，每日 1 剂。

复诊：服药 14 剂后，症状未见明显好转，精神困惫，气急，胸痛、胸闷；舌淡红，苔白腻，脉弦滑。辨证仍属正虚邪实，但痰浊深重，难以即时取效，原方再加化痰降气之药。服用 14 剂后，气急转平，精神好转，胸痛、胸闷减轻，食欲改善。继以自拟参芪苓蛇汤加味治疗。一直服药，病情稳定。

【评析】　本案初诊虽辨证准确，方药对症，然疾病深重，未能即时见效，可见临证之难。经复诊加减用药后，病症见好转，终有成效。自拟肺痿肺痈汤，以玄参、麦冬、北沙参滋养肺阴，浙贝母、桔梗、炙百部宣肺化痰，连翘、黄芩、蒲公英清热解毒，冬瓜子、薏苡仁化痰排脓；生甘草调和诸药。为治疗肺痿、肺痛、肺积出现胸闷胸痛、咳嗽气急等症的有效方剂。

[4] 姚乃礼，王思成，徐春波.当代名老中医典型医案集[M].北京：人民卫生出版社，2014.

五、郁仁存医案

医案一

李某，女，46岁。

初诊：2004年6月1日。主诉：确诊为肺癌4个月。病史：2004年1月因喘憋做CT检查，右肺占位性病变，脑转移。支气管镜检查：中低分化癌。随即行脑部放疗20次，2004年2月服吉非替尼治疗近3个月，4月复查胸CT占位缩小。确诊4个月后来诊，刻下症见：食管中上段胀满，有痰难以咳出，咽干，纳差，眠欠安，面部红疹，二便调；月经错后，量少。舌脉：舌质黯红，薄白苔，脉沉细弦。

诊断：中医：肺积；

西医：肺癌。

辨证：气阴不足，痰毒内结。

治法：益气养阴，化痰解毒。

处方：

沙参30g　麦冬15g　五味子10g　太子参30g
天花粉15g　枸杞子10g　女贞子15g　牡丹皮12g
鸡血藤30g　白鲜皮10g　山茱萸10g　桔梗10g
生甘草6g　炒酸枣仁20g　焦三仙30g　砂仁（后下）10g
全蝎3g

二诊：2004年9月4日。咽痛，咳少量白痰，纳食正常，二便调，寐可；舌黯，苔薄白，脉沉细弱。

处方：

茯苓10g　白术10g　沙参30g　生黄芪30g

太子参 30g	枸杞子 10g	女贞子 15g	砂仁（后下）10g
山茱萸 10g	牡丹皮 12g	白鲜皮 12g	车前草 15g
重楼 15g	麦冬 15g	焦三仙 30g	鸡内金 10g

三诊：2004 年 10 月 19 日。仍有皮肤瘙痒，咽痛时作。近 2 ～ 3 个月月经紊乱，困乏，纳可，不咳嗽，寐安，二便调，易出现口腔溃疡；舌黯红有瘀，苔白，脉沉细弱。

处方：

沙参 30g	熟地黄 12g	山茱萸 10g	山药 10g
茯苓 10g	牡丹皮 12g	泽泻 10g	炒知母 10g
黄柏 10g	白鲜皮 10g	生黄芪 30g	太子参 30g
鸡血藤 30g	重楼 15g	焦三仙 30g	鸡内金 10g
砂仁（后下）10g			

四诊：3004 年 12 月 7 日。近日病灶缩小速度减慢，近半月腹泻、皮疹减轻，停经 3 月余，无咳嗽，时有口腔溃疡，口干渴，夜间明显，纳可，大便正常；舌黯红，苔薄白，脉沉细。

处方：

沙参 30g	麦冬 15g	白鲜皮 10g	生黄芪 30g
太子参 30g	茯苓 10g	白术 10g	枸杞子 10g
女贞子 15g	山茱萸 10g	夏枯草 15g	浙贝母 10g
焦三仙 30g	鸡内金 10g	蜈蚣 1 条	砂仁（后下）10g
桔梗 10g	生甘草 6g		

五诊：2005 年 1 月 11 日。近日复查肝功能 ALT 升高。服药后月经好转，纳食可，二便调，寐可；舌黯红，苔薄白，脉沉细。

处方：

茵陈 10g	姜黄 10g	茯苓 10g	白术 10g
沙参 30g	生黄芪 30g	太子参 30g	枸杞子 10g
女贞子 15g	鸡血藤 30g	桔梗 10g	浙贝母 10g

焦三仙 30g　鸡内金 10g　蜈蚣 1 条　砂仁（后下）10g
竹茹 10g

六诊：2005 年 2 月 23 日。皮肤干燥瘙痒，纳可，寐安，二便调，月经正常；舌黯苔薄白，脉沉细弱。

处方：

茵陈 15g　姜黄 12g　茯苓 10g　白术 10g
生黄芪 30g　太子参 30g　枸杞子 10g　女贞子 15g
白鲜皮 10g　牡丹皮 12g　浙贝母 10g　沙参 30g
赤芍 10g　橘红 10g　杏仁 10g　焦三仙 30g
鸡内金 10g　地肤子 10g　炙甘草 6g　砂仁（后下）10g

七诊：2005 年 4 月 12 日。病情稳定，皮肤干燥及瘙痒症状好转，面部、鼻腔少量皮疹，纳可，二便调，食生冷则腹泻，寐可；舌黯，苔薄白，脉沉细弱。

处方：

茵陈 15g　姜黄 12g　土茯苓 10g　白术 10g
生黄芪 30g　太子参 30g　枸杞子 10g　女贞子 15g
白鲜皮 10g　浙贝母 10g　山茱萸 10g　重楼 15g
焦三仙 30g　陈皮 10g　半夏 9g　鸡内金 10g
地肤子 10g　炙甘草 6g　砂仁（后下）10g

八诊：2006 年 6 月 22 日。纳可，厌油腻，味觉差，寐可，二便调；脉沉细，舌黯有瘀，苔薄白。

处方：

沙参 30g　太子参 30g　生黄芪 30g　麦冬 15g
五味子 10g　枸杞子 10g　女贞子 15g　淫羊藿 10g
山茱萸 10g　白术 10g　茯苓 10g　枳壳 10g
焦三仙 30g　鸡内金 10g　重楼 15g　砂仁（后下）10g
炒酸枣仁 20g　首乌藤 30g

九诊：2006年7月13日。味觉差，厌油腻，咽部不适感，纳食量可，大便时溏；舌黯苔薄白，脉沉细。

处方：

太子参30g　生黄芪30g　白术10g　茯苓10g
枳壳10g　枸杞子10g　女贞子15g　淫羊藿10g
山茱萸10g　白鲜皮10g　沙参30g　炒酸枣仁20g
首乌藤30g　焦三仙30g　鸡内金10g　砂仁（后下）10g
桔梗10g　生甘草6g

【评析】　本案为肺腺癌、脑转移，属非小细胞肺癌，除脑部做姑息性放疗外，未化疗，仅服吉非替尼和中药，中西医结合治疗，病情得到控制。吉非替尼对非小细胞肺癌有一定效果，不良反应为腹泻、皮疹等。中药作了相应的辨证施治，因患者气阴两虚，痰毒内结，故予沙参、麦冬、太子参、白术、生黄芪、茯苓、五味子、枸杞子、女贞子、天花粉、山茱萸等益气养阴扶正之品；夏枯草、浙贝母、桔梗、重楼化痰散结；鸡血藤活血通络，蜈蚣息风镇惊，用于有脑转移者尤良；牡丹皮、白鲜皮、地肤子等凉血清肤，使吉非替尼皮肤反应减轻。

吉非替尼为表皮生长因子受体（EGFR）酪氨酸激酶抑制剂，酪氨酸激酶是EGFR膜内信号通路关键部位，吉非替尼可抑制EGFR信号通路，达到抑制肿瘤细胞增殖、分化及诱导凋亡作用。临床试验显示对腺癌、亚裔女性、不吸烟肺癌患者疗效较好。

[4] 姚乃礼，王思成，徐春波．当代名老中医典型医案集[M]．北京：人民卫生出版社，2014.

医案二

何某，女，69岁。

初诊：2002年4月26日。主诉：左肺肿物4个月。病史：2001年12月发现左上肺肿物，直径1.8cm，因原患支气管扩张、肺气肿，肺功能极差，无法行肺穿刺或纤维支气管镜检查，也无法行手术治疗，遂转向中医治疗。既往支气管扩张合并肺气肿病史近40年，曾有反复大量咯血史，近10年未再发作。刻下症见：胸胁劳累后不适，咳嗽，痰少色黄。舌脉：舌质黯，苔薄黄白，脉沉细滑。

诊断：中医：肺积；

西医：肺癌。

辨证：肺肾气虚，痰热结毒。

治法：益气活血，清热化痰。

处方：

沙参30g　太子参30g　麦冬15g　五味子10g
重楼15g　前胡10g　杏仁10g　白花蛇舌草30g
浙贝母10g　百部10g　赤芍15g　葶苈子（包煎）15g
益母草15g　鱼腥草30g　地龙10g　鸡内金10g
焦三仙30g　砂仁（后下）10g

二诊：2002年5月10日。服上方后咳嗽症状明显好转，双侧腰背胀痛不适，劳累后加重，多梦，纳可，二便调；舌黯，苔薄白，脉沉细滑。既已取效，仍守上法，改浙贝母为川贝母，去地龙，加大枣6枚。

处方：

沙参30g　太子参30g　麦冬15g　五味子10g
重楼15g　前胡10g　杏仁10g　白花蛇舌草30g
川贝母10g　百部10g　赤芍15g　葶苈子（包煎）15g
益母草15g　鱼腥草30g　鸡内金10g　砂仁（后下）10g
焦三仙30g　大枣5枚

三诊：2002年5月31日。咳嗽减少，痰少，腰酸胀，声音嘶哑，鼻窦蝶窦炎，无头痛，纳可，眠安，多梦，二便调；舌黯，苔薄黄白，脉沉细滑。

处方：

沙参30g　太子参30g　麦冬15g　五味子10g

重楼 15g　　前胡 10g　　杏仁 10g　　白花蛇舌草 30g
紫菀 10g　　桔梗 10g　　生甘草 6g　　葶苈子（包煎）15g
川贝母 10g　　枳壳 10g　　赤芍 15g　　益母草 15g
鸡内金 10g　　焦三仙 30g　　砂仁（后下）10g

四诊：2006 年 6 月 28 日。患者多年来一直服用中药，肺内肿物逐渐增大，2003 年 1 月根据形态变化，在协和医院确诊为肺癌（无病理）。2005 年 11 月 CT 复查：肿物 4.7cm × 3.4cm，不规则，分叶状，边缘毛刺，右下肺叶前基底段 0.8cm × 0.8cm 结节影，纵隔淋巴结肿大，刻下症见：咳嗽，偶有痰中带血，左上胸部、右颈部不适感，纳可，二便调；舌淡黯有齿痕，薄白苔，脉沉细滑。

处方：

夏枯草 15g　　浙贝母 10g　　石上柏 15g　　太子参 30g
麦冬 15g　　五味子 10g　　生黄芪 30g　　丹参 20g
鸡血藤 30g　　重楼 15g　　白鲜皮 10g　　女贞子 15g
枸杞子 10g　　海藻 15g　　焦三仙 30g　　鸡内金 10g
砂仁（后下）10g

【评析】　本案从发现左肺肿物至四诊结束已 4 年半，因有支气管扩张、肺气肿，肺功能差，故未行支气管镜检查，也未做手术或放、化疗。因无病理组织学诊断，只能称为肺部肿物，根据影像学检查，拟诊为肺癌。近年来患者肺部肿物不断增大，出现右下肺病变及纵隔淋巴结肿大，临床诊断为肺癌。

因患者久患支气管扩张、肺气肿，故可见气虚血瘀证，肺肾亏虚，为久病致虚，但肺内肿物为邪实，故治疗仍以扶正祛邪为原则。因体弱不任攻伐，故未做放、化疗，而单纯给予中药治疗。使正气与邪毒维持相对的平衡，患者可长期带瘤生存。尽管本例无病理诊断，但作为肺部肿物（肺积）能得到控制，并使患者保持较好的生活质量，带瘤生存，也是中医治疗的一大特色。

[5] 姚乃礼，王思成，徐春波. 当代名老中医典型医案集 [M]. 北京：人民卫生出版社，2014.

医案三

容某，女，67 岁。

初诊： 2001 年 12 月 18 日。主诉：胸闷、气短、喘憋。病史：患者于 2001 年 12 月 18 日来北京某医院肿瘤科就诊。该患者于当地医院确诊为左下肺鳞癌，曾行 NP 方案化疗 2 个疗程，后因不能耐受而停止。行局部放疗 15 次，剂量为 4500cGY。胸部 CT 示左下肺肿物大小为 6cm × 5cm。现觉胸闷气短，咳嗽喘憋，食少纳呆，时有痰中带血，眠差。舌淡苔白，脉沉细。

诊断： 中医：喘证；

西医：左下肺鳞癌。

辨证： 气虚血瘀痰凝。

治法： 活血益气，清肺化痰。

处方：

黄芪 30g	太子参 30g	前胡 10g	桑白皮 10g
山豆根 30g	拳参 10g	夏枯草 10g	土贝母 10g
桔梗 10g	菟丝子 10g	鸡血藤 10g	丹参 10g
杏仁 10g	炙甘草 6g		

每日 1 剂，水煎，每日 2 次。

同时，给予固本祛瘤 1 号胶囊口服，每次 4 粒，每日 3 次。

二诊： 1 个月后复查，症状、舌脉均明显改善，复检 CT 可见肿物略减小。继以上法口服 3 个月。患者症状悉无，复检 CT 示肿物 4cm × 3cm。现患者病情平稳，仍服郁仁存汤药治疗。

【评析】　本案辨证为气虚不能运化水谷，则聚湿生痰，兼气虚不能鼓动血液运行而成瘀血，痰瘀互结于胸，而成肺癌。郁仁存根据肺癌的病理特点以及配合放化疗总结出以益气固本、活血化痰为特点的系列中成药固本祛瘤胶囊系列，以黄芪、太子参、茯苓、枸杞子、菟丝子、鸡血藤、淫羊藿、丹参等药物改善血凝，提高免疫力，通过临床应用取得很好疗效。

［6］周高峰 . 郁仁存主任医师治疗肺癌经验［J］. 吉林中医药，2022（5）：4–5.

六、周仲瑛医案

医案一

计某，男，73岁。

初诊：2005年6月16日。主诉：发现右肺鳞癌3月余。病史：患者有长期吸烟史，有高血压、糖尿病、高脂血症病史。2003年查见右上肺空洞，按肺结核治疗。2005年3月痰中夹血，在某医院诊为肺鳞癌，6月10日行伽马刀治疗。CT检查：右上肺肿块放疗后与2005年3月29日比稍小，内部坏死明显，两肺感染，局灶性纤维化，局部支气管扩张，左下肺大疱（2005年5月9日）。刻下症见：稍有咳嗽，胸无闷痛，痰不多，偶有痰中带血，疲劳乏力，口干，食纳知味，寐尚可，二便正常。舌脉：舌质黯紫，苔中、后部黄腻，脉细滑。

诊断：中医：肺积；

西医：肺癌。

辨证：热毒痰瘀。

治法：益气养阴扶助正气，化痰祛瘀解毒抗癌。

处方：自拟扶正消癌汤加减。

南沙参12g	北沙参12g	太子参10g	麦冬10g
天花粉10g	生薏苡仁15g	山慈菇12g	泽漆15g
猫爪草20g	肿节风20g	漏芦15g	仙鹤草15g
炙僵蚕10g	露蜂房10g	鱼腥草20g	白花蛇舌草20g
狗舌草20g	地骨皮15g		

7剂，水煎服，每日1剂。

二诊：2005年6月23日。咳减，痰少，未见出血，口干不显，无胸闷、胸痛，食纳尚可，二便正常。苔中部黄腻，质黯红，脉小滑。前方加炙桑白皮12g，羊乳15g，平地木20g。

三诊：2005年7月14日。近况平稳，咳痰不多，呈白色泡沫状，无胸闷痛，纳可，大便稍干。苔薄黄、舌质黯，有裂痕，脉小滑。6 月 16 日方加生黄芪 12g、羊乳 12g，平地木 20g，桑白皮 10g，去白花蛇舌草。

四诊：2005 年 7 月 28 日。近日某医院 CT 复查，原右上肺病灶较前缩小。自觉症状不多，稍有痰，精神良好，大小便正常。苔中后部黄腻，质黯紫，脉细滑。

处方：6 月 16 日方去地骨皮、狗舌草，加炙桑白皮 12g，羊乳 15g，生黄芪 15g，平地木 20g，龙葵 20g。

五诊：2005 年 8 月 11 日。自觉症状不多，不咳，咳痰少，胸不痛，食纳知味。苔黄薄腻，脉细滑。查肝肾功能正常，血糖 9.6mmol/L，癌胚抗原 19.9。证属热毒痰瘀互结，气阴两伤。

处方：

天麦冬各 10g	南沙参 12g	北沙参 12g	炙鳖甲（先煎）12g
太子参 12g	生黄芪 15g	仙鹤草 15g	生薏苡仁 15g
泽漆 15g	山慈菇 15g	半枝莲 20g	白花蛇舌草 20g
龙葵 20g	炙僵蚕 10g	漏芦 15g	猫爪草 20g
羊乳 15g	薜荔 15g	露蜂房 10g	肿节风 20g

【评析】 本病患者长期吸烟，烟毒袭肺，肺热气燥，酿生癌毒，癌毒阻肺，耗伤气血津液，加之放疗进一步损伤肺之气阴。结合舌脉，辨证为热毒痰瘀阻肺，气阴两伤证。其病证特点，虚实夹杂，实者热毒痰浊瘀结，虚者气阴两亏，故治疗以益气养阴扶助正气，化痰祛瘀解毒抗癌。因脾胃运化功能尚正常，故拟解毒攻邪作为重点。药用南北沙参、太子参、麦冬、天花粉、生薏苡仁、仙鹤草、地骨皮以清肺益气养阴，山慈菇、泽漆、猫爪草、肿节风、漏芦、炙僵蚕、露蜂房、鱼腥草、白花蛇舌草、狗舌草清热解毒、化痰祛瘀、散结消癌，诸药合用，共奏扶正消癌之功。此后几诊，均在此法基础上加减运用，并在诊治过程中随时根据病情的变化调整扶正与抗癌的比重。至五诊患者正气渐复，遂进一步加大消癌力度，加用炙鳖甲、龙葵、薜荔等解毒抗癌，软坚散结。体现了“驱邪即时扶正，邪不祛，正更伤”的学术观点。药后患者自觉症状基本缓解，复查 CT 示原右上

肺病灶较前缩小。

［7］姚乃礼，王思成，徐春波．当代名老中医典型医案集［M］．北京：人民卫生出版社，2014.

医案二

患者，女，56 岁。

初诊：2008 年 3 月 7 日。病史：2007 年 12 月 1 日，因干咳 1 个月就诊于某胸科医院，行胸部 CT：左下肺占位，病理结果为鳞状上皮癌，共行放化疗 3 个疗程。最近腹泻，每日 4 次，咽喉有灼热感，晨起面浮较显，皮疹瘙痒，咳嗽间作，肝区不痛，大便稍有不消化物，尿黄。舌脉：苔中黄腻质黯红，脉细滑。

诊断：中医：肺积；

西医：肺癌。

辨证：痰瘀阻肺，肺气不利，气阴两伤。

治法：化痰泻肺，化瘀降气，清肺解毒。

处方：

炙桑白皮 25g	冬瓜仁 15g	炒紫苏子 10g	葶苈子（包煎）15g
炒莱菔子 10g	法半夏 10g	茜草 10g	降香（后下）3g
生薏苡仁 15g	桃仁 10g	泽漆 15g	旋覆花（包煎）6g
制南星 10g	生黄芪 20g	汉防己 12g	川椒目 3g
南沙参 12g	北沙参 12g	麦冬 10g	山慈菇 12g
猫爪草 20g	肿节风 20g	沉香 3g	香附 10g
姜黄 10g	海藻 10g	炙款冬花 10g	炙僵蚕 10g
苍耳草 20g	鱼腥草 20g		

14 剂，水煎服，每日 1 剂。

二诊：2008 年 3 月 21 日。咳嗽减轻，痰少色白，面浮皮疹渐消，仍有胸闷、气喘，大便日 3 ～ 4 次，颈部水肿，右肩疼痛，苔中黄腻，质黯，脉细滑数，辨证属痰瘀阻肺，气阴两伤。

处方：

炙桑白皮 25g	泽漆 15g	海藻 10g	葶苈子（包煎）15g
生黄芪 20g	泽兰 15g	泽泻 15g	山慈菇 15g
猫爪草 20g	炙僵蚕 10g	桃仁 10g	夏枯草 12g
肿节风 20g	片姜黄 10g	制南星 12g	南沙参 12g
北沙参 12g	露蜂房 10g	半枝莲 20g	白花蛇舌草 20g
鱼腥草 20g	狗舌草 20g	炒紫苏子 10g	失笑散（包煎）10g
炒白芥子 10g			

14 剂，水煎服，每日 1 剂。

三诊：2008 年 4 月 5 日。近来气道阻塞感减轻，食纳稍好，时有咳嗽，吹风易发，咳嗽剧烈，痰中带血，痰白量多，质黏，口干欲饮，胸闷，夜尿频多，2 小时 1 次，颈部肿胀压迫右手发胀，苔中部淡黄厚腻，质黯，脉细滑数。二诊方加炙款冬花 20g，知母 9g，天仙藤 15g，葶苈子增加至 25g。14 剂，水煎服，每日 1 剂。

四诊：2008 年 4 月 20 日。右手臂肿胀基本消退，时有胀痛，痛势较重，胸闷，气喘，大便偏干，矢气较多，食纳乏味，尿量尚可，舌脉同前。前方改葶苈子 25g，生黄芪 25g，加醋炙鳖甲 10g，全瓜蒌 12g，苏木 10g，天仙藤 15g，桃仁、杏仁各 10g，太子参 12g。14 剂，水煎服，每日 1 剂。后随访，症状明显好转。

【评析】 肺癌肝转移属不治之症，中医辨证辨病，综合治疗仍能改善患者生活质量，抑制癌瘤生长。本案结合患者病情，周仲瑛抓住痰饮瘀阻肺，肺气不利，故使用化痰泻肺，化瘀降气，清肺解毒治其标，癌毒走注入脏，走肤浸血，故用僵蚕、姜黄、苍耳草等顾及，同时兼顾气阴（黄芪、南沙参、麦冬），整方气血、痰瘀、癌毒、虚实兼顾，以治邪实为主，复法大方，思路清晰，值得师法。从本案看，痰饮水气，瘀毒较甚，肺气壅塞为主，故治疗重在泻肺利水，化痰化瘀，软坚消肿，清热解毒治标为主。经用泻肺化痰（水），祛瘀滞治方，气道阻塞感进一步减轻，水肿咳嗽亦缓，更证明前治药证合拍，为加强软坚消积、抑制癌瘤生长的作用，故加用鳖甲：咸能软坚，辛能走散，故《神农本草经》载其主

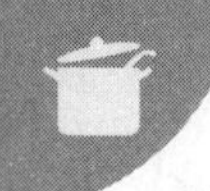

癥瘕、坚积;《本草新编》云:“鳖甲,味咸气平,善能攻坚,又不损气,阴阳上下,有痞滞不除者皆宜用之。”配用太子参、麦冬,兼顾气阴,扶正消瘤,治其本是也。苏木,《本经逢源》云:“阳中之阴,降多升少,肝经血分药也,性能破血,本虚不可论者,用二味参苏饮,补中寓泻之法,凛然可宗。”从消肿抑瘤改善症状看已见效机,本案为邪正均实,攻伐去邪治之典型,“有是证即用是药”也。

[8]周奎龙,史锁芳.国医大师周仲瑛复法大方治疗恶性肿瘤经验[J].中华中医药杂志,2016,31(12):5061-5064.

医案三

患者,男,74岁。

初诊:2009年5月20日。病史:2008年3月出现咯血,反复断续时有发作,少有咳嗽,咳痰不多,CT查为右上肺占位,穿刺病理为腺癌,目前时有咳痰带血,色鲜或黯,两锁骨下疼痛不舒,左肩下疼痛。舌脉:苔中部黄腻质黯隐紫,脉小滑数。

诊断:中医:肺积;

西医:肺癌。

辨证:痰瘀郁毒互结,气阴亏耗,肺损络伤。

治法:凉血止血,滋阴泻火。

处方:

墨旱莲 15g	南沙参 12g	北沙参 12g	天麦冬各 10g
太子参 12g	仙鹤草 20g	地锦草 15g	炙鳖甲(先煎)15g
煅花蕊石 15g	诃子 10g	五倍子 5g	泽漆 15g
茜根炭 10g	山慈菇 12g	猫爪草 20g	旋覆花(包煎)5g
紫珠 15g	半枝莲 20g	鱼腥草 20g	白花蛇舌草 20g
制南星 12g	白及 10g	龙葵 20g	

14剂,水煎服,每日1剂。

二诊：2009年6月4日。服药5天，咯血消失，咳少不多，胸闷不重，口稍干，食纳尚可，二便正常，汗出不易，两锁骨下疼痛不适，左侧为著。苔黄质黯紫，脉小弦滑。守法进退。

处方：

天麦冬各10g	南沙参12g	北沙参12g	炙鳖甲（先煎）15g
太子参12g	茜草10g	广郁金10g	旋覆花（包煎）5g
山慈菇15g	制南星15g	猫爪草20g	龙葵20g
半枝莲20g	鱼腥草20g	冬凌草20g	泽漆15g
九香虫5g	炙僵蚕10g	红豆杉10g	仙鹤草20g
墨旱莲12g			

14剂，服法同上。

三诊：2009年6月18日。近两日仍有痰中带血，但血量不多，色鲜红，咳嗽不多，胸前痛势较轻。苔黄腻质黯紫，脉弦滑。

处方：2009年6月4日方加五倍子5g，诃子10g，地锦草15g，墨旱莲12g，煅花蕊石15g，片姜黄10g，炒延胡索10g，肿节风15g。14剂，服法同上。

四诊：2009年7月2日。痰血间作，血量不多，基本不咳，有痰不多，胸不闷，肩痛较轻，二便尚调。苔中薄腻，质黯红隐紫有裂，脉小滑兼数。

处方：2009年6月4日方加景天三七20g，血余炭10g，紫珠15g，白及10g，五倍子5g，诃子10g，地锦草15g，煅花蕊石15g，片姜黄10g，炒延胡索10g，肿节风15g。14剂，服法同上。患者定期来诊1年余，偶见痰中带血，病情基本平稳。

【评析】 本案患者经西医确诊为肺癌，咳痰，咯血色黯，结合舌脉，辨证属痰瘀郁毒互结，气阴亏耗。咯血是肺癌患者常见症状之一，由于痰瘀癌毒阻肺，肺气不利，郁而化热，灼伤肺络或癌毒日久，灼伤肺阴，阴虚火旺，迫血妄行，肺络损伤，血溢脉外。故周仲瑛教授治疗以凉血止血、滋阴泻火为法，药用仙鹤草、煅花蕊石、茜根炭、白及、紫珠、地锦草、墨旱莲、诃子、五倍子等凉血收敛止血，炙鳖甲、南沙参、北沙参、天冬、麦冬、太子参等养阴制火，予泽漆、山慈菇、猫爪草、制南星、鱼腥草、白花蛇舌草、半枝莲、龙葵等清肺化痰、抗癌解毒、软坚散结，旋覆花可降气化痰。药证相符，全方组合严谨，故咯血症状逐渐减轻，病情稳定。综上所述，周仲瑛教授认为肺癌的基本病机是痰瘀郁肺，毒耗气阴，病位在肺，后及五脏，分早、中、晚三期论治，以消癌解毒、化痰消瘀、益气养阴为治疗大法。

［9］王珊珊，郭茗，朱垚，等．国医大师周仲瑛教授辨治肺癌经验［J］．中华中医药杂志，2015，30（12）：4332-4335.

医案四

患者，女，38 岁。

初诊：2014 年 10 月 10 日。病史：2014 年 9 月体检时发现左上肺占位性病变，2014 年 9 月 11 日手术切除病灶。术中发现淋巴结 5/20 转移。术后病理结果示：腺癌，Ⅲ A 期。刻下症见：稍有咳嗽，无痰，咽痒，偶有胸闷，咽干口燥，五心烦热，夜间盗汗，活动后气短，食纳尚可，声音稍沙哑，面色少华。舌脉：舌苔黄薄腻，质红略黯中有裂纹，脉细滑。

诊断：中医：肺积；

西医：肺癌。

辨证：痰瘀郁肺，气阴两伤。

治法：化痰祛瘀，益气养阴。

处方：

太子参 15g	党参 15g	南沙参 12g	醋鳖甲（先煎）15g
北沙参 12g	天冬 10g	麦冬 10g	麸炒白术 10g
茯苓 10g	猫爪草 20g	泽漆 12g	羊乳 15g
肿节风 20g	藤梨根 20g	仙鹤草 15g	凤凰衣 6g
天葵子 10g	半枝莲 20g	陈皮 6g	白花蛇舌草 20g
炙甘草 3g	砂仁（后下）3g		

每日 1 剂，水煎，分早晚 2 次口服。

二诊：2015 年 1 月 16 日。患者以初诊方为主方加减服用 3 个月，术后已接受 EP 方案化疗 4 个周期，有白细胞降低、恶心、脱发等化疗后反应，偶有咳嗽，无痰，声音沙哑基本复常，五心烦热，夜间盗汗较前明显好转。舌苔黄薄腻，质黯紫，舌中部有裂纹，脉细。守初诊方加地榆 15g，制黄精 10g，每日 1 剂，水煎，分早晚 2 次口服。

三诊：2015 年 3 月 13 日。患者以二诊方服用 2 个月，术后已接受 EP 方案化疗 6 个周期，无咳嗽、咳痰，自觉手术部位有牵引感，食纳均可，面色少华。舌苔黄薄腻质黯中有裂纹，脉细。证属气阴两虚，余邪未尽。治以益气养阴，抗癌祛邪。

处方：

太子参 15g	党参 15g	南沙参 12g	醋鳖甲（先煎）15g
北沙参 12g	天冬 10g	麦冬 10g	麸炒白术 10g
茯苓 10g	炙甘草 3g	猫爪草 20g	泽漆 15g
黄芪 20g	炒僵蚕 10g	山慈菇 12g	制南星 10g
羊乳 15g	肿节风 20g	藤梨根 20g	仙鹤草 15g
天葵子 10g	半枝莲 20g	陈皮 6g	白花蛇舌草 20g
砂仁（后下）3g	酒女贞子 12g	墨旱莲 10g	鸡血藤 20g
红景天 12g	灵芝 5g	地榆 15g	酒黄精 10g

每日 1 剂，水煎，分早晚 2 次服用。

患者服药半年，近况稳定，症状好转，守法观察，定期复诊。

【评析】 肺癌术后患者的病机为本虚标实，其中气阴两虚为本，痰瘀毒胶结为标，因此，在治疗时应标本兼顾。组方时以养肺阴为主兼顾肝肾，清热利咽，抗癌解毒。取南沙参、北沙参养阴生津、清热、润肺止咳，且二药配伍润肺力量更强。天冬、麦冬均为甘寒清润之品，二者相须为用，麦冬入肺经，以养肺阴；天冬入肾经，以润肾燥，二药合用金水相生。鳖甲滋阴潜阳，养阴清热，散结消痞。周仲瑛认为阴虚多有火，故选取清热养阴润燥之品，燥热清则痰能化，阴津复则血得养，则无成瘀之患。以黄芪、太子参、党参等补气，意在寓通于补，使

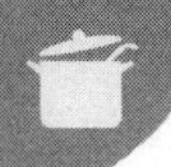

气旺痰消血行。僵蚕僵而不腐，得清化之气为最，其气味俱薄，轻浮而升，祛风清热，解痉止咳，化痰散结，通络止痛，既可治疗声音嘶哑又有止痛疗效。针对患者盗汗及五心烦热症状，加入黄芪、白术、茯苓等，黄芪具有升发之性，补肺气、泻阴火，治疗体弱表虚，自汗盗汗；白术、茯苓配伍治脾虚盗汗，白术健脾益气，茯苓健脾养心，二药合参，脾气健，元气充，阴火降，心神安，内无热扰，盗汗自无。肾为先天之本，女子以肝为先天，周仲瑛临证重视肝肾的调理，取女贞子、墨旱莲二药入肝肾，相须为用，既可补肝肾、强筋骨，又可清虚热，疗失眠，凉血止血。鸡血藤补血活血，补益肝肾，强壮筋骨，可增强患者体质，有利于化疗后患者正气恢复。针对肺癌痰瘀互结、胶结难解的特点，周仲瑛用药配合清肺化痰解毒药泽漆、山慈菇、天南星、猫爪草，并取半枝莲、白花蛇舌草、藤梨根合用可清热解毒、利咽、化痰散结。诸药合用，共奏益气养阴、扶正固本、解毒抗癌之功。

[10]李文婷，於丙寅，吴勉华.周仲瑛从气阴两伤论治肺癌术后患者经验[J].中医杂志，2016，57（8）：643-645.

医案五

邓某，男，56岁。

初诊：2008年7月21日。病史：2008年2月开始左膝部扭伤后疼痛，经检查为右肺癌伴多发淋巴结和骨转移。多方求医未果，需用止痛剂缓解疼痛。ECT：右肺门多发淋巴结和胸椎异常代谢病变。目前左膝关节、左侧股骨疼痛连及大腿，伴有麻木，行走困难，下肢水肿，足面肿，青筋显露，腿足怕冷喜温，稍有胸闷咳嗽，易咯，小便难以自控。舌脉：苔淡黄薄腻，舌黯红，脉细滑。

诊断：中医：肺积；

西医：肺癌淋巴结、骨转移。

辨证：癌毒走注，痰瘀阻络，肝肾亏虚。

治法：化痰祛瘀，益气养阴。

处方：

制川乌 5g	制草乌 5g	制水蛭 5g	制白附子 10g
炒白芥子 10g	鹿角片 10g	炮姜 5g	制南星 15g
当归 10g	熟地黄 10g	细辛 4g	炙蜈蚣 3 条
土鳖虫 6g	独角蜣螂 3g	炙全蝎 6g	僵蚕 10g
蜂房 10g	九香虫 5g	透骨草 15g	山慈菇 12g
路路通 10g			

7 剂，水煎服，每日 1 剂。

二诊：2008 年 7 月 28 日。左大腿疼痛减轻，冷感亦减，可以出汗，肿胀消退，胸闷不舒，有紧张感，咳嗽气急，有痰质稠时黄，或有黯红色，背痛，时有便意，量少。苔淡黄薄腻，脉小弦。

处方：原方加茜草 10g，肿节风 15g，猫爪草 20g，生黄芪 15g，泽漆 15g，仙鹤草 15g。14 剂，服法同上。

【评析】 本案患者确诊肺癌时已为晚期，故辨证为癌毒走注，结合其骨节疼痛、麻木、下肢水肿等不难辨其痰瘀阻络、肝肾亏虚，因患者表现为腿足怕冷喜温，辨证属肾阳不足、寒湿凝滞。因此周仲瑛应用右归丸合牵正散加减，药用炙川乌、炙草乌、鹿角片、熟地黄、当归、炮姜等温阳祛寒、补肾活血止痛，白芥子、细辛温肺化痰，予制白附子、制南星及制水蛭、炙蜈蚣、土鳖虫、独角蜣螂、炙全蝎、僵蚕、九香虫等虫类药化痰通络、散瘀止痛，透骨草、路路通通络止痛。辨证论治是中医学的特色之一，因肺喜润恶燥，肺气郁滞易于化热，灼伤肺阴，以热证、阴虚证候多见，温热药使用相对较少，但是五脏皆有阴阳，阳虚固然少见，但不是没有，临证时须辨证论治。

［11］王珊珊．周仲瑛教授从痰瘀热毒辨治肺癌的临床经验及益肺解毒汤的抗肿瘤实验研究［D］．南京：南京中医药大学，2017.

七、刘志明医案

徐某，女，69 岁。

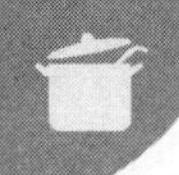

初诊： 1989年3月。主诉：咳嗽、胸痛、消瘦1年。病史：患者于1989年因咳嗽、咯血，经某医院做痰脱落细胞和胸部X线检查，确诊为慢性支气管炎、肺气肿、右上肺肺癌，当时做右上肺肺癌切除手术，术后病理诊断为肺泡癌。因患者年高体弱及大手术创伤，不能耐受放疗、化疗，住院中经各种治疗，病情无明显好转，于1989年3月请中医治疗。形体消瘦，精神萎靡，面部晦黯，语声低微，咳嗽，咳痰，胸痛，食欲减退，睡眠不佳，卧床不起。舌质淡，苔白而微黄，脉沉细无力。

诊断： 中医：咳嗽；

西医：肺癌。

辨证： 气阴两虚，虚实夹杂，肺失肃降。

治法： 养阴益气，清肺化痰。

处方：

生黄芪 18g	当归 9g	太子参 12g	北沙参 21g
白芍 9g	芦根 24g	半夏 9g	枳壳 9g
黄芩 9g	柴胡 9g	全瓜蒌 15g	白花蛇舌草 21g
云苓 10g	川贝母 6g	甘草 6g	

水煎服，每日1剂。

另制乳香粉30g，没药粉30g，每日2g，分2次服用。

二诊： 患者服药30剂后，咳嗽、咳痰、胸痛明显好转，食欲转佳，精神好转，能下地行走。

连续服药90剂，咳嗽、咳痰、胸痛等症状完全消失，生活能自理，能自己来门诊看病，声音洪亮，精神、食欲正常，体重增加。同年7月复查胸部X线片及CT等，无转移病灶，追踪观察4年，健康状况良好。

【评析】 肺癌主要是因为正气虚损，阴阳失调，六淫之邪气乘虚入肺，导致肺气郁闭，宣降失司，气机不利，聚津为痰，痰凝气滞，日久形成肺部积块。辨证治疗本病应从气阴两虚、痰瘀互结着眼，以黄芩、半夏、苇茎、川贝母、白芍、北沙参宣肺祛痰，滋阴止咳；瓜蒌、白花蛇舌草软坚活络清肺止咳；柴胡、枳壳、白芍、云苓透邪解郁，疏肝理脾；太子参、生黄芪、当归、甘草补气活血，扶正祛邪；乳香、没药活血止痛，去腐生肌。全方相合，有清热解毒，止咳祛痰，软坚散瘀，活血止痛，补虚扶正之效。

[12] 高荣林，姜在旸. 中国中医研究院关广安门医院专家医案精选 [M]. 北京：金盾出版社，2005.

八、路志正医案

患者，男，47 岁。

初诊：2013 年 6 月 19 日。主诉：喘息气急半年。病史：患者半年间突然消瘦十余斤，并见颜面、上肢水肿。当地医院诊为：肺癌纵隔转移，上腔静脉综合征。无法手术，经放疗 20 次、化疗 6 次，未见明显好转。刻下症见：须发眉俱秃，喘息气急，颜面、上肢水肿，面青唇紫，饮食正常，二便正常。检查：胸部 CT 示右肺门占位（5.3cm × 4.0cm），纵隔淋巴结肿大，提示中央型肺癌，纵隔淋巴结转移。病理：低分化鳞癌。舌脉：舌体中等，质黯红，两侧大片瘀斑，脉沉细弱。

诊断：中医：肺积；

西医：肺癌。

辨证：痰瘀互阻。

治法：活血化瘀，通络消瘤。

处方：肺化积汤合血府逐瘀汤加减。

石见穿 30g　泽漆 15g　清半夏 15g　茯苓 30g
生晒参 6g　黄芩 6g　桂枝 6g　炒枳壳 12g
荷梗 15g　黄芪 20g　当归尾 15g　川牛膝 15g
莪术 10g　赤芍 15g　北柴胡 15g　夏枯草 30g
仙鹤草 30g　炙甘草 6g

30 剂，水煎服，每日 1 剂。

二诊：2013 年 7 月 19 日。颜面、上肢水肿未进一步加重，喘息有减，时有乏力，舌体中等，质黯红，两侧大片瘀斑，脉细涩。遂于初诊方泽漆增量至 30g，黄芪增量至 30g。30 剂，每日 1 剂，水煎服。

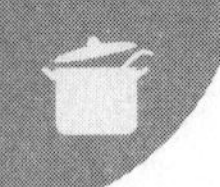

三诊：2013年8月19日。颜面、上肢水肿渐消，感觉良好，继以原方服用60剂。

四诊：2013年10月19日。气息如常，面色青黄，水肿全消，纳食稍减，舌体中等，质黯红，两侧少量瘀斑，脉细涩。上方去夏枯草，加苏木15g、山慈菇15g。60剂，每日1剂，水煎服。

五诊：2013年12月19日。CT提示右肺门肿瘤缩小为2.1cm×2.0cm，纵隔淋巴结也明显缩小。嘱其继守原方服药，择期复诊。

六诊：2014年11月1日。胸部CT结果显示肺部肿瘤及纵隔淋巴结肿大基本消失，复查血常规、血生化、肿瘤标志物均无异常。查面色身形如常，纳便调，唇黯，舌体胖，质黯红，苔白腻，脉细滑。于原方加王不留行30g、天南星15g、薏苡仁30g。2日1剂，水煎服，继续服用3个月巩固疗效。此患者间断服用中药，随访每年复查无异常，至2017年10月仍健在。

【评析】 恶性肿瘤引起的上腔静脉综合征，发展迅速，预后不佳，平均存活3.9个月，有呼吸困难和（或）脑水肿者仅存活1个多月。本例患者首诊因其唇紫舌瘀、脉沉细，兼颜面、上肢水肿，辨证为痰瘀互阻、水饮停聚。患者肺积有形之邪为痰瘀互结，处以益肺化积汤合血府逐瘀汤当属中的。二诊获效，仍有喘息，水肿未消，气虚水停证明显，遂加大泽漆用量以增行水消肿、化痰解毒之功，并加黄芪用量增益肺脾之气。四诊水肿全消，纳食稍减，血瘀之象犹现，遂加苏木化瘀消积，并以清热解毒、化痰散结之山慈菇易苦寒败胃之夏枯草。五诊渐愈，患者效不更方，执持以服。六诊时已在1年之后，诊视基本如常，舌脉少有痰瘀之象，遂于上方加王不留行、天南星、薏苡仁以化瘀消痰散结健脾。并减半量服用，以缓图邪去，待正气来复。

［13］张维骏，侯建春，王艳，等.路志正运用益肺化积汤治疗肺癌经验［J］.中医杂志，2018，59（4）：289-291.

九、刘嘉湘医案

医案一

李某，女，61岁。

初诊：2018 年 2 月 25 日。病史：患者 2017 年 12 月因痰中带血至某胸科医院就诊，查 CT 示右肺下叶肺癌，伴阻塞性肺炎，伴纵隔淋巴结肿大，右下肺小叶间隔增厚，癌性淋巴管炎待排。行右肺穿刺，确诊为右肺中叶小细胞肺癌（SCLC，C−T4N2M0，Ⅲb 期）。行 EC（依托泊苷、环磷酰胺）方案化疗 2 次，2018 年 2 月 22 日复查 CT 示病灶尚稳定，遂于 2 月 23 日再次行 EC 方案化疗。刻下症见：患者神疲乏力，胃纳不适，恶心、呕吐频作，大便艰行，口干，咳嗽，痰多，夜寐多梦。舌脉：舌质红，舌体胖，有齿痕，苔薄白，脉小滑。

诊断：中医：肺积；

西医：肺小细胞癌。

辨证：气阴亏虚，胃失和降。

治法：益气养阴，降逆止呕。

处方：沙参麦冬汤合旋覆代赭汤加减。

生黄芪 30g	北沙参 15g	绞股蓝 15g	麦冬 9g
女贞子 12g	石上柏 30g	石见穿 30g	重楼 15g
葫芦巴 15g	桔梗 9g	紫菀 15g	旋覆花（包煎）12g
竹茹 12g	枳实 9g	黄柏 15g	代赭石（先煎）15g
瓜蒌仁 30g	天冬 9g	大枣 15g	珍珠母（先煎）30g

7 剂，每日 1 剂，水煎，早晚分 2 次服。

二诊：2018 年年 4 月 11 日。患者诉服前药后，呕吐症状减轻，遂于 2018 年 3 月下旬又行胸部放疗 6 次，但因不能耐受而中止放疗，拟中医治疗。刻下症见：患者咳嗽，少痰，咽痒，右前胸痛，夜难入寐，头晕眼花，纳差，大便不实，日行 4 ～ 5 次。诊其舌苔薄，舌质淡红，按其脉细，尺弱。证属肺脾两虚、热毒痰湿内盛，治拟补益脾肺、清热解毒、化湿消积。

处方：六君子汤合导痰消积汤加减。

党参 9g	苍术 9g	炒白术 9g	茯苓 15g
杏仁 9g	浙贝母 12g	鱼腥草 30g	石上柏 30g
石见穿 30g	陈皮 9g	姜半夏 9g	白花蛇舌草 30g

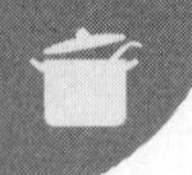

北秫米 30g	生薏苡仁 30g	怀山药 15g	紫菀 15g
菟丝子 15g	补骨脂 12g	焦山楂 9g	焦神曲 9g
鸡内金 15g			

28 剂。

三诊： 2018 年 5 月 16 日。药后合度，患者诉服用前方 1 个月后，胃纳改善，夜寐亦可，咳嗽减轻，有痰色白，但诉腰膝疼痛。追问其既往有类风湿关节炎病史，日前查类风湿因子 73.5U/mL，抗环瓜氨酸肽抗体 7.51U/mL，红细胞沉降率 67mm/h。2018 年 4 月 23 日查 ECT 示右髋关节异常放射性浓聚，考虑肺癌骨转移。诊其舌质淡红，有齿痕，苔薄，按其脉濡滑，尺弱。证属痰浊湿热内蕴，经脉失濡。故前方去党参、苍术、北秫米、鸡内金，加生黄芪 30g，络石藤 30g，伸筋草 30g，薜荔果 30g，甘草 6g，大枣 15g，以加强舒筋活络之效。28 剂。

四诊： 2018 年 7 月 4 日。患者诉按前方服用 2 个月，仍有咳嗽，自觉喘憋，右侧胸痛，头晕，汗多，入夜难寐，察其情志抑郁、焦虑，按其脉细，诊其舌苔薄，质黯红，体胖。现患者气阴亏虚证候明显，治拟益气养阴，清热解毒，化痰散结之法。拟方四君合沙参麦冬汤、甘麦大枣汤加减。原方去生黄芪，加太子参，炒白术改为生白术。

处方：

太子参 9g	生白术 9g	北沙参 15g	麦冬 9g
五味子 9g	桔梗 9g	浙贝母 12g	鱼腥草 30g
石上柏 30g	石见穿 30g	山慈菇 15g	白花蛇舌草 30g
八月札 15g	瓜蒌皮 15g	生薏苡仁 30g	金雀根 30g
女贞子 12g	墨旱莲 15g	酸枣仁 30g	合欢皮 15g
紫菀 15g	淮小麦 30g	大枣 15g	珍珠母（先煎）30g
鸡内金 15g	甘草 6g		

28 剂。

此后半年，患者坚持门诊按上方配药治疗。

【评析】 本案患者初诊时正值化疗期间，呕吐等胃肠道反应明显，脾胃衰败，津液亏耗，故以沙参麦冬汤合旋覆代赭汤加减。其中生黄芪益气健脾；北沙参、天冬、麦冬、女贞子养阴生津；旋覆花、代赭石、竹茹以降逆止呕；石上柏、石见穿、重楼清热解毒；紫菀、桔梗理气化痰润肺；绞股蓝益气安神、清热解毒；珍珠母重镇安神助眠。二诊时患者因长期的化疗、放疗，致脾胃受损，日久不复，阴虚症状不显，而以气血亏虚为主，故改以六君子汤合导痰消积汤加减。以太子参、茯苓、白术、姜半夏、陈皮为主方益气健脾，培土生金；菟丝子、补骨脂补肾填精；继予石上柏、石见穿、重楼清热解毒；浙贝母、鱼腥草清热化痰散结；杏仁、紫菀降气化痰止咳；佐以焦楂曲、鸡内金健脾消食以助运。此外，姜半夏、北秫米即半夏秫米汤，选自《灵枢》，主治因“胃不和而卧不安”所致的失眠。肺癌极易转移至骨、脑等重要器官，三诊时患者 ECT 检查提示肺癌骨转移，患者腰膝疼痛明显，禀“肾主骨”之理，先天肾精亏虚，金水不能相生，痰浊湿热内蕴，经脉失濡。故加强补肾强筋之力，前方去党参、苍术、北秫米、鸡内金，加生黄芪、络石藤、伸筋草、薜荔果、甘草、大枣，以加强舒筋活络之效。四诊时患者晚期肺癌，半年来经 3 次化疗、6 次放疗不仅未能控制疾病进展，反致正气耗损，肺、脾、肾俱虚，以气阴亏虚为主，且病久不愈情志有异，故治疗以扶正为主，调补其正气。以四君子汤联合沙参麦冬汤、二至丸为主方，佐以石见穿、石上柏、白花蛇舌草清热解毒抗癌治标，杏仁、紫菀降气化痰止咳，酸枣仁、合欢皮、珍珠母以安神助眠，八月札疏肝理气散结，鸡内金和胃助运，淮小麦、大枣、甘草即甘麦大枣汤之意，以调畅情志。此病案充分体现了刘教授顾护脾胃“扶正治癌”之思想。

[14] 张文曦，刘苓霜，朱欣佚. 国医大师刘嘉湘从顾护脾胃论治肺癌经验 [J]. 南京中医药大学学报，2020，36（4）：557-560.

医案二

张某，男，61 岁。

初诊： 2003 年 2 月 26 日。主诉：咳嗽，痰中带血加重 1 周。病史：2002 年患者出现咳嗽，在某医院检查 X 线胸片发现左肺门有 1.5cm 大小的阴影，胸部 CT 检查示未见异常，建议随访。2002 年 12 月中旬患者出现背部及双下肢疼痛，对症处理无效。2003年1月29日上海市某医院ECT检查示髂骨、两下肢股骨等多处转移性骨癌。2003年2月6日在市某医院复查CT示左肺门处1.5cm大小的阴影，为左肺癌。该院TBB示：左支气管狭窄；TBB后病理未找到癌细胞。2003年2月13日至上海某肿瘤医院进一步诊治，行骨穿刺找到转移性腺癌细胞；同时某医院MRI示：骨转移。2003年2月19日在肿瘤医院行NP方案化疗，于2003年2月20日开始进行股骨转移处放疗，共10次。2月26日到上海某医院肿瘤门诊进行治疗。咳嗽偶作，痰中带红，口干，纳谷欠馨，大便干结，双大腿疼痛。舌脉：脉细滑，苔薄黄，舌质红。

诊断：中医：肺积；

西医：左肺癌。

辨证：热毒内盛，耗伤阴液，清肃失司，肺络受灼。

治法：养阴清肺解毒。

处方：

南沙参30g	北沙参30g	川石斛15g	天麦冬各15g
女贞子10g	杏仁9g	桑白皮12g	黄芩10g
石上柏30g	石见穿30g	八月札15g	瓜蒌皮15g
仙鹤草30g	徐长卿30g	川牛膝12g	肉苁蓉15g
枸杞子15g	生山楂10g	鸡内金12g	谷麦芽各30g

另予正得康胶囊（主要药物为沙参、麦冬、女贞子等8味）3瓶，每次4粒，每日3次口服。服药2周后，除下肢疼痛外，咳嗽好转，痰血消失，口不干，纳谷馨，大便自调，因住上海某肿瘤医院而未能继续服药。

二诊：该患者于2003年3月30日结束放疗，于3月31日入住我院十五病区，自觉每次进食后胸骨后有疼痛感，仅能进流食，脘闷纳呆，两肋疼痛，按之痛增，双下肢痛如针刺，大便干结，脉濡滑，苔浊腻，舌质红。证属痰热蕴阻，脾胃失和。先予黄连温胆汤加减。

川黄连3g	陈皮9g	法半夏9g	茯苓15g
制南星6g	全瓜蒌30g	徐长卿15g	制大黄9g

三诊：上药服后，大便得畅，苔腻得化，胸骨后及双下肢疼痛明显减轻，胃纳较前好转，但胸肋处疼痛仍存，夜寐安，脉细滑，苔薄，舌质红。可见痰热已化，故再予益气养阴，清热解毒。

处方：

北沙参 15g	麦冬 12g	全瓜蒌 30g	八月札 15g
枳实 9g	石见穿 30g	石上柏 30g	徐长卿 15g
地龙 30g	威灵仙 15g	忍冬藤 30g	鸡内金 9g

服药后症状明显改善，体力及各项临床指标均恢复正常。

【评析】 肺癌属中医学中的“肺积”，是一种全身属虚，局部属实的疾病，中医认为肺为娇脏，喜润恶燥，邪毒蕴肺，极易耗伤肺气，灼伤肺阴，造成阴虚内热的病理变化。又因西医放疗及化疗，更增其热毒，热灼肺络，清肃失司则咳嗽、痰中带血，肺津失润则口干、舌红，肠失润养则大便干结，邪毒走窜于骨，脉络瘀滞不通，不通则痛，则双大腿疼痛。方中南北沙参、天冬、麦冬、川石斛养阴润肺，其中川石斛除有养阴之效外，并有壮筋骨之功效；黄芩、石上柏、石见穿等清热解毒；仙鹤草解毒止血；徐长卿、川牛膝通络止痛；八月扎、瓜蒌皮理气宽胸；女贞子、枸杞子滋补肾阴，肉苁蓉既可暖肾润肠，具“善补阴者，必于阳中求阴，则阴得阳升而泉源不竭”之意。二诊时因放疗灼伤食管，食道失于润泽，故进食时胸骨后疼痛，仅能进流食，热毒损伤脾胃，脾运失健，痰热中阻，胃失和降，故刘嘉湘治拟黄连温胆汤，以清热解毒、化湿和中为先。方中川黄连清热化湿，陈皮、法半夏、茯苓、制南星健脾化湿，全瓜蒌、制大黄润肠通便，使湿毒有外泻之路，徐长卿通络止痛。服药一周，痰热已化，三诊时复以益气养阴，清热解毒之治，以顾其本病。此案充分体现了刘嘉湘灵活辨治法则。一诊时病证合参，辨证与辨病相结合，采用攻补兼施的方法；二诊时，因放疗致痰热中阻，胃失和降，故采用急则治其标，待其标实去，三诊时再次采用攻补兼施的方法。

［15］李和根．刘嘉湘教授以扶正法为主治疗肺癌经验［J］．四川中医，2005（7）：5-6.

十、刘尚义医案

医案一

杨某，男，57岁。

初诊：2017年2月15日。病史：1年前于贵州某医院确诊肺癌，经化疗4次，放疗1次，前来寻求中医治疗。刻下症见：咳嗽、咳痰，痰色黄质黏、不易咳出，胸闷，大便干结、每6～7日1次。舌脉：舌红有瘀斑，苔黄腻，脉滑数。

诊断：中医：肺积；

西医：肺癌。

辨证：痰瘀互结。

治法：清热化痰，祛瘀散结，佐以养阴。

处方：化癥扶正汤合小陷胸汤加减。

莪术10g　冬凌草20g　猫爪草20g　醋鳖甲（先煎）20g

瓜蒌皮20g　法半夏12g　酒黄连6g　北沙参20g

14剂，水煎服，每日1剂。

二诊：患者诉服用上方后诸症好转，方有良效，继续服用20剂。

三诊：患者诉精神状态好转，近日未见咳嗽、咳痰，二便正常，饮食可，舌淡黯苔白少津，脉象细涩，病情平稳，易方。

莪术10g　冬凌草20g　猫爪草20g　醋鳖甲（先煎）20g

北沙参20g　麦冬20g　天冬20g　蜈蚣4g

继续服用，随访半年，病情平稳。

【评析】 本案患者放、化疗后肺气更虚，气不布津，痰浊内生，阻滞气机，气滞血瘀，痰瘀互结，久而生热，而成痰瘀互结之证，放疗为火热之毒，耗气的同时，又伤阴液，故伴有阴虚的表现，所以治以清热化痰、祛瘀散结，佐以养阴为法，因患者痰热瘀阻较重，故连服34剂本方，病情平稳，痰热之证始无，此时患者以阴虚兼有瘀毒为主证，故原方去小陷胸汤加大养阴药续服。

化癥扶正汤是国医大师刘尚义教授多年临床经验方，目前广泛用于治疗各种恶性肿瘤，此方通过益气养阴而扶正，活血散结而化癥达到抗肿瘤目的，临床疗效良好。化癥扶正汤方药组成：鳖甲、莪术、冬凌草、葎草、猫爪草、百合、黄芪、薏苡仁、蜈蚣，方中鳖甲、莪术、蜈蚣具有软坚散结、滋阴潜阳、破血散瘀之功；冬凌草、葎草、猫爪草清热解毒、消肿散结； 百合养阴润肺、清新安神、兼清肺热；薏苡仁利水除湿、除痹舒筋、排脓消肿通络；黄芪补益元气；诸药合用，扶正固本，养阴散结，活血祛瘀，清热解毒兼以化湿，祛邪兼以扶正，标本同治，使正气得复，邪气则散。刘尚义认为鳖甲与莪术配伍，寒温并用，能增强软坚散结，破血化瘀消癥之力，有缩小肿瘤之功，而冬凌草与猫爪草相伍能增强消肿散结之功，也可治疗各种肿瘤。现代医学也认为鳖甲、莪术、冬凌草、猫爪草四味中药具有抗肿瘤、增强机体免疫力等作用。

小陷胸汤临床广泛应用于各种痰热病证。此方出自《伤寒论》，用于治疗痰热结胸证，方中瓜蒌甘寒，清热涤痰，宽胸散结；黄连泻热降火，除心下之痞，配半夏降逆祛痰、散结消痞，诸药合用，共奏清热化痰、散结开痞之功。柯琴在《伤寒来苏集·伤寒附翼》提到：“止在心下，不及胸腹，按之知痛不甚硬者，为小结胸，是水与热结，凝滞成痰，留于膈上，故脉亦应其象而浮滑也。”刘尚义常用此方治疗恶性肿瘤之痰热以及大便不畅的痰湿证型，切合恶性肿瘤的病因病机，故临床效果明显。一些医家临床也应用此方治疗恶性肿瘤，取得了良好效果。现代研究显示，小陷胸汤具有抗肿瘤作用。对于恶性肿瘤的治疗，化癥扶正汤倾向于活血扶正抗癌，而小陷胸汤功善化痰，二方合用，活血化痰，散结扶正之力更著，故能对痰瘀互结型恶性肿瘤收到良好疗效。在这则医案中，中药介入的时机，或在手术后，或在放、化疗后，此时患者通过四诊观察已呈阴虚表现，阴虚难复，治疗特别棘手，朱丹溪云“阳常有余，阴常不足”，手术、放化疗之后更伤人体正气、阴液，所以养阴扶正始终贯穿在整个治疗过程中。

[16] 蒋宏亮，刘华蓉，刘尚义．国医大师刘尚义运用化癥扶正汤合小陷胸汤加减治疗恶性肿瘤的经验[J]．云南中医中药杂志，2019，40（9）：12-14.

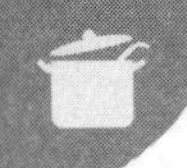

医案二

张某，女，67岁。

初诊：患者近日因天气变化，受凉后误感风寒出现咳嗽、咳痰，痰清稀量多，夜间明显，伴劳累后气促，病来消瘦，精神萎软，纳眠欠佳，小便调，大便难解。舌脉：舌淡，苔白腻，脉滑。

诊断：中医：肺积；

西医：支气管肺癌。

辨证：脾肾阳虚。

治法：解表散寒，温补脾肾。

处方：

莪术10g　黄精20g　山茱萸20g　醋鳖甲（先煎）20g

干姜10g　细辛5g　五味子6g　桔梗10g

款冬花20g　紫菀20g

每日1剂，水煎服，8剂。

二诊：一诊药后患者诉咳嗽、咳痰、咽痒等症状较前稍好转。患者咳嗽、咳痰较前好转，偶有气喘，动则加重，双下足背轻度凹陷性水肿，舌淡红，苔薄白，脉弦涩。辨证：痰瘀互结证。

处方：

莪术10g　冬凌草20g　猫爪草20g　醋鳖甲（先煎）20g

干姜10g　细辛3g　五味子6g　蜈蚣4条

15剂，水煎服，每日1剂，每日3次。

服上药3剂后患者诸症缓解，故继续服用此方。随访至2019年10月，均未见肿瘤复发与转移，患者偶有咳嗽不适，体力状况如常。

【评析】 肿瘤的发生基本病机是机体正气（阳气）亏虚，而机体正气（阳气）虚损，多是由先后天脾肾脏腑功能亏虚所致，手术治疗后更加损伤脾肾脏腑功能，一诊时予以小青龙汤加减，散寒蠲饮，温补脾肾，使得外在表寒得以发散，内在伏邪痰饮得消，肺癌早期手术切除治疗为主要治疗方法，术后正气亏虚，故往往使用中药保守扶正祛邪治疗，因受凉后发生咳嗽咳白痰等症，可基本辨证分析为感受外寒、肺失宣降，而舌淡，苔白腻，脉滑为痰饮内停之象，辨证属于脾肾阳虚，外寒内饮。二诊患者诸症消失，根据患者胸痛，脉弦涩，病机属于痰瘀互结，故辨证属于肺癌之痰瘀互结证。此时正气较强，故加冬凌草、猫爪草等药物增强化痰散结，抗肿瘤之力，胸痛病机为痰瘀互结，阻滞气机，不通则痛，故加蜈蚣活血化瘀，通络止痛。刘尚义运用小青龙汤加醋鳖甲、莪术、冬凌草、猫爪草治疗痰瘀互结型肺癌疗效显著，明显延长其生存期，提高了生活质量。刘尚义熟读伤寒杂病论等医家经典，其中的“六经”理论及“内伤伏邪”理论在肺系疾病的治疗中起着重要作用。肺为娇脏，易感受外邪，若寒邪入里，影响着水液代谢及运化，水停日久形成痰凝，痰凝加血瘀，日久聚集发为肺癌。小青龙汤可应用于痰瘀互结型肺癌患者，由于外寒已是肺癌发病的外在原因之一，故此证型外寒症状非必须条件，凡是存在痰饮病机均可使用。需要区分的是肿瘤不同阶段主要病机的不同，治疗上会有所侧重。

小青龙汤主要功效为解表散寒，温阳化饮，能温化胸中、胃脘、胁下之停痰留饮。历代医家用于外有寒邪闭表、水饮内留，内外合邪所致的干呕、呃逆、咳嗽、口渴、吐涎沫、噎膈、腹胀、水肿、霍乱呕吐等。表邪较重时重用解表药以加强发散驱邪作用。痰饮水湿较重时，则重用温阳、渗湿利水之品利水渗湿，化痰蠲饮。刘尚义引用仲景之“病痰饮者当以温药和之”之法，通过温补之法以化痰蠲饮。方中附子、桂枝、干姜、细辛、半夏温阳化饮；白芍、五味子、炙甘草酸甘缓急，以防祛邪伤正。温通、宣散、收敛相结合。麻黄、桂枝、炙甘草三药配伍，辛甘以助阳，在表助发散风寒，在里助温化水饮；干姜、细辛、半夏配伍，药性辛温，温化寒饮； 五味子、白芍、炙甘草，酸甘化阴，制约发散、辛温之性以防伤正。相反相成，散收、升降并用，解表化饮，阴阳协调。小青龙汤药物配伍中最重要的在于细辛、干姜、五味子的配伍应用，细辛具有发散的作用，五味子具有收敛的效果，干姜起温化胸中寒饮的作用。刘尚义治寒饮喘咳，多用这一组药物，因为肺脏本有宣发和肃降的功能，肃即是收，与宣相对，而小青龙汤方中的细辛是发散，五味子收敛肺气，加之干姜温化寒饮，故刘尚义治疗肺家寒饮常用干姜、

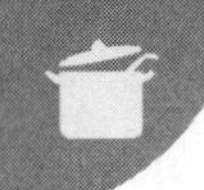

细辛、五味子配伍，而这三味药的配伍在临床上也一直沿用至今。刘尚义擅长使用经方，但不拘泥于经方原方，根据原方主要治法及病机情况进行辨证加减得出经验方，对外寒内饮水证所致的肺系疾病进行辨证论治取得了较好的疗效，辨证即是辨病机、证候，病机明确辨证即准确，故临证时不该拘泥于症状、经方原方。刘尚义用小青龙汤辨证加减用于治疗慢性支气管炎、支气管哮喘、支气管肺癌等，临证效果良好，值得后世医家借鉴。

刘尚义闲时一直熟读经典著作，包括其中药物的性味、归经、功效；其中提及的方剂及其功效主治等。刘尚义强调学习中医经典，领悟是关键。传统中医文化有几千年的历史，早年古书医家经典记载言简意赅、文字极其简短，古今意思大有不同，故领悟经典原文的文字意思显得尤为重要。如《伤寒论》小青龙汤治疗寒饮，真武汤亦能治疗水饮，且两方为何都用白芍？小青龙汤发散寒饮用干姜，而真武汤为何用生姜温阳化饮？为何肺无阳虚却有温肺之法，温肺是为什么？刘尚义的经验与学术思想源于其诊治各种疑难杂病中，其处方用药体现“善用经方、不求原方、用药平和”的学术特点。此医案从“小青龙汤”辨证论治来阐述刘教授用药经验，体现刘尚义擅用经方而不拘泥于经方原方，触类旁通等用药特点。

［17］吴文宇，刘尚义．国医大师刘尚义教授运用小青龙汤加减治疗肺系疾病经验［J］．贵州中医药大学学报，2021，43（2）：15-18.

十一、朱良春医案

医案一

施某，女，55 岁。

初诊：2010 年 4 月 19 日。病史：患者在上海某医院 PET/CT 检查示：左下肺磨玻璃密度影，FDG 摄取轻度增高，考虑左下肺周围型肺癌，肺泡细胞癌；颈胸腰椎退行性变，L_5 椎体椎弓崩解，L_5 椎体 Ⅰ 度滑脱。2010 年 2 月 1 日在某医院行左下肺叶切除术治疗，术后病理示：中分化腺癌。目前精神尚可，饮食、二便正常，偶尔左肋下不适，口干。要求中药调理。又胆囊手术后，遗留胆汁反流，嘈杂不适。舌脉：舌红，苔薄，脉细弦。

诊断：中医：肺积；

西医：肺癌术后。

辨证：气阴两虚，肝胆失于疏泄。

治法：益气养阴，佐以和胃安中。

处方：

北沙参 20g	川百合 30g	合欢皮 15g	功劳叶 15g
黄精 15g	玉竹 15g	凤凰衣 10g	煅瓦楞子（先煎）20g
玉蝴蝶 8g	珠儿参 20g	徐长卿 15g	八月札 15g
甘草 6g			

20 剂。

二诊：2010 年 5 月 17 日。唯感咽部进食时有不适感，左胁下时有隐痛，纳可，便调，口干，苔薄腻，质红，脉细弦。食管钡透示：胃炎。佐疏肝降逆法。上方加炙刀豆 15g，绿萼梅 10g。14 剂。

三诊：2010 年 6 月 7 日。药后食道症状明显改善，近 4 天来大便次数增多，左下腹及脐周隐痛，便前腹痛，有结肠炎史。口干，舌质红，苔薄，脉细弦。脾胃虚弱，气机不畅。

处方：

仙鹤草 40g	桔梗 10g	怀山药 30g	生白芍 15g
白槿花 10g	北沙参 20g	玉蝴蝶 10g	徐长卿 15g
炙刀豆 15g	绿萼梅 10g	甘草 6g	

20 剂。

四诊：2010 年 7 月 12 日。药后大便成形，唯颈肩部不适，偶尔疼痛，纳谷尚可，口干，胃部嘈杂，舌红，苔薄腻，脉细弦。脾虚渐运，然阴虚，邪毒络阻，治宜兼顾。

处方：

仙鹤草 50g	龙葵 30g	川百合 30g	煅瓦楞子（先煎）20g

蜂房 10g　　土鳖虫 10g　　北沙参 20g　　赤白芍各 20g

川石斛 20g　　甘草 6g

20 剂。

五诊：2010 年 8 月 9 日。药后颈、肩疼痛基本已瘥，咳嗽痰少，胃脘隐痛不适，大便溏烂，日行 3 ～ 4 次，舌偏红，苔薄，脉细弦。B 超示：脂肪肝，胰腺体积饱满。络通，胃气郁阻，脾虚未复，前法治之。

处方：

仙鹤草 40g　　广郁金 20g　　蒲公英 30g　　柴胡 10g

炒白术 20g　　焦神曲 20g　　炒薏苡仁 30g　　煨木香 8g

焦山楂 20g　　甘草 6g　　煅瓦楞子（先煎）20g

10 剂。

六诊：2010 年 10 月 11 日。

七诊：2010 年 11 月 22 日。时胸胁疼痛，余症尚可，舌苔薄，质偏红，脉细弦。肝气郁结，络脉不利，拟疏肝和络为主调治。

八诊：2011 年 1 月 10 日。近日咳嗽，痰多，偶痰中带血，苔薄腻，脉细。续予调肺健脾。

处方：

金荞麦 50g　　鱼腥草 30g　　鸡内金 10g　　谷麦芽各 15g

沉香曲 15g　　合欢皮 15g　　徐长卿 15g　　煅瓦楞子（先煎）20g

龙葵 20g　　仙鹤草 40g　　蜂房 10g　　甘草 6g

20 剂。症情好转趋稳定。

【评析】　对肿瘤的治疗，临床医生及患者的选择并不完全一样。朱良春认为应该在可能的情况下先行手术或介入治疗，再行化疗、放疗，但若过分强调化疗，则有些患者可能出现严重不良反应，甚至危及生命。此期间都可配合中医药治疗，而且术后中医药的治疗成为许多肿瘤患者治疗的重要选择，朱良春认为其作用有三：一是调理诸多不适症状，使患者尽快恢复；二是扶正抑癌防止转移和复发；三是减轻放化疗不良反应。但是各种肿瘤患者术后出现的情况各不相同，此患者为肺癌术后，口干、舌红、苔薄、脉细弦为肺之气阴损伤之象，以北沙参、黄精、川百合、玉竹益气养阴润肺；珠儿参有养阴、清肺、散瘀、止血、定痛之功。合欢皮、功劳叶安神清肺，因阴伤则内热，此热为虚热，功劳叶为清虚热之主药。又此患者胆囊手术后，遗留胆汁反流，嘈杂不适，故加煅瓦楞子、凤凰衣、玉蝴蝶重镇降逆和胃。患者原有宿疾，因为手术关系，可能诱发或加重，朱良春认为也应给予重视，治疗宜兼顾之，安未、已及之地。徐长卿、八月札行气疏肝，使胆汁下行为顺。二诊见咽部进食时有不适感，左胁下时有隐痛，乃肝郁不舒，气机不畅，以炙刀豆、绿萼梅降逆舒肝行气解郁。三诊见大便次数增多，便前腹痛，追问有结肠炎病史，为脾虚失健，运化失司。患者宿疾多，朱良春以经验方仙桔汤加减治疗，其效如鼓应桴。四诊虽然见肩痛等症，仍以仙鹤草、龙葵、川百合、北沙参、蜂房、土鳖虫为主益气养阴，润肺解毒。其中龙葵具有显著的抗肿瘤、抗菌、抗病毒、保肝护肾、免疫调节等作用，临床应用广泛，对多种实体肿瘤具有良好的防治效果。例后又见劳动时胸胁疼痛，治疗重在疏肝活血通络。八诊见咳嗽，痰中见血，患者较为紧张，担心肿瘤复发，但检查无异常发现，加金荞麦、鱼腥草清肺化痰，用仙鹤草一举两得，益气扶正，又能止咯血。纵观治疗过程，虽然病恙此平彼起，然辨证准确，肺脾肝兼顾，从容有度，收效明显。

[18] 吴坚，蒋熙，姜丹，等. 国医大师朱良春肿瘤辨治实录及经验撷菁[J]. 江苏中医药，2014，46(1)：2-5.

医案二

罗某，男，72岁。

初诊： 2008年8月15日。病史：患者有吸烟史40余年，因咳嗽3个月行胸部CT扫描提示左肺中央型肺癌伴左下肺阻塞性炎症，纵隔内淋巴结转移；经皮肺穿刺病理报告示小细胞肺癌；血清肿瘤标志物水平、血常规均正常，ECT未见骨转移征象。刻下症见：咳嗽阵作，咳吐少量白色泡沫状薪痰，胸闷、气急；乏力，口干欲饮，大便偏干。舌脉：舌红、苔薄白，脉细。

诊断： 中医：肺积；

西医：肺癌。

辨证：痰瘀胶结，肺脾两虚。

治法：软坚消癥健脾。

处方：

仙鹤草 60g	龙葵 30g	藤梨根 30g	山慈菇 20g
金荞麦 30g	甜草苗 20g	紫背天葵 20g	全瓜蒌 20g
浙贝母 20g	生薏苡仁 40g	炮山甲 10g	川百合 30g
珠儿参 30g	生白术 30g	甘草 6g	

并嘱患者饮食清淡，作息规律，保持情绪平和。

二诊：2009 年 1 月 23 日。患者服用上方 1 个月后，诸症均明显减轻，遂接受西医院建议，进行 4 次化疗及 8 次放疗，出现严重贫血，白细胞及血小板明显降低，且一般状况较差，故停止放、化疗。于 1 月 20 日查血常规，红细胞 $2.04 \times 10^9/L$，血红蛋白 60g/L，白细胞 $1.65 \times 10^9/L$，血小板 $26 \times 10^9/L$。刻下症见：精神差，面色苍白无华，纳谷不馨；咳嗽；舌淡、苔薄腻，脉细无力。朱良春认为，该患者为多次化疗后导致的严重贫血，正气虚馁、气血亏损为病机关键，此时治疗应以扶正为主，佐以祛邪，故在原方基础上重用益气养血、滋养肝肾之品。处方：仙鹤草 60g，龙葵 30g，藤梨根 30g，金荞麦 30g，潞党参 30g，全当归 10g，熟地黄 20g，山茱萸 30g，鸡血藤 30g，油松节 30g，牛角腮 30g，枸杞子 15g。

三诊：2009 年 5 月 22 日。以 1 月 23 日方为基础，随症加减治疗 4 个月，现诸症好转，精神可，唯干咳少作，纳谷欠佳，口干口苦；舌偏红、苔薄黄腻，脉细。复查血常规：红细胞 $3.48 \times 10^9/L$，血红蛋白 120g/L，白细胞 $4.12 \times 10^9/L$，血小板 $135 \times 10^9/L$。朱良春考虑患者存在热毒伤阴及脾胃损伤，故在原方基础上加川石斛 15g、北沙参 30g、女贞子 20g，鸡内金 15g、生白术 30g 以滋养肺阴，健脾消食。

四诊：2010 年 1 月 22 日。患者一直坚持服用中药，在前诊处方上随症加减治疗。目前精神佳，神志清，纳可；舌体胖、质紫黯，苔薄，脉细。复查胸部

CT提示：左肺癌病灶稳定。血常规及肿瘤标志物各项指标均正常。患者病情稳定，继续予扶正消癥法巩固。

处方：

仙鹤草 60g	龙葵 30g	藤梨根 30g	山慈菇 20g
紫背天葵 20g	穿山甲 10g	蜈蚣 8g	金荞麦 40g
甜杏仁 10g	桃仁 10g	北沙参 20g	熟地黄 20g
女贞子 20g	山茱萸 20g		

随访至2010年8月，患者诸症平稳，生活自理。

【评析】 该患者为晚期肺癌，经放化疗后，血虚体衰，不能耐受，转求中医治疗。朱良春抓住患者正虚体衰病机特点，治疗以扶正为主，祛邪为辅，注重饮食调护。经调治后，患者贫血很快得到纠正，精神明显好转。患者经朱良春诊治，坚持服用中药近2年，肿瘤病灶稳定，生活质量提高，证实中医药治疗肿瘤疗效确切，并且贵在坚持。

朱良春治疗肺癌，以扶正与祛邪为总则；且根据患者病程阶段及体质偏颇，扶正与祛邪各有侧重。早期以祛邪为主，中期攻补兼施，晚期则以扶正为主，佐以祛邪。但由于肿瘤发现时多已至中晚期，故朱良春常用攻补兼施之法，虽攻伐而不伤正，且时时注意阴阳气血之调燮，尤侧重补肺、健脾、益肾，每可缓解症情、延长生存期。肺癌早期多因癥积阻塞气道，使肺气失宣，聚津成痰，郁久化热，又与癌毒胶结，出现如发热、咳嗽、痰黏色黄、舌红、苔黄腻、脉数等痰浊热毒郁肺之症，朱良春常用金荞麦、鱼腥草、紫背天葵、葶苈子、白花蛇舌草、龙葵、藤梨根、半枝莲、山慈菇等清热毒、泻痰浊。肺癌中晚期，痰热毒煎熬津液，加之正气渐衰，患者多出现气阴亏损之证，表现为气短喘促、低热、咽干、舌红、苔少、脉细数等证候，朱良春常用黄芪、珠儿参、南沙参、百合、石斛、麦冬等益气养阴扶正。另外，朱良春十分重视顾护胃气，因“得谷者生，失谷者亡”，纳谷正常，胃气健运，正气方能充足，才能祛邪外出。而此期患者多长期服用清热解毒药物，或迭经放疗、化疗，常见消瘦、腹胀纳呆、恶心欲吐、口淡、便溏等脾虚胃滞症状，故朱良春常用生白术、炒白术、党参、鸡内金、山药、薏苡仁、

焦麦芽、焦山楂、焦神曲等健脾养胃，顾护后天之本，其中生白术兼有通便作用。

如咳嗽明显，咳痰不止者，加紫菀、金沸草、川贝母等宣肺止咳化痰；痰中带血者，加煅花蕊石、白茅根、地榆炭等凉血止血；伴胸腔积液，见胸闷气喘者，加葶苈子、枳实、白芥子等泻肺逐饮。放化疗后贫血者，除用补肝肾、益气血之品如当归、熟地黄、山茱萸、枸杞子、女贞子等外，必用牛角腮、油松节、鸡血藤三味药。他认为牛角腮有养血、益气之效，且补肝肾之力似山茱萸而更绵缓，养肝肾之血功同阿胶而不滋腻，效类首乌而有情；油松节能补虚培本，固卫生血；鸡血藤养血通络，祛瘀生新。这三药用于各种类型的贫血、出血性疾病及体虚易感者，均能提升红细胞数量，增强血小板功能，改善体质状态。肿瘤伴骨转移，出现剧烈骨痛者，朱良春认为其骨质侵蚀破坏，类似“痹证”之骨关节疼痛变形，根据“肾主骨”及“不通则痛，痛则不通”，治以益肾蠲痹通络，予骨碎补、补骨脂、熟地黄补肾壮督，制南星透骨走络、涤痰化瘀，以治骨痛，且制南星用量宜大，从30g用起，逐渐加至50g，止痛效果极佳。伴见舌质紫，有瘀斑、脉涩者，为瘀血之候，应在补气基础上加活血化瘀药，如丹参、桃仁、土鳖虫、炮山甲、水蛭等。如自汗不已，加浮小麦、碧桃干、五倍子等；大便干结者，加生白术、决明子通便；便溏者加炒白术；肢体水肿，加泽兰、泽泻活血利水消肿。

朱良春擅长运用虫类药治疗疑难杂症。因肿瘤为顽症癥积，朱良春根据虫类药善攻坚破积的特点，临证亦喜用炮山甲、蜈蚣、全蝎、守宫、土鳖虫、露蜂房、水蛭等抗癌解毒散结。仙鹤草常用作收涩止血药。研究表明，仙鹤草对人体癌细胞有强大的杀伤作用，而对正常细胞则秋毫无犯，甚则可促进正常细胞生长发育。朱良春喜重用仙鹤草治疗多种癌症，既可抗癌消瘤，还能提高免疫力，一药两用，常奏佳效。

朱良春认为，癌症发生与饮食不节有关，故他非常重视饮食调护，每告诫患者忌烟酒、忌暴饮暴食，少进海鲜、肉食，多食蔬菜水果，作息规律，心态平和，适量锻炼。

[19] 兰智慧. 朱良春辨治肺癌经验 [J]. 上海中医药杂志，2010，44（9）：1-2.

医案三

患者，女，72岁。

初诊：2009年5月。病史：右肺鳞癌化疗后半个月，乏力，恶心。患者2007年10月因刺激性干咳，至当地医院查CT示右上肺占位性病变，约2cm×3cm大小，未予特殊处理。2008年复查肺病灶进行性增大，纵隔淋巴结增多。诊断为右肺低分化鳞癌，于同年4月化疗，化疗后轻微恶心，乏力，余无特殊不适。刻下症见：精神状态尚可，无咳嗽及咳痰，轻微乏力，纳可，化疗后血常规、肝肾功能均正常。舌脉：苔薄白，舌中微腻，脉细小弦。

诊断：中医：肺积；

西医：右肺鳞癌。

辨证：痰瘀互结，肺肾两虚。

治法：化痰祛瘀，解毒抗癌，兼以扶正。

处方：扶正消瘤汤加减。

金荞麦60g　鱼腥草30g　蛤蚧粉8g　怀山药20g
川百合20g　生半夏15g　凤凰衣8g　炮山甲粉10g
猫人参20g　蛇六谷30g　肿节风20g　生姜3片

另金龙胶囊0.25g×30粒（每次4粒，每日3次）。

二诊：扶正消瘤汤加减。

金荞麦50g　鱼腥草30g　北沙参20g　金钱草20g
猫人参30g　山慈菇20g　肿节风30g　蛤蚧粉8g
怀山药30g　炮山甲粉8g

另服金龙胶囊0.25g×30粒（每次4粒，每日3次）。

【评析】　本案患者病机乃肾虚邪入，痰毒侵肺。故治疗上宜扶正荡邪。另外，在药品选用时，朱良春在辨证的基础上，会结合其提倡必须兼顾考虑辨病的特点，故常在处方内加入金荞麦及鱼腥草。金荞麦（又名铁甲将军草），清热解毒，活血消痈，祛风除湿，常用以治疗肺痈、肺热咳喘、咽喉肿痛等。最初由20世纪50年代初培育“三枝花”之一的成云龙（1911～2004）献出其治疗肺脓肿

的祖传秘方中记载，此药对治疗肺脓肿疗效显著。现代药理学发现其活性成分主要是黄酮类化合物，含有机酸类、甾体化合物、萜类化合物等。根据《金荞麦现代研究精粹》，金荞麦有：抗菌作用；解热、镇痛、抗炎作用；抗肿瘤作用；祛痰作用；镇咳作用；抗血小板聚集作用；H_1 受体阻断作用；降血脂和血糖作用；增强免疫力作用；抗衰老作用；抗突变作用；抗过敏作用；保肝作用；抗乙肝表面抗原作用等。古人称鱼腥草为“蕺菜”，该植物在新鲜时，其茎叶有非常大的鱼腥气，故称之。奇怪的是把它阴干后，这腥气就没有了，反而有少许芳香，水煎时又可以闻到有点像是肉桂的香气，也类似红茶的味道，对肠胃没有刺激。鱼腥草性微寒，入肺经，可清热解毒，又可利尿兼消肿，古代为治疗肺痈要药。现代临床常用于肺脏疾病如急性支气管炎、肺脓肿、大叶性肺炎，另外与肺相表里的肠，如有肠炎、痢疾等疾病同样有效，对尿路感染等疾病亦可用之。《分类草药性》谓能去食积，补虚弱。

另外，本案中亦有朱良春常用药：肿节风，性味辛、苦、平，既可清热解毒、祛风除湿，又可活血散瘀。朱良春治疗患者有败血症肺炎高热时，常用肿节风配伍大青叶、金荞麦、生石膏、重楼等，该验案内患者曾接受过多种抗生素治疗而罔效，病情偏向危重，但服了朱良春之处方后，白细胞及体温皆很快地下降，病情转危为安。朱良春经验：单味肿节风可治疗血小板减少性紫癜，小量（15g 以下）有扶正作用，增强免疫功能，用量在 30g 以上则可清热解毒、散结化瘀。在治疗类风湿关节炎、混合性结缔组织病、系统性红斑狼疮、皮肌炎等免疫性疾病的活动期，尤可见效。若用量为 30～60g，配伍水牛角、鬼箭羽等则可起免疫抑制作用。

[20] 吕泽康．国医大师朱良春教授诊治疑难病经验研究［D］．南京：南京中医药大学，2017.

十二、熊继柏医案

医案一

程某，男，68 岁。

初诊：2018 年 11 月 7 日。主诉：右肺癌术后放疗后半年余，咳嗽 2 月余。

病史：患者于半年前在外院确诊为右肺中分化鳞癌，随即行手术及放疗。近 2 个月来，患者出现咳嗽咳痰胸闷不适，咳甚则痰中带血，西医诊断为放射性肺炎，住院行抗炎、止血治疗 1 月余而不见咳嗽有停止之势，患者心灰意冷，遂来熊教授处寻求中医治疗。刻下症见：咳嗽、咳黄色黏痰，痰中带血，胸闷不适，偶有胸痛，大便干。舌脉：舌质红，苔黄腻，脉滑数。

诊断： 中医：肺积；
西医：肺癌；
放射性肺炎。

辨证： 痰热阻肺，肺气失宣证。

治法： 清热化痰，宣肺止咳。

处方： 桑贝止嗽散、小陷胸汤合黛蛤散加减。

桑白皮 15g	浙贝母 30g	苦杏仁 10g	桔梗 10g
炙紫菀 10g	百部 10g	白前 10g	陈皮 10g
黄连 5g	炒瓜蒌皮 6g	法半夏 6g	白花蛇舌草 15g
青黛 8g	田七 15g	甘草 6g	海蛤粉（包煎）15g
白及 10g	栀子炭 6g		

30 剂，水煎服，每日 1 剂，每日 2 次。

二诊： 2018 年 12 月 5 日。患者诉服药后咳嗽明显减轻，黄痰较易咯出，痰中带血已止，胸闷、胸痛不适症状减轻，舌质红，苔黄略厚，脉滑数。上方去田七、白及、栀子炭，加矮地茶 10g，20 剂。

三诊： 2018 年 12 月 26 日。患者咳嗽大减，偶咳少许黄痰，纳可，二便尚调。以上方继服半月而愈。

【评析】 放射性肺炎是胸部恶性肿瘤放疗的常见并发症，临床主要表现为咳嗽、咳痰、咯血、气喘、胸闷胸痛，其病程迁延反复、缠绵难愈。西医常规治疗主要是使用大剂量抗生素加肾上腺皮质激素等，但疗效并不理想，且不良反应较大。熊教授认为，此患者表现为咳嗽、吐黄痰、痰中带血，且舌苔黄腻、脉滑数，显为痰热阻肺之证。因此，治疗当以清热化痰、宣肺止咳为法。止嗽散乃清

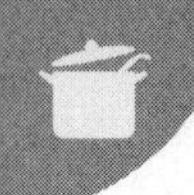

代医家程钟龄所著《医学心悟》中之名方，程钟龄论及此方时云："盖肺属金，畏火者也，过热则咳。"小陷胸汤出自《伤寒论》："小结胸病，正在心下，按之则痛，脉浮滑者，小陷胸汤主之。"由黄连、半夏、瓜蒌三药组成，有清热化痰、宽胸散结之功，原为伤寒表证误下，邪热内陷，与痰热结于心下之小结胸证而设。因其具有清热化痰、宽胸散结之功，临床广泛应用于各种证属痰热互结胸部疾患的治疗。该案放射性肺炎患者，既见痰热互结之小陷胸汤证，又见肺气失宣之止嗽散证，故熊教授以小陷胸汤合止嗽散而用之，更加桑白皮、浙贝母、苦杏仁清热化痰，润肺止咳，并合用黛蛤散泻火清肺化痰。方证相符，故取速效。

[21] 阳国彬，刘朝圣. 国医大师熊继柏辨治肿瘤并发症验案举隅[J]. 湖南中医药大学学报，2019，39(9)：1061-1063.

医案二

张某，男性，50岁。

初诊：2018年9月19日。刻下症见：咳嗽甚咯血，痰黄，胸胁胀痛，大便可，纳可。舌脉：舌红，苔黄腻，脉弦滑数。

诊断：中医：咯血；

西医：右肺中央型肺癌；肝转移。

辨证：肝火犯肺，痰热壅盛。

治法：清热化痰，清肝宁肺，凉血止血。

处方：小陷胸汤、桑贝止嗽散合咯血方加减。

桑白皮 15g	浙贝母 30g	苦杏仁 10g	桔梗 10g
炙紫菀 10g	百部 15g	白前 10g	海浮石（先煎）10g
陈皮 10g	矮地茶 10g	栀子炭 6g	白花蛇舌草 15g
黄连 5g	炒瓜蒌皮 6g	诃子 10g	青黛 10g
三七 10g	白及 10g	甘草 6g	海蛤粉（包煎）10g

30剂，每日1剂，水煎服，分2次温服。

二诊：2018年10月24日。服药后咳嗽，咯血显减，痰黄减少，苔黄腻，脉滑。辨证：患者服用小陷胸汤、桑贝止嗽散合咯血方后咳嗽、咯血显减，痰黄，苔黄腻，脉滑，考虑为肝火犯肺、痰热壅盛之证。治法：清热化痰，清肝宁肺，凉血止血。处方：上方去咯血方合黛蛤散。30剂，每日1剂，水煎服，分2次温服。经随访，患者告知病情明显好转。

【评析】 本案患者初诊时有肺癌病史，症见咳嗽，咯血，痰黄，胸胁胀痛，舌红，苔黄腻，脉滑数，考虑为痰热壅肺、肝火犯肺之证。《素问·咳论》曰："五脏六腑皆令人咳，非独肺也。"本病须肝肺同治，治以清热化痰，清肝宁肺，凉血止血。熊教授予以小陷胸汤、桑贝止嗽散合咯血方加减。小陷胸汤清热化痰，宽胸散结；桑贝止嗽散为清肺化痰、肃肺止咳的常用方。两方合用，共奏清肺化痰止咳之效。患者又症见胸胁胀痛、咯血之症，为肝火犯肺、灼伤肺络之证，故合用咯血方清肝宁肺，凉血止血。清·汪昂《汤头歌诀》认为咯血方中"青黛清肝泻火，栀子清肺凉心，瓜蒌润燥滑痰，海石软坚止嗽，诃子敛肺定喘。不用血药者，火退而自止也"，是治疗肝火犯肺之咯血证的主方。患者二诊时咳嗽、咯血显减，痰黄减少，胸胁胀痛减轻，舌红，苔黄腻，脉滑，仍考虑为肝火犯肺、痰热壅盛之证。而患者咯血症状较前减轻，故在前方基础上去咯血方改用药少力专且功效清肝泻肺、化痰止咳的黛蛤散，以肃清余邪。熊教授治疗此患者，从清热化痰、清肝宁肺、凉血止血之治法入手，以清热化痰、宽胸散结之小陷胸汤为主方，使患者的咳嗽、咯血、痰黄、胸胁胀痛等症状明显减轻，体现了小陷胸汤的功效。

[22] 郭麒，喻嵘，肖碧跃，等.国医大师熊继柏运用小陷胸汤合方治疗恶性肿瘤经验[J].湖南中医药大学学报，2020，40（3）：271-273.

十三、徐经世医案

患者，男，50岁。

初诊：2013年5月28日。主诉：发现肺癌2年，肺癌切除术后1月余。病史：患者两年前体检发现左下肺占位，2013年4月9日在当地医院行肺癌切除术。

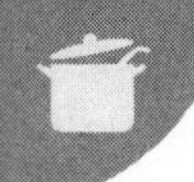

刻下症见：干咳，咽喉部不适，伴痰中带血，纳食及睡眠较好。舌脉：舌红，苔薄少，脉弦数。

诊断： 中医：肺积；

西医：肺癌。

辨证： 气阴两伤。

治法： 益气养阴，润肺止咳。

处方：

北沙参 20g	橘络 20g	甘青果 15g	玄参 15g
杭麦冬 12g	川贝母 10g	五味子 10g	炙桔梗 10g
竹茹 10g	芦根 20g	生甘草 5g	

15 剂，水煎服，每日 1 剂。

另加西洋参 5g，石斛 10g，每日代茶饮。

二诊： 2013 年 6 月 13 日。服药后咽喉不适明显好转，干咳略有减轻，偶咳黄痰带血丝，气力有增，精神状态明显改善，未见其他异常；舌偏红，苔薄白微黄，脉细。处方在前方基础上进行微调。

处方：

北沙参 20g	橘络 20g	甘青果 15g	川贝母 10g
炙桔梗 10g	玄参 15g	玉竹 12g	鱼腥草 30g
罂粟壳 5g	芦根 20g	藕节炭 30g	代赭石（先煎）15g

10 剂，水煎服，每日 1 剂。

三诊： 2013 年 6 月 24 日。干咳、咽喉不适明显好转，偶有痰中带血，纳眠、二便皆可，舌尖红，苔薄白。治宗前法续进，前方去罂粟壳、玄参、代赭石，加地龙 12g、丹参 15g、三七粉（冲服）6g。

四诊： 2013 年 7 月 8 日。患者诸症渐平，病情平稳，身体状况良好。嘱其宽胸畅志，调节饮食，继服中药调理。

处方：

鱼腥草 30g	北沙参 20g	石斛 15g	杭麦冬 12g

杭白芍 20g	炒丹参 15g	玄参 15g	灵芝 10g
土鳖虫 10g	竹茹 10g	生甘草 5g	三七粉（冲服）6g

15 剂，水煎服，每日 1 剂。

另加灵芝 10g，石斛 10g，每日代茶饮。

【评析】 本案患者术后干咳久治不愈，且痰中带血，舌红，苔薄少，从症分析，乃由肺体受损、化源不足、肺失清润所致。处方中，沙参、玄参、麦冬、石斛、白芍、玉竹皆从滋养肺体着眼；川贝母、芦根、桔梗、甘草、橘络、鱼腥草则为清肺、化痰、止咳而设；其他如罂粟壳、五味子敛肺止咳，竹茹、代赭石、藕节炭、三七宁血止血，丹参、地龙、土鳖虫活血祛瘀，西洋参、灵芝益气扶正。患者经诊三次即诸症告平，取效若速，全在于因病依证而施药。

[23] 徐升，徐经世. 国医大师徐经世治疗肺癌学术经验 [J]. 山东中医杂志，2018，37（4）：319-321.

十四、谢远明医案

医案一

张某，男，73 岁。

初诊：2005 年 10 月 24 日。病史：2004 年 10 月体检发现肺内一包块，在某医院做胸部 CT 示：左肺上叶可见 2.8cm×3.0cm 类圆形软组织密度影，分叶，周围有毛刺，纵隔淋巴结肿大。既住入某医院行“左肺上叶切除 + 纵隔淋巴结清扫术”，术后病理：鳞癌。后化疗 4 次。2005 年 8 月 24 日突然声音嘶哑，咽部疼痛，于 9 月 8 日检查 PET 示：颈部、纵隔多处局限性葡萄糖代谢活跃，符合颈部、纵隔淋巴结转移；肝脏右叶葡萄糖代谢低下。即行伽马刀治疗 8 次。刻下症见：声音嘶哑，咳嗽，痰色白质黏不易咳出，痰中未见血丝，时感气短，胸闷，活动后心悸，咽干痛，吞咽时有困难，偶有呛饭，夜寐可，二便调。面色萎黄，双目有神。舌脉：舌质红嫩，根白腻，脉沉数细。

诊断：中医：肺积；

西医：肺癌。

辨证：脾气、肺阴亏虚兼热毒互结。

治法：健脾益气，滋阴润肺，清热祛毒。

处方：枳朴六君子汤合一贯煎加减。

枳壳 10g	厚朴 10g	党参 30g	白术 30g
茯苓 15g	陈皮 10g	半夏 10g	沙参 30g
生地黄 10g	当归 10g	麦冬 30g	枸杞子 15g
黄芪 60g	乌梢蛇 10g	蜈蚣 2 条	土鳖虫 10g
夏枯草 30g	生薏苡仁 30g	甘草 6g	

12 剂，水煎 400mL，早晚分服。

嘱避免感冒和劳累，合理饮食。

复诊：服后咳嗽减轻，咳痰减少，纳食改善，仍有喉部发紧不适，痰色白难咯，夜寐尚可，二便调；舌质红，苔少，脉滑。此乃脾肺双虚，痰湿壅肺较著所致。法当健脾润肺，化痰祛湿。

处方：

枳壳 10g	厚朴 10g	党参 30g	白术 30g
茯苓 15g	陈皮 10g	半夏 10g	沙参 30g
生地黄 10g	当归 10g	麦冬 30g	枸杞子 15g
黄芪 60g	乌梢蛇 10g	蜈蚣 2 条	土鳖虫 10g
夏枯草 30g	生薏苡仁 30g	炒麦芽 30g	瓜蒌 30g
浙贝母 15g	僵蚕 10g	白芥子 15g	紫苏子 15g
甘草 6g			

12 剂，水煎 400mL，早晚分服。

嘱坚持服药，定期复查。

【评析】 肺肾阴亏，肺失宣降，痰湿壅肺，发为肺积。病久酿毒生热，灼伤肺津，肺阴不足，虚热蒸喉，则见声音嘶哑。手术及化疗损伤正气，使正气亏虚。治当扶正驱邪为主，予以健脾益气、润肺养阴、清热解毒。枳朴六君子汤补后天之本，一贯煎滋补肺肾之阴，加虫类药以解毒抗瘤。

医案二

周某，男，70岁。

初诊：2005年6月13日。主诉：甲状腺癌术后20余年，双肺转移1年。病史：20年前发现右锁骨上有一肿块，后于某医院手术切除，术后病理提示：甲状腺癌，术后放疗，2004年在某医院检查胸部X线及CT发现多个肺转移灶，大约3个，最大直径1cm，进行全身化疗。刻下症见：体重减轻，乏力，纳差，不咳，无痰，无胸闷、气短、发热等症状，二便调。查其面色萎黄，双目有神，语声中平，气息平稳。舌脉：舌质红，舌苔薄白，脉弦细。

诊断：中医：肺积；

西医：肺转移癌。

辨证：气阴双亏。

治法：扶正祛邪，滋补肺肾，养阴清热。

处方：一贯煎加减。

沙参 30g	麦冬 30g	枸杞子 15g	当归 10g
川楝子 15g	僵蚕 10g	浙贝母 15g	胆南星 10g
半夏 15g	黄芪 60g	女贞子 30g	生薏苡仁 30g
龙葵 30g	乌梢蛇 10g	蜈蚣 2 条	土鳖虫 10g

12剂，水煎400mL，早晚分服。

嘱合理饮食，条畅情志，劳逸结合。

二诊：服后精神好转，体重增加，偶有咳嗽、咳少许白痰，夜眠时好时差，纳可，二便调；舌质红，舌苔薄黄，脉滑。此乃切中病机，药证相投，续滋养肺肾之阴，恐滋补碍胃，酌加健脾和胃之品。

处方：

沙参 30g	麦冬 30g	枸杞子 15g	当归 10g
川楝子 15g	僵蚕 10g	浙贝母 15g	胆南星 10g

半夏 15g	黄芪 60g	女贞子 30g	生薏苡仁 30g
龙葵 30g	乌梢蛇 10g	蜈蚣 2 条	土鳖虫 10g
炒酸枣仁 30g	柏子仁 30g	炒麦芽 30g	白术 15g
枳壳 15g	荜澄茄 15g		

21 剂，水煎 400mL，早晚分服。

嘱畅情志，避风寒，忌膏粱厚味。

三诊：服后患者精神转佳，纳食可，夜寐差，入睡困难，不咳无痰，二便调；舌质红，苔白，脉细滑。此乃气阴已渐恢复，效不更法。法当扶正祛邪，滋补肺肾，养阴清热，并加强清解肺热之力。

处方：一贯煎加味。

沙参 30g	麦冬 30g	枸杞子 15g	当归 10g
生地黄 10g	川楝子 15g	僵蚕 10g	浙贝母 15g
胆南星 10g	半夏 15g	黄芪 60g	女贞子 30g
瓜蒌子 30g	龙葵 30g	乌梢蛇 10g	生薏苡仁 30g
蜈蚣 2 条	土鳖虫 10g	炒酸枣仁 30g	柏子仁 30g
炒麦芽 30g	白术 15g	枳壳 15g	荜澄茄 15g
鱼腥草 30g			

21 剂，水煎 400mL，早晚分服。

嘱坚持服药，定期复查。

四诊：坚持用中药，病情稳定，纳食可，夜寐仍较差，难入睡，易醒，咳嗽偶作，咳少许白痰，大便略干，夜尿频；舌质红，舌苔薄白，脉滑。此乃肺肾气阴两虚，虚热灼津，心神失养所致。法当益气、养阴、退热，故守方治疗，加养心安神之炒酸枣仁、柏子仁。

处方：

沙参 30g	麦冬 30g	枸杞子 15g	当归 10g
生地黄 10g	川楝子 15g	僵蚕 10g	浙贝母 15g
黄芪 60g	女贞子 30g	乌梢蛇 10g	蜈蚣 2 条

土鳖虫 10g　　　黄连 10g　　　荜澄茄 15g　　炒酸枣仁 30g
柏子仁 30g

21 剂，水煎服 400mL，早晚分服。

嘱畅情志，适劳逸。

【评析】　本案为甲状腺癌肺转移，甲状腺癌属中医“恶瘿”范畴，肺癌属中医“肺积”范畴。该患者平素性情急躁，肝郁气滞，气滞血瘀，痰湿不化，瘀、痰、湿交阻于颈部，发为恶瘿。病久伤气耗血，津液损伤，致使肺肾阴虚，虚热上扰。气阴双虚，肺失宣降，痰湿蕴结，而为肺积。予扶正祛邪，滋补肺肾、养阴清热。一贯煎使气阴之虚得补，热祛络通，酌加健脾和胃之品。

[24] 姚乃礼，王思成，徐春波. 当代名老中医典型医案集 [M]. 北京：人民卫生出版社，2014.

十五、周岱翰医案

医案一

患者，男，73 岁。

初诊：2015 年 6 月 19 日。主诉：发现肺癌 5 个月。病史：患者于 2015 年 1 月因反复咳嗽、咳痰半年，至某医院就诊，PET/CT 提示：左肺上叶癌。行穿刺活检病理提示：腺癌，EGFR（–）。患者及其家属不同意手术治疗。后行 3 疗程化疗，具体用药不详。2015 年 6 月患者因个人原因不愿继续化疗，遂至我院门诊，寻求中医治疗。刻下症见：时有咳嗽，伴咳痰，痰色黄，间有气促，活动后加重，无恶寒发热，无汗出，无头晕、头痛，无胸痛，口渴，但欲漱水而不欲咽，胃纳差，小便正常，大便溏，眠差。既往有 30 余年吸烟史。舌脉：舌红，苔薄黄，脉弦涩。

诊断：中医：肺积；
　　　　西医：左肺上叶腺癌。

辨证：肺郁痰瘀。

治法：宣肺化痰，化痰散结。

处方：星夏涤痰饮加减。

生南星 15g	法半夏 15g	守宫 5g	薏苡仁 30g
鱼腥草 30g	仙鹤草 30g	黄芩 15g	桔梗 10g
杏仁 10g	全瓜蒌 15g	三七 5g	浙贝母 15g
首乌藤 30g	鸡内金 15g	白术 15g	

7 剂，每日 1 剂，水煎服，早晚分服。

二诊：2015 年 6 月 26 日。患者时有咳嗽，伴咳痰，痰色黄，间有气促，活动后加重，无恶寒发热，无汗出，无头晕头痛，无胸痛，口不渴，胃纳一般，小便正常，大便溏，眠一般。舌红，苔黄，脉弦滑。考虑患者瘀象较前轻，脾气虚弱之象较重，予前方去仙鹤草、三七，加黄芪 15g，知母 10g。7 剂，每日 1 剂，水煎服，早晚分服。

三诊：2015 年 7 月 3 日。患者咳嗽较前减轻，咳黄痰，稍有气促，胃纳可，二便正常，寐一般。舌红，苔薄黄，脉弦滑。

处方：

生南星 15g	法半夏 15g	守宫 5g	薏苡仁 30g
鱼腥草 30g	黄芩 15g	桔梗 10g	杏仁 10g
全瓜蒌 15g	浙贝母 15g	首乌藤 30g	黄芪 15g
知母 10g			

7 剂，每日 1 剂，水煎服，早晚分服。

四诊：2015 年 7 月 10 日。患者咳嗽减轻，咳痰色白，活动后气促，胃纳可，寐可。舌淡红，苔白，脉弦。予前方去鱼腥草、瓜蒌、首乌藤、黄芩，加厚朴 15g，枳壳 15g，葶苈子（包煎）10g，黑枣 10g。7 剂，每日 1 剂，水煎服，早晚分服。

此后患者定期复诊，临床症状逐渐减轻，治疗仍以星夏涤痰饮加减为主。现患者偶有咳嗽、咳痰，痰色白量少，稍有活动后气促，其余无特殊不适，辅助检查显示 3 年间肿瘤未见明显进展。

【评析】 本案患者初诊时上焦热象较重，遂改夏枯草为黄芩以清上焦之热；

患者胃纳差，考虑脾虚，遂加白术、鸡内金以健脾消食；寐差则加首乌藤以安神助眠。二诊时，患者仍痰多，脾气虚弱，但瘀象减轻，遂减少化瘀之药，加健脾益气之品。三诊时，患者胃纳好转，去健脾开胃之品，继续清热、化痰、止咳。四诊时，患者痰色已变白，热象减轻，寐可，但仍有活动后气促，遂减清热、安神之药，加大化痰、平喘之力。整个治疗以化痰为主，根据患者临床症状加减用药，急则治标，缓则治本，标本健固，使患者阴阳平衡。

[25] 唐幸林子，方灿途，孟金成，等. 国医大师周岱翰运用星夏涤痰饮治疗肺癌经验 [J]. 中医药导报，2019，25（8）：35-36，40.

医案二

冯某，男性，55岁。

初诊：2015年6月。病史：2015年1月23日在某医院行PET/CT提示左肺上叶癌，病理提示腺癌，EGFR（-）。患者及其家属不同意手术治疗。行三程TP方案化疗（多西他赛130mg＋洛铂50mg），2015年6月不愿继续化疗遂前来门诊部就诊。刻下症见：患者精神一般，稍显疲乏，咳嗽咳痰，痰色为白黄，活动后气促，胃纳一般，二便调，眠差。舌脉：舌质淡红苔白腻，脉沉滑。

诊断：中医：肺积；

西医：左肺上叶腺癌。

辨证：脾虚痰湿。

治法：健脾化痰除湿。

处方：星夏健脾饮加减。

天南星15g　全瓜蒌15g　浙贝母15g　枳壳15g
薏苡仁30g　党参30g　茯苓20g　猪苓20g
白术20g　半夏10g　桔梗10g　厚朴10g
炙甘草10g　守宫5g

7剂，每日1剂，水煎服。

二诊时患者咳痰减少，腹胀已消，寐差，去厚朴加首乌藤；三诊时患者精神

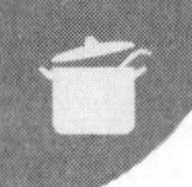

可，睡眠改善，咳嗽咳痰显减，去全瓜蒌、猪苓、守宫，加用陈皮、白芥子行气化痰。经定期中医药治疗后目前状态良好，可正常生活及劳作，KPS > 80 分，病情保持稳定超过 5 年。

【评析】 本案为晚期非小细胞肺癌患者，经过基因检测明确为 EGFR 阴性，在化疗 3 程后拒绝继续治疗而选择中医药治疗。就诊时以形体肥胖，咳嗽痰多、疲乏、活动后气促、纳食一般、寐差等症状为主要表现，辨病为肺积，辨证为脾虚痰湿，周教授认为，患者由于脾肺气亏虚，见少气懒言；脾失于运化，纳呆消瘦，腹胀便溏，上犯于肺故见咳嗽痰多，痰质稀薄。脾失运化，痰浊渐生，贮存于肺，肺失宣降，气机不利故气短。治疗应以健脾燥湿，理气化痰，拟方星夏健脾饮加减，一诊时考虑患者时有腹胀，加厚朴、枳壳行气消胀；二诊患者咳痰减少，腹胀已消，寐差，去厚朴加首乌藤安神助眠；三诊时患者精神可，睡眠改善，咳嗽咳痰减少，去全瓜蒌、猪苓，恐病久伤正不耐攻伐，去守宫，加用陈皮、白芥子行气化痰。方中党参、白术、生天南星、生半夏健脾消积为君药；守宫、浙贝母化痰散结；茯苓、薏苡仁渗湿除痰为臣药；全瓜蒌、猪苓宽胸散结以利水之上源为佐；桔梗开宣肺气为使。全方扶正、除痰、散结兼用，攻补并举。治疗后患者症状明显好转。其后根据辨证进行加减治疗，患者生活质量佳，随访 5 年仍存活。本案辨证论治，平衡局部与整体，体现中医药在晚期肺癌综合治疗中“带瘤生存”的理念。综上所述，周岱翰教授依据“培土生金”及“益气除痰”法治疗脾虚痰湿型肺癌，应用星夏健脾饮在临床治疗中取得良好成绩。脾虚痰湿为肺癌关键病机之一，从脾、肺两脏本身生理病理出发分析其发生机制，从补气健脾论治为临床上运用中医治疗肺癌的关键。星夏健脾饮兼顾健脾及除痰两方面，组成中药从四气、五味、归经、功效等方面均与治法相印衬，在理论上有其科学性并在临床中取得可观的效果。临床运用中，不应拘泥于此方，可根据患者实际情况辨证论治，酌情加减施治；用方掌握此方理论基础、具体方义，在治疗过程中更加得心应手、有的放矢。

[26] 陈婷，方灿途，李陆振．国医大师周岱翰运用星夏健脾饮治疗肺癌经验［J］．陕西中医，2021，42（7）：938-940，973.

十六、姜良铎医案

患者刘某。

初诊：2019 年 10 月 12 日。主诉：发现左肺占位性病变 5 个月。病史：患者 2019 年 5 月无明显诱因出现咳嗽咳痰，痰中带血，时有胸闷气短。就诊于当地医院，行胸部 CT 检查结果提示：左肺下叶实变影，大小约 10.5cm × 4.6cm，2019 年 6 月 15 日行左下肺癌切除术，病理检查诊断为肺腺癌，淋巴结（－）。术后未行放化疗。2019 年 10 月复查胸部 CT 发现右肺新发小结节，最大 1.0cm，考虑为左肺腺癌转移至右侧。刻下症见：咳嗽，偶有白痰，夜间明显，偶有胸闷喘憋，劳累后加重，气短乏力，偶有反酸，口干口渴，咽痛，大便干，小便可。舌脉：舌质黯胖，苔白腻，脉弦细。

诊断：中医：肺积；

西医：左肺癌右肺转移。

辨证：正气亏虚，痰瘀互结，肝肺不和。

治法：益气扶正，化痰祛瘀，调肝理肺。

处方：

浙贝母 10g	炙紫菀 15g	百部 10g	石决明（先煎）60g
干蟾皮 5g	赤芍 30g	三七 6g	红豆杉 6g
瓜蒌 30g	椒目 9g	丹参 15g	白花蛇舌草 30g
西洋参 15g	人参 15g	黄芩 15g	薏苡仁 30g
地骨皮 15g	黄连 15g	桑叶 15g	白芍 20g
白果 10g	地龙 15g	射干 10g	郁金 10g
车前草 15g	吴茱萸 3g	冬瓜子 30g	

30 剂，水煎服，每日 1 剂。

二诊：2019 年 11 月 19 日。患者咳嗽咳痰减轻，喘息缓解，乏力明显好转，仍有纳差，余未见明显不适，舌黯红苔白微腻，脉弦，去百部，加百合 15g、紫河车 15g、黛蛤散 20g、焦山楂 15g、焦神曲 15g、鸡内金 15g，继服

30剂。

三诊：2019年12月26日。纳食增强，咳嗽咳痰、乏力喘息症状均有好转，上方去瓜蒌，加用山药20g、山茱萸30g，继服7剂。后患者间断服用中药及膏方治疗，生活质量明显改善。

【评析】 本案患者基本病机为痰瘀郁毒，耗气伤阴，虚实夹杂，在正气亏虚的基础上有痰瘀内阻、邪毒内郁。肺气亏虚，宣肃失司，通调失畅，痰湿内蕴，阻遏气机，血行瘀滞，且气虚则血瘀，日久痰瘀胶结，郁而化热，又生癌毒，耗气伤阴，内蚀肺络，见咳嗽，咳少量黏痰，喘息，短气胸闷喘憋，活动时明显，纳差，乏力；肺与大肠表里，宣降失常，热灼津液，故肠道干涩。患者平素情志急躁，又逢患病，气郁化火，上犯干肺为咳，犯于胃为呕吐吞酸。方中以西洋参、人参扶助肺脾，益气养阴；浙贝母、瓜蒌清肺化痰散结，瓜蒌又可润燥滑肠；炙紫菀、百部、桑叶、白果、地龙理肺止咳平喘；射干利咽止痛；赤芍、白芍、三七理肝养血活血；薏苡仁、车前草、冬瓜子利湿清热；郁金、吴茱萸、石决明调理肝胃；白花蛇舌草、干蟾皮、红豆杉清热解毒抗癌。二诊患者症状好转，添焦三仙以健脾运胃，促进患者食欲，添百合、紫河车补肺阴，益精血，黛蛤散清肝利肺；三诊患者咳嗽咳痰好转，去瓜蒌，添山药、山茱萸补养脾肾。根据患者整体状态，进行状态论治，跟踪随访，效果显著。

[27] 赖宇鑫. 姜良铎教授从状态论治肺腺癌术后经验总结及其常用角药规律研究[D]. 北京：北京中医药大学，2021.

十七、蒋文照医案

滕某，男，64岁。

初诊：2005年12月9日。主诉：肺癌术后伴咳嗽3个月。病史：3个月前，患者因确诊为肺癌而行手术治疗，手术后患者时有咳嗽少痰，气短，神疲乏力，口咽干燥，大便溏薄。检查：2005年12月于某医院痰培养未找到脱落细胞，X线胸片提示：肺癌术后。舌脉：舌红，苔白腻，脉细滑。

诊断： 中医：肺积；

西医：肺癌。

辨证： 气阴两虚，痰浊内蕴。

治法： 益气养阴，化痰降逆，辅以清理余毒。

处方：

炙黄芪 15g	北沙参 15g	猫人参 20g	旋覆花（包煎）10g
天麦冬各 12g	炒川芎 9g	蔓荆子 15g	代赭石（先煎）20g
砂仁（后下）6g	广木香 6g	首乌藤 30g	川浙贝母各 6g
炙款冬花 15g	诃子 15g	车前草 15g	白花蛇舌草 15g
炒薏苡仁 20g	白茯苓 15g		

14 剂，水煎服，每日 1 剂，分 2 次服。

嘱调情志，宜安心静养，避免情绪急躁；慎饮食：忌辛辣刺激之品；慎起居，避风寒。

二诊： 服前方后，咳嗽症平，气短乏力，便溏，肺宣降功能趋常，但仍气阴两虚明显。治再以原方加减。

处方：

炙黄芪 15g	潞党参 15g	北沙参 15g	天麦冬各 12g
浙贝母 9g	猫人参 20g	半枝莲 15g	白花蛇舌草 15g
丹参 15g	广木香 6g	诃子 15g	砂仁（后下）6g
石榴皮 15g	炒薏苡仁 20g	车前草 15g	白茯苓 15g

14 剂，水煎服，每日 1 剂，分 2 次服。

【评析】 本案为肺癌术后，正气大伤，证属气阴不足，兼有肺失宣降之候，急则治其标，故初诊治疗以化痰降逆为主，并配以益气养阴之品，兼顾正气。三诊时，咳嗽已平，气阴未复，治疗以补益气阴为主。另外，余毒未清，气阴难复，故清理余毒贯穿于治疗始终，配合扶正之品，攻补兼施。

[28] 姚乃礼，王思成，徐春波．当代名老中医典型医案集［M］．北京：人民卫生出版社，2014.

十八、赵昌基医案

彭某，男，45 岁。

初诊： 1998 年 3 月。主诉：咳嗽痰少，晨起痰中带血 2 个月。病史：经某医院行肺部 CT 诊断为：支气管肺癌。形体消瘦，面色少华，咳嗽少，每天咯血 3 ～ 4 次，每次约 20mL，心悸气短，心烦易怒，头昏肢软，动则汗出。舌质黯淡，脉细数。

诊断： 中医：肺积；

西医：支气管肺癌。

辨证： 气阴两虚，火热灼伤肺络。

治法： 清热化瘀，止血散结。

处方：

西洋参 50g　沙参 15g　田七粉 6g　麦冬 12g

百合 20g　蜈蚣 2 条　黄精 10g　全蝎 6g

半枝莲 30g　急性子 15g　甘草 3g

3 剂。

二诊： 3 剂后，咯血次数及每次咯血量都有减少，仍感饮食较差。继上方加太子参 15g，山药 20g，砂仁 6g。用此方间断治疗，可使病情发展缓慢，延长生存时间。

【评析】 关于肺癌的病因与本质问题，赵昌基认为与人体正气不足，因虚致癌有关。如《黄帝内经》说："邪之所凑，其气必虚。"病邪入侵，正气先虚，邪气客而不去，经久热度蕴结，气滞血瘀，津凝成痰，痰瘀互结，日久而成肿块。因此，本虚标实是本病的病机。临床观察表明，应以扶正与祛邪结合，攻补兼施，标本同治，提高机体的抗病能力，可以取得较好的治疗效果。

[29] 赵晓琴 . 赵昌基医案选 [M] . 北京：中国古籍出版社，2006.

十九、戴裕光医案

张某，男，64 岁。

初诊：2004 年 6 月 15 日。主诉：反复咳嗽、胸痛半年。病史：自述 4 年前退休后因情绪抑郁、生活不规律，体质下降，反复感冒咳嗽，多次住院治疗。2003 年 11 月间复发咳嗽、胸痛、咳黄色脓性黏痰，偶带血丝，伴神倦，面色少华，发热（38.7℃）等。入院治疗，经抗炎对症治疗月余，症状逐渐加重，于 2004 年 1 月经某医院胸膜活检诊断为肺腺癌，转入我院行化疗后出院。2004 年 6 月胸痛加重，经西药治疗效果不明显而要求中医治疗。刻下症见：神倦乏力，语低、面白、自汗，双手捂胸咳嗽，咳时痛甚，痰中带血，不易咳出。舌质紫黯，苔白厚腻，脉沉细数无力。

诊断：中医：胸痛；

西医：肺腺癌。

辨证：痰热壅肺，气阴两伤。

治法：养阴益气，化痰祛瘀，清热解毒。

处方：生脉散合仙方活命饮加减。

生黄芪 30g	麦冬 15g	五味子 10g	玉竹 15g
制首乌 15g	金银花 12g	白芷 10g	白花蛇舌草 15g
白芍 15g	浙贝母 15g	天花粉 15g	瓜蒌皮 15g
乳香 6g	没药 6g	穿山甲 10g	半枝莲 15g
鱼腥草 15g	百部 12g	全蝎 5g	鳖甲（先煎）30g
蜈蚣 5g	胆南星 10g	生甘草 6g	

5 剂，水煎服，分 4 次口服，每次约 100mL。

嘱忌食生冷辛辣之品。

二诊：2004 年 6 月 21 日。服药 5 剂后症状有所改善，胸痛减轻，咳痰顺利，因而守方，再服 10 剂。

三诊：2004 年 7 月 3 日。胸痛明显减轻，只是咳嗽时疼痛，尚可忍受，咳嗽减少，进食增加，精神改善，故守法调治。

先后治疗约 6 月余症状轻微，生活安宁。至 2005 年初旧疾复发后病故。

【评析】 癌症的中医诊疗目前尚无确定的治法与方药，临证仍以辨证施治

为主导，参照辨病用药法则，力求处方功效上既符合传统的中医药的理法方药理论，又兼顾现代中药药理学的研究成果。本案中作者以中医外科疮疡理论立论，认为痰热壅结成毒而以解毒散结开壅立法，以仙方活命饮为主方；并兼顾气阴两伤之正虚与癌瘤之邪实，故合并选用生脉饮和部分传统的抗癌中药，虽不止痛而痛能渐减。此类调制对改善症状、提高患者生存质量是有帮助的。

[30] 戴裕光．戴裕光医案集 [M]．北京：学苑出版社，2006.

二十、徐振晔医案

医案一

徐某，女，68 岁。

初诊：2001 年 4 月 26 日。主诉：头痛、背痛。病史：右肺腺癌，骨转移，脑转移。$T_2N_2M_1$ Ⅳ期。外院予泰素及卡铂化疗 6 个疗程，头颅放疗 1 疗程。初诊时患者两肺弥漫性结节灶。行走困难，左手不能抬举，头背窜痛，耳鸣，脚软，口干，怕热，纳呆，大便可。舌红苔少，脉细数。

诊断：中医：头痛；

西医：右肺腺癌。

辨证：肾阴亏虚，气虚血瘀。

治法：益气养精，化瘀通络，解毒消肿。

处方：

生黄芪 60g	当归 9g	地龙 30g	丹参 15g
炙蜈蚣 5g	天葵子 30g	蛇六谷 30g	重楼 15g
石菖蒲 12g	生地黄 15g	女贞子 15g	黄精 30g
山茱萸 9g	知母 15g	枸杞子 24g	钩藤（后下）12g
白芷 15g	山药 15g	鸡内金 15g	

每日 1 剂，水煎服。

二诊：连服上方 14 剂后，左手症状已有好转，握力有所增加，大便偏干。于上方中加入枳实 9g。继服 14 剂。

继服14剂后，诸症明显好转，能扶墙走路。遂继服，病情稳定好转。2002年4月15日复查MRI示：肺癌脑转移，右枕叶结节较前缩小。

【评析】 本例强调辨证与辨病、扶正与攻邪相结合。在辨证论治的基础上，徐振晔结合多年的临床经验，对肺癌脑转移患者，徐振晔常应用中药蛇六谷、天葵子、生南星、重楼等软坚散结解毒之中药以进行辨病治疗。蛇六谷，又名魔芋，是一种多年生草本天南星科植物，性寒、味平，入药可消肿去毒，主治痈疮、肿毒、瘰疬等症。民间常用于治疗毒蛇咬伤、无名肿痛、疔疮、颈淋巴结核、乳痈、烫伤等。天葵子，又名千年老鼠屎、天葵根、紫背天葵，为植物毛茛科天葵的块根，功能败毒抗癌、消肿化结。《增订治疗汇要》记载："能软坚。"上述两味药消肿解毒、化痰软坚作用较强，近年来用于治疗脑肿瘤，常常取得良好疗效。生南星内服以祛风痰为主。《本草求真》指出："南星专走经络，故中风麻痹亦得以为之向导。"《珍珠囊》亦有南星"去上焦痰及眩晕"之说。重楼为百合科多年生植物七叶一枝花或金钱重楼以及数种同属植物的根茎。《本草纲目》有云："凡惊痫、疟疾、瘰疬、痈肿者宜之。"重楼作为辨病治疗的基本抗癌药物之一，广泛应用于各种肿瘤，多入复方中应用，可用于治疗肺癌、脑肿瘤等。

医案二

朱某，女，42岁。

初诊：1997年4月23日。主诉：头痛、头晕，恶心1月余。病史：患者在1996年9月4日于某专科医院行左肺癌左上肺叶切除术，术后病理示：腺癌，分期为$T_2N_1M_0$，R（+）。术后化疗4次。1997年4月9日复查头颅CT时发现右顶叶0.8cm×0.8cm的转移灶，4月18日行伽马刀治疗，术后放疗1个疗程。就诊时患者右侧头痛、头晕，恶心，左上肢功能明显受限，时有抽搐，畏寒怕冷，夜尿频，大便不实。舌淡黯苔白，脉细。

诊断：中医：头痛；

西医：肺癌。

辨证：肾阳不足，气虚夹瘀。

治法：益气温阳，化瘀通络，软坚散结。

处方：

生黄芪 60g	当归 9g	地龙 30g	川芎 15g
丹参 30g	生南星 15g	夏枯草 15g	生牡蛎（先煎）30g
补骨脂 15g	淫羊藿 15g	菟丝子 30g	羚羊角粉（冲服）0.6g
桂枝 9g	生薏苡仁 30g	陈皮 9g	姜半夏 9g
黄精 30g	鸡内金 12g	白扁豆 20g	

每日 1 剂，水煎服。

二诊：1 周后复诊，左侧肢体功能略为好转，抽搐发作减少。于上方中加入炙蜈蚣 2 条，鸡血藤 30g，丹参用量加大至 60g，继服 1 个月。

三诊：继服 1 个月后，左上肢功能基本恢复正常，头晕头痛偶作，未见抽搐发作。遂继服上药加减，增加解毒消肿抗癌中药。

处方：

生黄芪 60g	当归 9g	地龙 24g	天葵子 30g
蛇六谷 30g	重楼 15g	石见穿 30g	蜂房 9g
干蟾皮 9g	炙蜈蚣 5g	淫羊藿 15g	补骨脂 15g
熟地黄 15g	山茱萸 9g	炮山甲 9g	炙鳖甲（先煎）9g
黄精 30g			

1998 年 8 月复查头颅 CT 示：肺癌脑转移，右顶叶转移灶伽马刀治疗后。病灶及其周围水肿与前相仿，未见新病灶。现患者仍在我科门诊，运用中医药治疗，诸恙尽除。脸色红润，工作家务一如常人。

【评析】 本案治疗的关键在于合理使用活血化瘀药，活血化瘀是治疗肿瘤的重要法则之一。临床运用活血化瘀药物治疗肿瘤，可提高疗效，减少癌细胞转移，如丹参、川芎、红花、赤芍等，均有明显的抗癌作用。活血化瘀药可提高肿瘤局部的血运及血内含氧量，从而调整和提高肿瘤组织对放射线或化疗药物的敏感性。另外，活血化瘀药物还有抗炎、抗感染、镇痛之效。有学者报道，地龙、丹参是放疗增敏剂，同时还能预防放射性肺炎的发生。徐振晔认为：血瘀证应该选用活血化瘀中药，剂量与药物的选用应视头痛瘀血证的轻重，同时要与有效的抗肿瘤中药治疗相结合，或与有增强肿瘤患者细胞免疫功能的中药结合使用，能够获得良好的治疗效果。在临床应用活血化瘀药治疗肺癌脑转移患者时，注意严格掌握其剂量。

[31] 邓海滨.徐振晔善用补阳还五汤加减治疗肺癌脑转移经验[J].中医杂志，2003（8）：577-579.

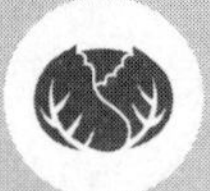
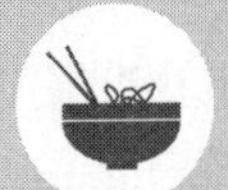

第十章 肺　炎

肺炎是指终末气道、肺泡和肺间质的炎症，可由病原微生物、理化因素、免疫损伤、过敏及药物所致。

肺炎可按解剖、病因或患病环境加以分类。按解剖分类可分为大叶性（肺泡性）肺炎、小叶性（支气管性）肺炎和间质性肺炎；按病因分类可分为细菌性肺炎、非典型病原体肺炎、病毒性肺炎、真菌性肺炎、其他病原体所致的肺炎和理化因素所致的肺炎；按患病环境分类可分为社区获得性肺炎和医院获得性肺炎。

细菌性肺炎是最常见的肺炎，也是最常见的感染性疾病之一。常见致病细菌为肺炎链球菌、金黄色葡萄球菌、肺炎克雷伯菌、鲍曼不动杆菌、铜绿假单胞菌等。在抗生素应用以前，细菌性肺炎对儿童及老年人的健康威胁很大，抗生素的出现及发展曾一度使肺炎病死率明显下降。但近年来，尽管应用强力的抗生素和有效的疫苗，肺炎总的病死率不再降低，甚至有所上升。门诊患者病死率＜ 1%，住院患者病死率平均为 12%，入住重症监护病房者约为 40%。

病毒性肺炎是由上呼吸道病毒感染向下蔓延所致的肺部炎症，大多发生在冬春季节，暴发或散发流行。呼吸道病毒可通过飞沫传播和直接接触传播，传播迅速，传播面广。近年来新的变异病毒不断出现，如 SARS 冠状病毒、H5N1、H1N1 病毒等，暴发流行，密切接触的人群或有心肺疾病者容易罹患，婴幼儿、老年人或原有慢性心肺疾病者、妊娠妇女，病情较重，甚至导致死亡。

真菌性肺炎是最常见的深部真菌病，近年来由于广谱抗生素、糖皮质激素、细胞毒性药物及免疫抑制剂的广泛使用，器官移植的开发以及免疫缺陷病如艾滋病的增加，肺真菌病有增多趋势。常见的肺真菌有念珠菌（白念珠菌、热带念珠菌、光滑念珠菌及克柔念珠菌）、曲霉菌（烟曲霉为主要致病原）、隐球菌及肺孢子菌。

肺脓肿是肺组织坏死形成的脓腔，临床表现为高热、咳嗽、咳大量脓臭痰，胸部X线显示有一个或多发的含液气平面的空洞。病原体可为化脓性细菌、真菌和寄生虫等，90%的肺脓肿患者合并厌氧菌感染。根据感染途径可分为吸入性肺脓肿、继发性肺脓肿和血源性肺脓肿。

正常的呼吸道防御机制使气管隆突以下的呼吸道保持无菌。是否发生肺炎取决于两个因素：病原体和宿主因素。如果病原体数量多，毒力强和（或）宿主呼吸道局部和全身免疫防御系统损害，即可发生肺炎。病原体可通过下列途径引起社区获得性肺炎：①空气吸入；②血行播散；③邻近感染部位蔓延；④上呼吸道定植菌的误吸。医院获得性肺炎还可由胃肠道的定植菌（胃食管反流）和通过人工气道吸入环境中的致病菌引起。病原体直接抵达下呼吸道，孳生繁殖，引起肺泡毛细血管充血、水肿，肺泡内纤维蛋白渗出及细胞浸润。除了金黄色葡萄球菌、铜绿假单胞菌和肺炎克雷伯菌等可引起肺组织的坏死性病变易形成空洞外，肺炎治愈后多不遗留瘢痕，肺的结构与功能均可恢复。病毒性肺炎病变吸收后可留有肺纤维化。

根据肺炎的临床表现，本病一般属于中医“咳嗽”“喘证”“肺痈”等病范畴。究其病因，均分外感、内伤两端。外感都为六淫外邪侵袭肺系所致：六淫邪气，经口鼻、皮毛而入，侵袭肺系，或因吸入烟尘、异常气味，肺气被郁，肺失宣降。多因起居不慎，寒湿失宜，或过度疲劳，肺的卫外功能减退或失调，以致在天气寒冷失常，气候突变的情况下，外邪入客于肺导致咳喘。风为六淫之首，其他外邪多随风邪侵袭人体，所以外感咳喘常以风为先导，或夹寒，或夹热，或夹燥，表现为风寒、风热、风燥相合为病。内伤咳嗽主要是情志因素所致。总由脏腑功能失调、内邪干肺所致，或由饮食不调，嗜烟好酒，辛温燥烈，熏灼肺胃。或因过食肥甘厚腻，脾失健运，饮食精微不归正化，酿湿生痰，痰邪上干，乃生咳嗽；或有情志不遂，郁怒伤肝，肝失调达，气郁日久化火，肝火循经上犯于肺，木火刑金，肺失宣降，发为咳喘。或肺系久病不愈，阴伤气耗，肺主气功能失常，

以致肃降无权，不能下荫于肾，肾元亏虚，肾不纳气，肺气上逆而短气喘促。若肾阳衰弱，肾不主水，水邪泛滥，凌心犯肺，亦可致喘。

火热之邪是肺炎的常见致病原因。病邪的侵入与机体正气不足相关，因此本病具有本虚标实，虚实夹杂的病性特点。①肺脾素虚。先天禀赋不足，肺脾两虚是发生本病的根源。肺脾两虚，肺卫不固，易感外邪，又祛邪无力，遂致外邪反复入侵，迁延日久而成本病。②外邪袭肺。外邪侵袭是导致本病的外因。外邪以风寒、风热、疫毒之邪为主，邪蕴于肺，化热生火，灼伤肺络，煎熬肺津，而出现咳嗽、脓痰的症状。③情志不遂。以郁怒伤肝为主要因素。肝失调达，情志不和，郁怒伤肝，逆气化火，上逆犯肺，灼伤肺络而成咯血、咳嗽。④虚火伤肺。久病肺弱，伤及肺阴，或外邪袭肺，耗伤肺阴，阴虚不能制阳，则虚火内生，灼伤肺络而成本病。

细菌性肺炎的症状变化较大，可轻可重，决定于病原体和宿主的状态。常见症状为咳嗽、咳痰，或原有呼吸道症状加重，并出现脓性痰或血痰，伴或不伴胸痛。病变范围大者可有呼吸困难，呼吸窘迫。大多数患者有发热。早期肺部体征无明显异常，重症患者可有呼吸频率增快、鼻翼扇动、发绀。肺实变时有典型的体征，如叩诊浊音、触觉语颤增强和支气管呼吸音等，也可闻及湿性啰音。并发胸腔积液者，患侧胸部叩诊浊音，触觉语颤减弱，呼吸音减弱。肺部革兰阴性杆菌感染的共同点在于肺实变或病变融合，组织坏死后容易形成多发性脓肿，常累及双肺下叶；若波及胸膜，可引起胸膜渗液或脓胸；病毒性肺炎好发于病毒疾病流行季节，通常症状较轻，但起病较急，发热、头痛、全身酸痛、倦怠等全身症状突出。常在急性流感症状尚未消退时即出现咳嗽、少痰或白色黏液痰、咽痛等呼吸道症状。小儿或老人易发生重症肺炎，表现为呼吸困难、发绀、嗜睡、精神萎靡，甚至发生休克、心力衰竭、呼吸衰竭或急性呼吸窘迫综合征（ARDS）等并发症。无显著的胸部体征，病情严重者可表现为呼吸浅速、心率增快、发绀和肺部干、湿啰音。严重急性呼吸综合征是由 SARS 冠状病毒引起的一种具有明显传染性、可累及多个器官系统的特殊肺炎。其主要临床特征为急性起病，以发热为首发症状，可有寒战、干咳、心悸、呼吸困难或呼吸窘迫，可伴有肌肉酸痛、头痛、乏力、腹泻等。白细胞正常或降低，淋巴细胞减少，血小板降低。胸部X线检查早期无异常，一般1周内逐渐出现肺纹理粗乱的间质性改变、斑片状或片状渗出影，典型的表现为磨玻璃影和肺实变影。抗生素治疗无效。人群普遍易感，家庭和医院聚集性发病，通过短距离飞沫、气溶胶和接触污染物传播。

实验室检查和其他辅助检查有如下表现。①胸部X线检查。以最常见的细菌性肺炎为例，X线早期仅见肺纹理增粗，或受累的肺段、肺叶稍模糊。随着病情进展，表现为大片炎症浸润阴影或实变影，在实变阴影中可见支气管充气征，肋膈角可有少量胸腔积液。病毒性肺炎胸部X线检查可见肺纹理增多，磨玻璃状阴影，小片状浸润或广泛浸润、实变，病情严重者显示双肺弥漫性结节性浸润，但大叶实变及胸腔积液均不多见。根据其病原体的不同，X线征象也有不同的特征。真菌性肺炎X线检查表现无特征性，可为支气管肺炎、大叶性肺炎、单发或多发结节，乃至肿块样阴影和空洞。肺炎支原体肺炎X线显示肺部多种形态浸润影，呈阶段性分布，以肺下野多见，有的从肺门附近向外伸展。②其他检查：细菌性肺炎外周血白细胞增高，中性粒细胞占比多在80%以上，核左移。年老体弱、酗酒、免疫功能低下者的白细胞计数可不升高，但中性粒细胞百分比仍增高。肺炎衣原体肺炎血白细胞正常或略增高，红细胞沉降率增快。咽拭子分离出肺炎衣原体为其诊断金标准。病毒性肺炎白细胞正常、稍高或偏低，红细胞沉降率在正常范围。痰涂片多见白细胞以单核居多，痰培养无致病细菌生长。临床确诊有赖于病原学检查，包括病毒分离、血清学检查以及病毒抗原的检测。③纤维支气管镜检查。有助于明确病因和病原学检测，也可用于治疗。如气道异物阻塞可吸出异物使气道引流通畅，可取标本进行病理检查或培养。支气管镜可接近或进入感染灶吸引脓液、冲洗支气管和注入抗生素，以提高疗效和缩短病程。

抗感染治疗是肺炎治疗的关键环节，包括经验性治疗和抗病原体治疗。经验性治疗主要根据本地区、本单位的肺炎病原体流行病学资料，选择可能覆盖病原体的抗生素。抗病原体治疗主要根据病原学的培养结果或肺组织标本的培养和病理结果以及药物敏感试验结果，选择体外试验敏感的抗生素。

重症肺炎首先应选择广谱的强力抗生素，并应足量、联合用药，而后根据病

原学培养结果调整抗生素。肺炎链球菌感染首选青霉素G，金黄色葡萄球菌现对青霉素耐药性已达90%，因此可选用耐青霉素酶的半合成青霉素或头孢菌素类，联合氨基糖苷类也有较好效果。对于抗甲氧西林金黄色葡萄球菌（MRSA），应选用万古霉素、替考拉宁或利奈唑胺等。肺炎支原体肺炎本身有自限性，大多数病例不经治疗可自愈，但早期适当应用抗生素可减轻症状及缩短病程，大环内酯类为其首选。肺炎衣原体肺炎首选红霉素，也可选用多西环素或克拉霉素。

病毒性肺炎治疗以对症为主，卧床休息，居室保持空气通畅，注意隔离消毒，预防交叉感染。给予足量维生素及蛋白质，多饮水，酌情输液及吸氧。保持呼吸道通畅，及时消除上呼吸道分泌物等。目前已证实有效的病毒抑制药物包括：利巴韦林、阿昔洛韦、更昔洛韦、奥司他韦、阿糖腺苷、金刚烷胺等。原则上不宜应用抗生素预防继发性细菌性感染，一旦明确已合并细菌感染，应及时选用敏感的抗生素。糖皮质激素对病毒性肺炎的疗效一直存在争议，不同的病毒性肺炎对于激素反应可能存在差异，应酌情使用。

真菌性肺炎轻症患者在消除诱因后症状可逐渐缓解，病情严重者应及时应用抗真菌药物。临床常见抗真菌药物有氟康唑、伊曲康唑、伏立康唑、两性霉素B、棘白菌素类（卡泊芬净、米卡芬净）等。侵袭性肺曲霉病肺组织破坏严重，治疗困难，病死率高，治疗首选伏立康唑。急性期的变应性支气管肺曲霉病治疗首选糖皮质激素。肺孢子菌肺炎首选复方磺胺甲噁唑，也可选用氨苯砜、克林霉素+伯氨喹等。

一、施今墨医案

李某，男，15岁。

主诉：发热10天。病史：发热10天连续不退，体温39℃左右，咳嗽喘促，呼吸困难，鼻翼扇动，吐痰黏稠而带血色，烦渴思饮，便干溲赤。北京某医院诊断为大叶性肺炎，经用青、链霉素，效果不显，特来就诊。舌脉：舌苔白质红绛，脉数而软。

诊断：中医：肺热；

西医：大叶性肺炎。

辨证：寒邪犯肺，郁而为热。

治法：清热宣肺定喘。

处方：

北沙参 10g　炙麻黄 1.5g　炒杏仁 6g　生石膏（先煎）12g
鲜苇根 15g　酒条芩 10g　陈橘红 5g　炙紫苏子 5g
陈橘络 5g　炙前胡 5g　大枣 5 枚　葶苈子（包煎）5g
炒枳壳 5g　苦桔梗 5g　桑白皮 6g　炙甘草 3g

二诊：服 3 剂，热退咳喘减轻。前方去苇根，加半夏曲 10g，天竺黄 6g。

三诊：服 3 剂，喘已止，微有咳，唯食欲尚未恢复。

处方：

北沙参 10g　天花粉 10g　炒杏仁 6g　陈橘红 5g
陈橘络 5g　炙前胡 5g　大枣 5 枚　葶苈子（包煎）5g
佩兰 10g　炙桑白皮 5g　炒枳壳 5g　苦桔梗 5g
谷麦芽各 10g　炙甘草 3g　半夏曲 10g　天竺黄 6g

3 剂。

【评析】 肺居至高，主持诸气，其气下行为顺，今肺为邪气所乘，失其清肃之令，统摄无权，肺气壅塞，胀满喘咳随之而至。方用麻杏石甘汤合前胡汤，泻白散加煎，辛凉疏泄，清肺定喘，加北沙参以润肺生津。根据大叶性肺炎的临床表现，多归于中医学风温一类病症。施今墨治疗此病，常以麻杏石甘汤为主方，宣肺清热，同时十分注意化痰平喘，泻肺消胀，而并不多用甘寒、苦寒之品；实践表明，肺中实邪不清，甘寒、苦寒之药即无从发挥作用。施今墨治疗大叶性肺炎，往往二、三剂药后，痰消气降，体温也随之迅速恢复正常。近年由于抗生素的大量应用，不少病例产生耐药性，且青、链霉素，亦有过敏之虞，而中医学治疗肺炎，疗效很好。

[1] 祝谌予，翟济生．施今墨临床经验集［M］．北京：人民卫生出版社，2006.

二、刘志明医案

医案一

罗某，女，67岁。

初诊：2020年2月4日。病史：患者5天前密切接触有武汉居住史的儿媳后，出现咳黄绿色脓痰、动则气促、乏力，纳差，头昏，无畏寒发热，2月3日在当地某医院，以克力芝、利巴韦林及降糖治疗，现就诊于中医门诊。既往史：2型糖尿病、高血压、冠心病、糖尿病肾病、肾功能不全。刻下症见：咳黄绿色脓痰，胸闷气促，乏力，纳少，眠差，小便少，大便正常，舌红，少苔而干。双下肢水肿，双足趾脓疱、有波动感、颜色浑浊、皮温稍高。体温36.6℃，心率92次/分，呼吸20次/分，血压126/86mmHg，新型冠状病毒核酸检测阳性。CT示双肺各叶多发散在病灶，心脏稍增大，主动脉及冠脉部分钙化。其他检查提示心力衰竭、肾功能不全、血糖控制不良等。入院后逐渐出现气促加重、尿量减少、下肢水肿，已下病危通知。

诊断：中医：咳嗽；

西医：新型冠状病毒性肺炎危重型；

Ⅰ型呼吸衰竭。

辨证：心肾阴脱，痰热阻肺，气营同病。

治法：滋阴固脱，清肺化痰，清气凉营。

处方：

西洋参6g　麦冬9g　五味子6g　黄芪30g
生地黄10g　丹参10g　炒麦芽10g　橘红10g
猪苓15g　茯苓15g　芦根30g　薏苡仁30g
苦杏仁9g　甘草6g　黄芩10g

5剂，每日1剂，水煎服。

二诊：2020年2月13日。静息时无胸闷气促，但不耐活动，纳差、无恶心反胃，略口干口苦，无下肢水肿，今日3次稀便，小便量可，舌淡红，舌根苔黄黑厚腻。乃心肾阴虚、痰热阻肺、气营同病、疫秽未尽。治法：滋肾养心，清肺化痰，清气凉营，辟疫除秽。

处方：

太子参 15g	麦冬 10g	五味子 5g	黄芪 30g
竹茹 10g	丹参 30g	橘红 10g	葶苈子（包煎）15g
枇杷叶 15g	茯苓 15g	芦根 40g	薏苡仁 30g
苦杏仁 10g	甘草 6g	槟榔 10g	草果 6g

继服 3 剂。

三诊：2020 年 2 月 15 日。气促好转，精神改善，淡红舌，舌根苔白厚腻、有中裂。辨证：痰热阻肺，营阴耗伤。治法：清肺化痰，凉营养阴。西医诊断由危重型调整为重型。

处方：

芦根 30g	薏苡仁 18g	苦杏仁 9g	茯苓 12g
甘草 6g	法半夏 9g	橘红 6g	川贝母 12g
黄芪 30g	黄连 6g	西洋参 10g	黄芩 12g
厚朴 9g	瓜蒌 9g	前胡 9g	

继服 3 剂后乏力、气促明显改善，偶有干咳。至 2020 年 2 月 23 日已连续多次复查新型冠状病毒核酸阴性，符合出院标准。

【评析】 本案为老年新型冠状病毒性肺炎患者，属温病学“温疫”“湿温”范畴。初诊为典型的上下焦同病、气营同病、虚实错杂。具体而言，上焦心、肺与下焦肝、肾同病；本案气营同病存在营分闭证、脱证，以及气分肺胃无形热盛与气虚有形痰热差异。本案患者气分证见肺气虚兼有痰热阻肺，营分证则属心肾气虚、营阴欲脱。故以治疗上焦气分之《备急千金要方》苇茎汤、《金匮要略》茯苓杏仁甘草汤，治疗下焦营分之生脉散、清营汤、猪苓汤合方，另加黄芪扶正、橘红止咳化痰。二诊时明显好转，但疫气秽湿仍在，故见口干口苦、便溏、舌根苔腻等，遂加利湿、化湿、燥湿、辟秽之品。三诊时病情继续好转，遂去生脉散、猪苓汤及祛湿药，而保持清解肺中痰热，辅以益气扶正，帮助后期康复。本案提示，老年人素体虚弱、既往有多种基础病者，患温病（温疫）后更易出现表里同病，且病情危重，证型多为气营、上下二焦同病，治疗不可拘泥某一方面，而应统筹兼顾，攻补兼施，适时采用“表里双解”之法。

［2］姚舜宇，刘金凤，汪艳丽，等. 国医大师刘志明“表里双解治温病”理论与实践［J］. 中国中医药信息杂志，2021，28（9）：130-133.

医案二

王某，女，67岁。

初诊：2020年2月10日。主诉：发热、咳嗽1周。病史：患者2周前接触新冠肺炎确诊患者，1周前发热，自测体温37.5℃，恶寒，咳嗽气促，咳少量白痰，下肢酸痛，2020年2月4日至某医院发热门诊，查新冠病毒核酸阳性，收入住院。既往患高血压10年余，血压最高达180/100mmHg；患糖尿病2年余；有胆囊切除史。入院体格检查：体温36.8℃，脉搏90次/分，呼吸24次/分，血压140/80mmHg。氧合指数325mmHg。2月8日发热，体温超过38℃，恶心、干呕、纳差，氧合指数224mmHg，C反应蛋白（CRP）32.29 mg/L。刻下症见：咳嗽，气促，恶心，干呕，纳差，夜间发热。舌脉：舌淡红，舌中、根部苔黄厚，脉滑数。

诊断：中医：咳嗽；

西医：新冠肺炎重型；急性呼吸窘迫综合征。

辨证：寒痰阻肺，湿蕴经络。

治法：透达膜原，解表清里。

处方：三消饮加减。

槟榔 10g	草果 6g	厚朴 10g	白芍 12g
甘草 6g	知母 6g	黄芩 10g	酒大黄 3g
葛根 15g	羌活 10g	柴胡 12g	生姜 6g
大枣 10g			

3剂，水煎服。

二诊：2020年2月13日。患者明显好转，效不更方。

三诊：2020 年 2 月 15 日。患者发热，乏力纳差，咳嗽黏痰，心悸胸闷，动则气促，恶心呕吐，口干口苦，不欲多饮。核酸检测阴性。处方加减：去甘草、大黄，加大枣 10g，西洋参 6g，3 剂。

四诊：2020 年 2 月 19 日。核酸测定阴性，西药停用注射用哌拉西林 / 他唑巴坦钠，改用利奈唑胺葡萄糖注射液。输 COVID−19 恢复期患者血浆 200 mL。乏力好转，动则心悸，胸闷，稍咳嗽，纳可，二便可，无口干、口苦、恶心。

停用三消饮，改用新处方。

芦根 30g	薏苡仁 30g	川贝母 9g	瓜蒌 9g
党参 15g	茯苓 12g	苍术 12g	炙甘草 6g
山药 15g	黄芪 18g	丹参 12g	藿香 9g
橘红 6g	前胡 9g	黄芩 6g	

3 剂。

五诊：2020 年 2 月 23 日。明显好转，纳可，二便正常。CRP 29.11 mg/L，氧合指数 371mmHg。处方加减：改党参为太子参 30g，芦根 50g，薏苡仁 50g，橘红 9g，茯苓 15g，去川贝母、瓜蒌、山药、黄芪、丹参、藿香，加法半夏 9g，竹茹 10g，南沙参 15g，贯众 15g，金银花 15g，连翘 15g，5 剂。2 月 27 日出院，3 月 13 日回访：身体感觉良好，复查核酸显示阴性。

【评析】　吴又可《瘟疫论》的“疫气”说、达原饮方剂对后世影响深远，但不加辨证地使用可能收效甚微。回归原著，吴氏并非提倡所有疫病都用达原饮，而有自己的一套瘟疫辨证体系，本案借鉴了一些观点。10 日，患者中、根部的舌苔已经由白转黄，临床表现符合《瘟疫论·瘟疫初起》：“感之重者，舌上苔如积粉，满布无隙，服汤（达原饮）后不从汗解，而从内陷者，舌根先黄，渐至中央，邪渐入胃，此三消饮证。”疫病始于半表半里的膜原，舌苔白如积粉（8 日），当时宜达原饮；病重不解，疫气内陷、进入胃腑，则舌苔从根部转黄，渐至中央，宜三消饮。12 日服三消饮后明显好转，舌苔明显变薄、变淡，黏腻程度降低。15 日，因三消饮偏于攻实伤正，患者乏力明显，酌加西洋参等。19 日，进入恢复期，虚实夹杂，益气扶正与清化祛邪兼顾。去槟榔、草果等逐水辟疫药，保留清肺化

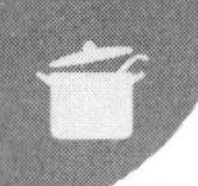

痰药，另酌用参芪等益气扶正。该患者的治疗体现出舌诊在诊疗温病中的重要性。初期白厚腻苔，用达原饮显效；若舌苔根部已黄，应该使用三消饮。若舌苔已经完全变黄，则辨证使用白虎汤或承气汤类方。

［3］雷超奇，姚舜宇，刘如秀．国医大师刘志明辨治新冠肺炎危重患者典型病案研析［J］．湖南中医药大学学报，2021，41（2）：165-169.

三、梅国强医案

医案一

患者，男，50岁。

初诊：2020年1月31日。主诉：发热8天。病史：患者8天前从湖北省武汉市汉口新华路返回湖北省汉川市时，开始出现发热，最高体温超过38. 5℃，恶寒，伴有间断干咳，无咯血、胸痛等不适，无腹痛、头痛，患者在院外间断诊治无好转，后在汉川市新型冠状病毒核酸检测阳性，诊断为新型冠状病毒肺炎，遂收至感染性疾病科住院。西医治疗常规给予抗病毒、抗感染、激素、吸氧及对症支持治疗。刻下症见：发热，晨起开始，至晚上逐渐升高，最高体温为39.5℃，伴有明显恶寒，纳差，乏力，口干欲饮，无明显咳嗽，无咽痛。舌脉：舌淡红，舌体胖大边有齿痕，苔白厚满布，中间可见裂纹。胸部CT提示：考虑病毒性肺炎。

诊断：中医：外感发热；

西医：新型冠状病毒性肺炎。

辨证：邪犯少阳，痰热壅肺。

治法：清热涤痰，疏畅胸中气滞。

处方：

柴胡20g	黄芩10g	法半夏10g	枳实20g
全瓜蒌10g	黄连10g	浙贝母20g	桔梗10g
百部10g	前胡10g	紫菀10g	款冬花10g
白英20g	败酱草20g	蒲公英30g	紫花地丁30g

3剂，水煎服。

二诊：2020年2月3日。患者乏力稍微减轻，仍发热，昨日体温最高40.0℃，今晨体温正常。无明显咳嗽，喉中有痰，不易咳出，咳出少许黏黄痰后方感舒适。偶尔胸闷，动则心悸。无明显头痛，恶寒不明显，无汗，使用退热栓时容易大汗，无咽痛，口不干，小便偏黄，大便今晨未解，素一日一行。舌淡红，舌体稍胖，边见少许齿痕，苔薄白，中间裂纹。处方：守前方加青蒿20g，滑石10g，半枝莲30g，白花蛇舌草30g，藿香10g，佩兰10g。3剂。

三诊：2020年2月7日。患者服药后，从2月4日至今未再发热。无明显咳嗽，喉中痰减少，容易咳出，胸闷、动则心悸减轻。无明显头痛，无咽痛，口不干，饮食转佳，小便偏黄，大便已通。舌淡红，舌体胖大边有齿痕，苔白厚满布，中间未见裂纹。2月7日肺部CT较1月31日片有所吸收。面罩辅助吸氧。处方：守上方去半枝莲、白花蛇舌草、藿香、佩兰。3剂。

四诊：2020年2月13日。患者已1周未发热，今晨体温正常。无明显咳嗽，喉中痰较易咳出，胸闷、心悸较前明显减轻。无明显头痛，无明显咽痛口干不适，饮食尚可，大便已通。已改为鼻导管间断吸氧。舌淡红，苔薄白。处方：守1月30日方，柴胡减为15g。5剂。

五诊：2020年2月19日。患者无发热，无明显咳嗽，无胸闷、心悸，无明显咽痛口干不适，饮食尚可，大便日两次，成形，自诉与常人无异。舌淡红，苔白。

处方：沙参麦门冬汤加减。

沙参15g	麦冬15g	五味子15g	人参12g
莱菔子15g	丝瓜络15g	橘络15g	紫苏子12g
浙贝母12g	杏仁12g	黄芩15g	生甘草10g

7剂。

患者2月21日肺部CT较2月7日有所吸收。复查咽试子2次阴性。出院隔离，继续服用前方巩固治疗，多次询问，状态良好。

【评析】 本案患者发病前有武汉市旅行史，发热8天，间断治疗无效。初诊时结合患者症状及体征，四诊合参，考虑为感受疫疠毒邪，久于失治，少阳枢机不利，乃邪犯少阳，痰热壅肺证。梅国强谨守病机，以柴胡陷胸汤、止嗽散加

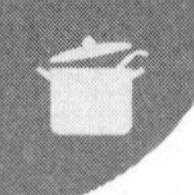

减，方中柴胡、黄芩清泄。半夏、黄连、瓜蒌三药合用，即小陷胸汤，有清热涤痰，宽胸开结的功效，枳实、桔梗，升降结合，疏畅胸中气滞，使气行则水行。桔梗功具升散，枳实擅长降气，升降合用，调畅气机。又枳实辛苦温，具破气消积，化痰散痞之功，能助小陷胸汤之半夏化痰开结，其味苦能辅黄连清热泻火，使清热化痰开结之力增。在用药上吴又可强调使邪有出路、气机升降恢复正常。瓜蒌甘、苦、寒，滑润，功善清热涤痰，宽胸散结，可助半夏化痰开结，且润燥滑肠，调畅气机，使邪有去路。浙贝母、百部、前胡、紫菀、款冬花清肺化痰止咳，白英、败酱草、蒲公英、紫花地丁清热解毒。二诊湿毒之邪减清，故乏力稍微减轻，但湿热、痰热俱重，痰聚于胸中，故仍见发热，胸闷，动则心悸，咳出少许黏黄痰后方感舒适，叶天士《温热论》中指出："温疫病初入膜原未归胃腑，急急透解，莫待传陷而入为险恶之病；舌色绛而上有粘腻似苔非苔者，中挟秽浊之气，急加芳香逐之。"故梅国强加用青蒿、滑石、半枝莲、白花蛇舌草、藿香、佩兰，以加强化湿解毒。三诊时已无发热，喉中痰减少，容易咳出，胸闷、动则心悸减轻，酌减清热利湿解毒药物。四诊时症状明显好转，柴胡逐渐减量。五诊时湿毒之邪已解，温热疫毒之邪，最易化火伤阴，故以沙参麦冬汤善后。

医案二

患者，女，30 岁。

初诊：2020 年 2 月 14 日。主诉：确诊新冠状病毒肺炎出院后 6 天，肺炎症状加重 5 天。病史：患者于 2020 年 1 月 11 日无明显诱因出现咳嗽，干咳，1 月 29 日查新型冠状病毒核酸阳性，收入感染科住院治疗，后 1 月 31 号、2 月 4 号两次行新型冠状病毒核酸试验显示阴性，2 月 6 日出院，回家隔离。2 月 7 日患者出现低热、咳嗽、头痛、眼胀等不适，今日来院复查血常规 +C 反应蛋白未见异常，胸部 CT 考虑病毒性肺炎。2020 年 2 月 12 日再次收住入院。起病以来，精神、食欲、睡眠欠佳，体力下降，体重变化不大。西医治疗常规给予抗病毒、抗感染、雾化吸入及对症支持治疗。刻下症见：患者仍发热，低热为主，最高 38.3℃左右，每于下午 5 ～ 6 时出现，可自行消退，怕冷，头不痛，出汗不多，伴咳嗽，咳白痰，痰不多，咳嗽剧烈时伴有喘息，动则咳喘加重。近日口干、口苦，食欲差，进食不多，大便 1 ～ 2 日一行，成形。舌脉：舌淡红，苔薄白。

诊断：中医：发热；

西医：新型冠状病毒性肺炎。

辨证：邪犯少阳，痰热壅肺。

治法：清热涤痰，疏畅胸中气滞。

处方：

柴胡 20g	黄芩 10g	法半夏 10g	党参 15g
全瓜蒌 10g	槟榔 10g	草果 15g	厚朴 15g
知母 10g	芍药 10g	生甘草 10g	陈皮 10g
虎杖 10g			

3 剂，代煎。

二诊：2020 年 2 月 18 日。患者诉服药后，每日大便 2 次，成形。体温近 3 日最高 37.2℃。咳嗽稍减，仍活动后咳嗽，咳甚后伴有喘息。无明显头痛，无畏寒，汗出不多，无鼻塞流涕，无明显胸闷胸痛等症，食欲差，饮食后腹胀。月经昨日至，经量可。2 月 17 日 CT：病毒性肺炎？ 与 2 月 12 日对比范围扩大。舌淡红，舌体稍胖，边有齿痕，苔薄白。

处方：

柴胡 10g	黄芩 10g	法半夏 10g	全瓜蒌 10g
黄连 10g	枳实 15g	甘草 6g	浙贝母 20g
桔梗 10g	百部 10g	前胡 10g	紫菀 10g
款冬花 10g	槟榔 15g	草果 6g	藿香 10g
佩兰 10g	虎杖 10g		

3 剂。

三诊：2020 年 2 月 21 日。患者诉服药后，体温恢复正常，口干口苦减轻，咳嗽稍减，已无喘息。无明显头痛，汗出不多，无鼻塞流涕，无明显胸闷胸痛等症，食欲较前好转。舌淡红，苔白。

处方：肺炎 1 号。

柴胡 20g	黄芩 10g	法半夏 10g	党参 15g
全瓜蒌 10g	槟榔 10g	草果 15g	厚朴 15g
知母 10g	芍药 10g	生甘草 10g	陈皮 10g
虎杖 10g			

（湖北省新冠肺炎指挥部委托健民集团叶开泰国药有限公司生产）。5 瓶，每日 1 瓶，分 3 次温服。

四诊：2020 年 2 月 23 日。患者诉服药后未再发热，基本无喘息，口干口苦消失，偶咳，痰不多。2 月 22 日肺部 CT 与 2 月 17 日对比病灶明显吸收好转。2 月 24 日查病毒核酸检测阴性出院。出院后继续服用肺炎 1 号巩固。

【评析】 随着对新型冠状病毒肺炎认识的逐步深入，巴元明教授将小柴胡汤、小陷胸汤、达原饮加减，形成了肺炎 1 号、强力肺炎 1 号，并经由湖北省疫情防控指挥部推荐成为治疗新冠肺炎的有效方。该患者新型冠状病毒肺炎确诊经治疗核酸转阴，出院后再次出现低热、咳嗽、头痛、眼胀，符合吴又可对“邪气复聚”的记载：“里证下后，脉不浮，烦渴减，身热退，越四五日复发热者，此非关饮食劳复，乃膜原尚有余邪隐匿，因而复发，此必然之理。不知者每每归咎于病患，误也。”该患者口干、口苦，符合吴又可所谓“凡疫邪游溢诸经，当随经引用，以助升泄，如胁痛、耳聋、寒热、呕而口苦，此邪热溢于少阳经也”。考虑为邪犯少阳，痰热壅肺证。梅国强紧抓病机，投以强力肺炎 1 号。方中柴胡性轻清，主升散，能透达少阳之邪，疏解气机的郁滞；黄芩性清肃，能沉降，能清泄少阳之郁热，两药合用，一升一降，既能清泄少阳之热，又能疏畅少阳气机，昶和少阳枢机，使温疫邪毒外透而内清，共解半表半里之邪，可去寒热往来，胸胁苦满，默默不欲饮食，心烦诸症，共为君药。法半夏苦辛温燥，辛能开结，温以燥痰，能化痰降逆，开结消痞；吴又可认为“槟榔能消能磨，除伏邪，为疏利之药，又除岭南瘴气；浓朴破戾气所结；草果辛烈气雄，除伏邪盘踞；三味协力，直达其巢穴，使邪气溃败，速离膜原，是以为达原也”。草果、厚朴、槟榔三药气味辛烈，可直达膜原，逐邪外出，合法半夏共为臣药。小陷胸汤中本有黄连，部分患者有纳差、腹泻、便溏，为防止黄连苦寒太过，败脾伤胃，故去之。在用药上吴又可强调使邪有出路、气机升降恢复正常。瓜蒌甘、苦、寒，滑润，功善清热涤痰，宽胸散结，可助半夏化痰开结，且润燥滑肠，使邪有去路；党参健脾益气，扶正祛邪，陈皮健脾和胃，行气宽中，调畅气机；"夫疫乃热病也，邪气内郁，阳气不得宣布，积阳为火，阴血每为热搏，暴解之后，余焰尚在，阴血未复。"温热疫毒之邪，最易化火伤阴，故吴又可指出"热伤津液，加知母以滋阴；热伤营血，加白芍以和血；黄芩清燥热之余"，三药滋阴清热，方中柴胡、黄芩、陈皮、甘草、知母又有吴又可"柴胡清燥汤"之意；对于"欲作滞下"吴又可提出："战汗后复下，后越二三日反腹痛不止者，欲作滞下也，无论已见积未见积，宜芍药汤。"本方中白芍、槟榔、厚朴、甘草又有芍药汤之意，对于腹痛、腹泻有治疗作用；虎杖，润肺下气，化痰止咳。以上诸药合用，共为佐药。甘草利咽止咳，调和诸药为佐使药。本方融清、下、和、补、消于一方，寒热并用，苦辛通降，升降结合，故诸药合用，能枢转少阳气机，通调三焦决渎功能，共奏和解少阳、化湿解毒之功效。二诊时热退，咳嗽减轻，改用肺炎 1 号，实为配伍精良，结构精当，药少而功详之验方。

[4] 王林群，胡刚明，巴元明，等. 国医大师梅国强教授辨治新型冠状病毒肺炎验案浅析[J]. 时珍国医国药，2020，31（4）：948-951.

四、熊继柏医案

医案一

患儿，女，3 岁。

初诊：2019 年 11 月 7 日。刻下症见：咳嗽、喘息、气急，伴高热，有痰。舌脉：舌苔薄黄，纹淡紫。

诊断：中医：风热咳喘；

西医：急性肺炎。

辨证：风热蕴肺。

治法：清泄肺热。

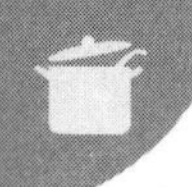

处方：麻杏石甘汤合贝夏止嗽散加减。

炙麻黄 3g	杏仁 5g	川贝母 5g	生石膏（先煎）10g
法半夏 5g	桔梗 5g	炙紫菀 5g	百部 5g
白前 8g	陈皮 5g	生甘草 5g	

7 剂。

患儿服下第 1 剂药后热退，7 剂药服完后咳嗽消失。

【评析】 暴喘发热为急症，小儿多见，见于现代医学的急性肺炎，其中包括病毒性肺炎，常发热高达 40℃以上，西医治疗需 1 周以上，而麻杏石甘汤治疗效果很好，其使用奥妙在于药物用量。外邪伤肺，壅遏肺气，气从热化而成暴喘发热，而肺主皮毛，主宣发，故须顺其宣发之性，使邪有出路，向外透发。麻黄宣散肺气，石膏清泄肺热，二者相配，此时麻黄的作用不是宣散表寒，而是借助其宣发之力宣散肺热，重在宣散肺热，因此石膏用量要大。熊教授特别指出："高热发喘，其热势越高，石膏用量要越大，石膏与麻黄的比例可以为 5 ∶ 1，在热势高时，甚至可达 10 ∶ 1。"

［5］刘通，曾光，黄惠勇．国医大师熊继柏辨治肺炎咳喘临证经验［J］．湖南中医药大学学报，2020，40（6）：643-646.

医案二

杨某，男，32 岁。

初诊：2019 年 4 月 15 日。病史：患者诉从小反复咳嗽，遇冷空气发作，本次因感冒后出现咳嗽、喘息、咳少量白色痰已有 6 个月，经中西医治疗，效果不明显，伴有神疲乏力，口咽干。舌脉：舌苔薄白，脉细滑。

诊断：中医：咳嗽；

西医：肺部感染。

辨证：寒饮内停，肺气亏虚。

治法：温化寒饮，益气补虚。

处方：小青龙汤加人参、杏仁、桔梗、白前。

人参 10g	炙麻黄 5g	细辛 3g	桂枝 5g
白芍 10g	干姜 6g	五味子 6g	法半夏 10g
杏仁 10g	桔梗 10g	白前 10g	炙甘草 6g

20 剂。

复诊时咳嗽好转。处以原方 20 剂，服药后患者咳嗽消失。

【评析】 本案患者反复咳嗽 20 余年，每次遇寒发作，辨证为寒证，又见咳嗽咳白痰，舌苔薄白，脉细滑，为痰饮内停。外寒内饮，水寒相搏，内外相引，壅阻肺气，肺失宣降，故咳嗽。患者已患病 20 余年，本次咳嗽持续半年余，又见形体消瘦，神疲乏力，脉细无力等症，故而兼有气虚之证，病性属于虚实夹杂，即寒饮内停，肺气亏虚证。治法当攻补兼施，祛邪而兼以扶正，俾邪去而正可安。主方选用小青龙汤加人参，温化寒饮，兼顾正气，方证合拍，因此取效。

［6］刘通，曾光，黄惠勇 . 国医大师熊继柏辨治肺炎咳喘临证经验［J］. 湖南中医药大学学报，2020，40（6）：643-646.

医案三

患者，女，80 岁。

初诊：1992 年农历 3 月。病史：患者于 1991 年冬月患咳嗽，兼气喘，已病 5 个月，愈咳愈剧，不能平卧，卧则咳嗽加剧，气喘不续，咳吐稀白痰涎，诉痰涎皆是咸味。每日剧咳达数十次之多，而每次咳甚则小便自遗，无奈只能以塑料布铺于褥上，再以毛巾置之，每日更换毛巾数十次。伴见双足水肿，畏寒肢冷，腰腿酸痛。舌脉：舌淡苔白，脉沉细。

诊断：中医：咳嗽；

西医：肺炎。

辨证：寒饮伏肺，肾气亏虚。

治法：温化寒饮，兼固肾止遗。

处方：苓甘五味姜辛汤合缩泉丸加减。服药 10 剂后，患者遗尿已止，咳嗽大减，已能平卧。改用固本之法，拟《金匮要略》肾气丸加五味子，再服 15 剂，

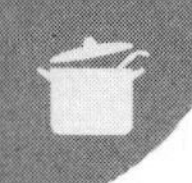

患者痊愈。

【评析】 本案患者咳吐稀白而味咸之痰涎，伴面足水肿、腰腿酸痛，且咳甚则遗尿，因此，从病位分析是属肾与膀胱咳嗽。又因患者咳吐稀白痰涎，且畏冷，故从病性分析是属寒饮咳嗽。证属虚实夹杂，先以苓甘五味姜辛汤温肺化饮，祛痰止咳，合缩泉丸固肾止遗。待患者咳嗽大减，表实证已去，再以肾气丸补肾益气固本。

［7］刘朝圣，聂娅，李点，等．熊继柏教授辨治咳嗽经验［J］．中华中医药杂志，2014，29（3）：795-798.

医案四

患者，男，20岁。

初诊：2006年11月。病史：患者感冒发热之后咳嗽3个月不愈，其间住院治疗半个月，诊断为支气管炎并肺部感染。咳嗽频繁，咳而有痰，痰色白而黏稠，咽中痒，咳时胸部疼痛。舌脉：舌苔薄黄，舌边有紫点，脉滑。

诊断：中医：咳嗽；

西医：支气管肺炎。

辨证：外邪伤肺，郁久化热，损伤肺络。

治法：清热化痰，活血止痛。

处方：止嗽散合《备急千金要方》苇茎汤。

【评析】 患者虽咳嗽3个月，但因发热而起，且原无咳嗽病史，故仍为外感咳嗽。患者痰黏，胸痛，苔薄黄，说明现已邪从热化，但热势不重，因无明显发热、口渴等表现。而胸痛，舌边有紫点，说明邪气损伤了肺络。总之，是外邪伤肺，郁久化热，损伤肺络而咳嗽、胸痛。止嗽散疏风宣肺，止咳化痰，但不能治胸痛。《备急千金要方》苇茎汤原为治疗肺痈的名方，为何可用在此治咳嗽胸痛呢?《金匮要略·肺痿肺痈》："风舍于肺，其人则咳，口干喘满，咽燥不渴，多唾浊沫，时时振寒。热之所过，血为之凝滞，蓄结痈脓，吐如米粥。始萌可救，脓成则死。"说明肺痈的病机乃风邪伤肺，邪从热化，造成血瘀。此患者符合此特征，因而选用《备急千金要方》苇茎汤。所以，《备急千金要方》苇茎汤不仅能治肺痈，也能治肺热伤络引起的咳嗽、胸痛等症，西医所谓化脓性胸膜炎也可用此方治疗。

[8] 刘朝圣，聂娅，李点，等. 熊继柏教授辨治咳嗽经验 [J]. 中华中医药杂志，2014，29 (3)：795-798.

五、邓铁涛医案

邓某，女，33岁。

初诊：2003年1月25日。病史：患者发热，体温38℃，微恶寒，干咳，无痰，动则心悸气短，头痛，微感胸痛，口干口苦，纳差，神疲乏力，经西医诊断为右下肺炎（非典型肺炎）入院。舌脉：舌淡红，脉濡细。

诊断：中医：外感发热；

西医：非典型肺炎。

辨证：疫毒袭肺。

治法：清凉解毒，透热达邪。

初拟以清凉解毒，透热达邪组方煎服，每日1剂，并配合清开灵静脉滴注及西药抗菌退热。

二诊：1月27日。仍发热，且热势上升，以夜间及午后为甚，体温38.6℃，肢体困倦，纳食减少，舌脉未变。检查：白细胞、血小板均较前进一步减少，X线胸片与1月24日比较右下肺感染病灶明显扩大，大片灶，将一诊方药中汤剂改以清热解毒祛邪、解表宣肺化湿组方（炙麻黄、杏仁、石膏、甘草、柴胡、黄芩、半夏、竹茹、茅根、前胡、桑枝、薏苡仁、滑石、藿香、佩兰）治疗，余则依旧。

三诊：1月28日。热势未退反升，体温39.3℃，症状未减，疲倦加重，双肺呼吸音增粗，肺底闻及湿啰音，白细胞降至2.5×10^9/L，中性粒细胞比例50.96%，血小板继续降至67×10^9/L。邓铁涛认为：湿热蕴毒，毒势盛，并易耗气夹瘀，毒瘀互结，变证多端，治宜加重清热凉血解毒，化瘀软坚散结，稍佐益气之品，原方继续服用，加服安宫牛黄丸，并同时加服仙方活命饮加减方。

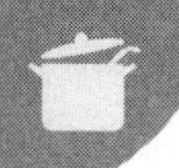

金银花 30g	浙贝母 15g	赤芍 15g	白芷 12g
陈皮 3g	升麻 6g	防风 12g	当归 10g
虎杖 20g	皂角刺 12g	西洋参（另煎）18g	
五爪龙 15g	连翘 18g	没药 6g	乳香 6g
穿山甲（先煎）12g			

至 1 月 30 日，停用西药抗生素，体温降至 37.5℃。

四诊：1 月 31 日。体温降至正常，但仍神疲，乏力，头晕，偶咳吐白黏痰，舌淡苔薄白腻，脉濡细，血小板上升（90×10^9/L）。邓铁涛认为，此为强弩之末势，原方续进，处方：二诊方中去石膏、滑石合生脉散与三诊加服的仙方活命饮加减方中加重五爪龙继续服用，停用清开灵，改以参麦针益气生津。

五诊：2 月 4 日。病情继续好转，查体：肺部啰音已消失。X 线胸片示：右下肺感染病灶有所吸收；血小板已升至 191×10^9/L。病势已衰，余邪未清，气虚夹瘀，续以清热利湿、益气活血组方调治。至 2 月 8 日，诸症基本消退；12 日 X 线胸片示：右肺炎症全部吸收。

【评析】 中医认为“非典”是因疫毒袭肺所引发的一种起病急骤，变化迅速，病情凶险的温疫。治疗初期，邓铁涛即根据辨证抓住湿热疫毒袭肺束表的病机，予以清热化湿，透表宣肺方药煎服，并配合清热解毒的清开灵静脉滴注及西药抗菌退热；当病情发展到中期而病情仍处于胶着加重之势时，又在继续使用原治疗方案的基础上，加服安宫牛黄丸以增清热解毒之力，再加用仙方活命饮加减方煎服，以助化瘀散结，溃坚逐邪，同时还以西洋参另煎服用，以利于扶正祛邪，经过如此多法同用，数方并进，多途径给药，方使病情出现转机而顺利进入恢复期。病情转归在三诊时，当时患者已发病 5 天，住院中西医结合治疗 3 天，当时无论从患者证候，还是血常规、X 线胸片的情况看，病情正处于鸱张加重之势，从辨证分析来看，其病机当属疫邪热毒炽盛，而酿瘀凝痰，毒瘀互结，胶着不解，变证多端，西医认为属非典炎症渗出期，有病灶继续扩散及肺纤维化趋势。因此邓铁涛一方面在原二诊方药的基础上加入安宫牛黄丸以加强清热解毒之力，另一方面是应机而变，加用仙方活命饮以化瘀溃坚，祛痰散结。方中金银花、连翘、升麻、白芷、防风清热解毒、疏风化湿；浙贝母、陈皮等（同时使用的二诊方中尚有半夏、竹茹等）以祛痰散结；赤芍、当归、虎杖、穿山甲、皂角刺、乳香、没药等活血化瘀、溃坚散毒；五爪龙配以西洋参补气阴以助扶正祛邪。这样，随着血活痰消，则邪毒易溃，湿热易解，病势分消，正气渐复而终见转机。

[9] 袁长津，袁梦石．急症急攻 攻其所得——邓铁涛教授治疗急危重症经验的启示[J]．中医药导报，2005，11（1）：19-21.

六、吴熙伯医案

蒋某，男，24岁。

主诉： 发热恶寒、咳嗽胸痛数日。病史：近因劳累过度，附加细雨淋身致身热恶寒，咳嗽胸痛，住某医院治疗，体温39.8℃，血常规检查：血红蛋白120g/L，红细胞 4.1×10^{12}/L，白细胞 8.4×10^{9}/L，中性粒细胞比例84%，淋巴细胞比例16%，胸透示右下肺片状阴影，诊为右肺肺炎。住院给予青、链霉素及麦迪霉素并输液，治疗3天，症状仍存。请中医会诊。刻下症见：身热，咳嗽痰黄，气急不畅，咳甚为喘，右胸引痛，口干，大便秘结。舌脉：舌红苔黄，脉滑数。

诊断： 中医：发热；

西医：右肺肺炎。

辨证： 痰热壅肺，肺失肃降。

治法： 宣肺泻热。

处方： 白虎汤加味。

知母10g　生甘草4g　炙桑白皮12g　葶苈子（包煎）15g

连翘10g　正杏仁10g　浙贝母6g　生石膏（先煎）50g

薄荷（后下）6g

4剂，每日2剂，2日服完。

二诊： 服药后，体温已下降至37.0℃，咳喘平，右胸仍痛，大便秘结，再拟瓜蒌旋覆花汤加味。

处方：

瓜蒌皮 15g	川郁金 10g	秋桔梗 5g	旋覆花（包煎）6g
紫苏梗 10g	杏仁 10g	桃仁 10g	浙贝母 6g
前胡 10g	桑叶络 10g		

4 剂而安。

【评析】 肺为娇脏，清虚之府，性喜肃降，外邪侵袭，郁于肺经，闭则发热，邪壅于肺，肺气失宣，清肃之气不行，炼液为痰，痰阻气逆，故为咳为喘，痰热壅结，气机不畅，故胸肋疼痛，病邪由卫分进入气分。故用白虎汤清气分以宣肺泻热；连翘、薄荷以祛邪；桑白皮、葶苈子泻肺化痰，一天服 2 剂药，使病邪退却迅速。热退改投瓜蒌、旋覆花、郁金、紫苏梗、桔梗等品涤痰宣肺化浊，下气宽胸；加桃仁化瘀止痛，故能奏效。

[10] 吴熙伯，吴少清 . 吴熙伯弟兄临床治验集锦 [M]. 南京：东南大学出版社，2006.

七、翁维良医案

吉某，女，36 岁。

初诊：1996 年 12 月 7 日。主诉：咳嗽发热 10 天。病史：咳嗽发热 10 天，发热，体温为 37.8 ～ 38.5℃，于某院诊为病毒性肺炎，治疗 10 余天，仍未能好转，目前咳嗽胸痛，吐黄痰，体温 37.8℃，X 线胸片提示为右下肺炎。疲乏无力，汗出多，口干舌燥。舌脉：舌质红，苔黄腻，脉滑数。

诊断：中医：咳嗽发热；

西医：病毒性肺炎。

辨证：痰热壅肺。

治法：宣肺祛痰，清热解毒。

处方：

金银花 15g	连翘 15g	杏仁 12g	生石膏（先煎）20g
甘草 6g	鱼腥草 20g	金莲花 15g	贯众 12g

大青叶 15g　　桔梗 12g　　知母 12g　　黄芩 15g

6 剂。

二诊： 前方服后，体温降到 37℃以下，汗出减少，精神好转，仍有咳嗽，胸痛，吐痰不爽，大便干。舌质红，苔黄，脉滑数，发热已退，余热未尽，宜加养阴之剂。

处方：

麦冬 12g　　竹叶 12g　　南沙参 12g　　北沙参 12g

甘草 10g　　黄芩 15g　　金银花 10g　　连翘 10g

贯众 12g　　杏仁 10g　　桔梗 12g　　款冬花 12g

全瓜蒌 20g

三诊： 又服 6 剂，咳嗽明显好转，吐痰已无黄色，精神改善，纳食差，大便已通。舌质红，苔薄黄，脉滑。前方去瓜蒌，加莱菔子 12g。

【评析】 本例为病毒性肺炎，中医称为咳嗽，发热作喘，属于风热，以宣肺祛痰，清热解毒为主要治法，药后体温逐渐恢复正常，但余热未退，当滋阴清热，养胃阴、肺阴，加沙参、麦冬、竹叶等，以促进恢复。

[11] 翁维良 . 翁维良临床经验辑要 [M] . 北京：中国医药科技出版社，2001.

八、高忠英医案

周某，女，40 岁。

初诊： 2005 年 2 月 26 日。主诉：发热咳嗽喘促 5 日。病史：患者初起恶寒发热、咳嗽次日寒热加重，体温 39.2℃，阵咳气促，胸闷痰黄，血常规：白细胞 12 000/mm^3。X 线胸片右下肺可见团状阴影。经某西医院诊为肺炎，经抗生素治疗后恶寒退，发热亦轻，现体温 38.2℃，咳嗽喘息，胸闷且痛，呼吸气粗声重短促，痰黄稠黏，量多有臭味，口干食少，倦怠乏力，大便干。舌脉：舌红，苔黄腻，脉滑数。

诊断： 中医：风温；

西医：肺炎。

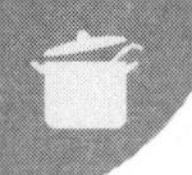

辨证：温毒犯肺，痰热壅盛。

治法：清宣解毒，泄肺化痰。

处方：

金银花 20g	青连翘 15g	鱼腥草 20g	苏薄荷（后下）6g
鲜芦根 10g	荆芥穗 10g	知母 10g	生石膏（先煎）25g
桑白皮 10g	苦桔梗 10g	浙贝母 10g	生甘草 10g

水煎服，3 剂。

嘱避风寒，慎食生冷辛辣油腻之品。

二诊：服上方后，身热退，咳喘、胸闷痛有所缓解，痰稠黄量多易出，余症同前。上方去薄荷、荆芥穗、浙贝母，加葶苈子 10g，马兜铃 6g，川贝母 10g，5 剂。

三诊：药后咳喘大减，仍感胸闷，痰白时黄，饮食增加，二便转调，查血常规，白细胞 9400/mm^3。上方去葶苈子、金银花、连翘、石膏，加瓜蒌 12g，枳实 10g，黄芩 10g，麦冬 10g，5 剂。

四诊：药后诸症好转，偶有咳嗽、痰白量少，口干不甚，X 线胸片示肺部阴影尚未消失。上方去马兜铃、黄芩，加赤芍 12g，红花 12g，10 剂。药后咳喘均止，X 线胸片示肺部阴影已消失而告愈。

【评析】 本案治疗应注意病情发展的不同阶段：初诊仍见寒热卫表症状，但已汗出而病不解，显系温邪所致，故在大剂清解药中少佐薄荷、荆芥穗意在透邪，不可辛温再汗。二诊寒热解而咳喘胸闷痛未消，是温热与痰火壅结于胸之象，故加葶苈子、马兜铃泻肺逐痰、宽胸开结，其后加川贝母、麦冬养阴润燥，赤芍、红花化络中之瘀，使邪祛正复而愈。

［12］邹志东，金丽志，陆绮，等．高忠英验案精选［M］．北京：学苑出版社，2006.

九、董建华医案

韩某，男，30 岁。

初诊：1978年2月1日。主诉：高热7天，伴咳嗽、左侧胸痛。病史：患者主因高热7天，伴咳嗽、左侧胸痛入院。体温39.8℃，咽部充血，左侧扁桃体有脓点，全身皮肤可见红色丘疹，两肺呼吸音粗。白细胞：9300/mm³。胸透：左侧第2肋间可见大片状阴影。西医诊断为大叶性肺炎。曾用青霉素、链霉素、红霉素、庆大霉素以及中药加味麻杏石甘汤等均无效果。刻下症见：干咳少痰，胸闷胸痛，口干而苦，汗出不扬。舌脉：苔薄腻，脉数。

诊断：中医：发热；

西医：肺炎。

辨证：热在气分，湿热邪犯少阳。

治法：透表解郁，宣肺清热。

处方：停用西药。

牛蒡子 10g	淡豆豉 10g	荆芥 5g	金银花 10g
连翘 10g	葛根 10g	僵蚕 10g	蝉蜕 10g
大青叶 10g	赤芍 10g	甘草 5g	

3剂。

二诊：体温降至37℃，诸症减轻。原方加减又进3剂。3剂后，脉静身凉。胸透复查：炎症吸收，痊愈。

【评析】 吴鞠通的“治上焦如羽，非轻不举；治中焦如衡，非平不安；治下焦如权，非重不沉”，是根据上、中、下三焦脏腑气机升降特点，以“轻、平、重”三法分治三焦。他强调逐邪必须“随其性而宣泄之，就其近而引导之”。所谓“随其性”，即逐邪必须随脏腑气机升降之性，“就其近”，即逐邪必须依邪气所居之势，宜畅气机，因势利导，给邪以出路。轻：即宣通上焦，轻可去实，上焦病症，重在心肺。肺位至高，必予轻清，方能达肺。热陷心包，亦当芳香开透，令邪从上解，所谓实，是指上焦气机为邪热壅闭而周行窒滞，失其清虚灵动之机，为无形之气机壅实。当予轻苦微辛具流动之品，轻灵平淡之方，拨动气机，透泄无形之邪，切忌重药杂投，使无病之地反先遭克伐。董建华老师拟定的辛凉Ⅰ号（桑叶、菊花、桔梗、连翘、杏仁、甘草、薄荷、芦根、金银花、荆芥、牛蒡子）

用治大叶性肺炎，证属卫分或卫气合病的24例患者，均获得较好疗效，平均退热时间为2～4天。

［13］陈光新．董建华老中医运用宣畅气机法治疗温热病经验［J］．江苏中医杂志，1982（2）：13-16.

十、韩芳林医案

医案一

李某，女，3岁。

初诊：2003年3月18日。其母代诉：患儿咳嗽半月余，痰多。病史：患儿咳嗽半月余，痰多，曾服抗生素效不显，精神一般，呼吸平稳，便干，尿黄。舌脉：舌质红，苔薄黄，脉沉数。查体：体温37.3℃，神清，咽红，听诊双肺呼吸音粗，可闻及痰鸣音及大中水泡音，心脏听诊无异常。

诊断：中医：喘嗽；

西医：支气管肺炎。

辨证：痰热闭肺。

治法：清热宣肺，化瘀止咳。

处方：

炙麻黄6g　杏仁9g　石膏（先煎）9g　水蛭3.5g

败酱草9g　甘草3g

4剂。煎汤200mL，频服，每日1剂。

二诊：患儿精神转佳，咳嗽明显减轻，双肺水泡音吸收，偶闻痰鸣音，咽略红，二便调，食纳一般，予泻白散清热泻肺加减调理。

处方：

桑白皮9g　杏仁9g　桔梗9g　地骨皮6g

射干9g　谷芽12g　甘草3g

4剂，服法同前。

患儿精神佳，食纳可，咳嗽消失，听诊双肺呼吸音转清，干湿啰音完全吸收，临床痊愈。

【评析】 《伤寒论》第63条曰："发汗后，不可更行桂枝汤，汗出而喘，无大热者，可与麻杏石甘汤。"韩芳林细研其精华，结合多年临床实践，在该方基础上，入水蛭、败酱草，自拟麻杏化瘀汤治疗小儿风热、痰热型肺炎喘嗽。药物组成：炙麻黄6g，杏仁9g，石膏9g，水蛭3.5g，败酱草9g，甘草3g。小儿因脏腑娇嫩，形气未充，卫表不固，极易外感六淫之邪；又肺为华盖，故外邪入侵，由口鼻犯肺，闭阻肺气；小儿因阳常有余，阴常不足，外邪入侵，易从阳化火化热，呈现肺热之象，即便是风寒犯肺，也很快转化为痰热闭肺；因"肺朝百脉，肺体清虚，气多血少，喜宣通而恶壅塞"，故小儿肺炎一旦发生，则肺失肃降，气道壅塞，气滞则血瘀；西医学认为，小儿肺炎时，肺内压力不同程度增高，致肺微循环发生障碍；临证治疗应清热、宣肺、化瘀，方中麻杏石甘汤宣肺清热定喘，加水蛭活血化瘀，改善肺微循环，促进炎症吸收；加败酱草增强清热祛瘀之作用，综观全方，切中病机，故临床效果卓著，明显缩短了病程。

[14] 高建丽．韩芳林治疗小儿肺炎喘嗽临床经验拾零[J]．河南中医学院学报，2004（4）：67.

医案二

王某，男，2岁8个月。

初诊： 2001年9月11日。祖母代主诉：患儿咳嗽半月余，痰多。病史：患儿咳嗽已有6个月，期间曾2次住院，均诊断为肺炎，使用抗生素及中药治疗，病情好转出院。但每遇感冒即诱发，反复不愈，现咳嗽有痰，神疲多汗，时有低热，纳差，乏力，面色无华。舌脉：舌质淡红，苔薄白，脉细。检查：胸部X线片示肺纹理增粗、模糊。

诊断： 中医：咳嗽；

西医：肺炎。

辨证： 肺脾气虚。

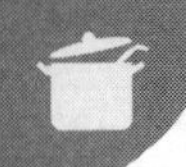

治法：清热宣肺，化瘀止咳。

处方：

陈皮 9g	半夏 6g	茯苓 9g	败酱草 9g
杏仁 9g	紫苏子 9g	水蛭 3g	鸡内金 9g
神曲 9g	甘草 3g		

水煎分服，10 剂。

二诊：2001 年 9 月 21 日。患儿咳嗽减轻，有少许痰，精神好转，纳食增加，仍多汗，面色少华，无发热，舌质淡红，苔薄白，脉细。原方加黄芪 6g、白术 6g。再进 12 剂。

三诊：患儿诸症悉除。随访 1 月，未复发。胸部 X 线片示肺纹理清晰。

【评析】 小儿肺炎喘嗽之所以高发，其病变主要在肺，肺为娇脏，性喜清肃，外合皮毛，开窍于鼻，小儿时期肺常不足，感受风邪，首先侵犯肺卫，或从皮毛而受，或从口鼻而入，至肺气不宣，清肃之令不行而致。现代医学认为由于肺脏直接与外界相通且为血液循环所必经的重要器官，因而最易受各种致病因素的侵袭而发病。故治疗肺炎的药物应具备疗效高、毒性低、质量稳定的特点，中医药无疑是最好的方法，但笔者认为，小儿所用药物剂型还需进一步改善。小儿迁延性肺炎是较难治的疾病之一，由于患儿素体脾虚，感染肺炎后，肺部病灶不易吸收，致炎症反复加重，其病程长，咳嗽痰多，自汗出。肺为五脏之华盖，外合皮毛，司呼吸，主肃降；肺气虚则卫外不固，易感风邪，而致肺失肃降，产生咳嗽。脾主运化，若素体脾虚，运化失司，聚湿生痰，上渍于肺，则见咳嗽痰多。“脾为生痰之源，肺为贮痰之器。”肺脾功能是互相影响的，所以肺脾气虚，可使痰湿阻肺，应肺脾同治，培土生金。韩芳林常用自拟二陈化瘀汤治疗，以健脾益气，肃肺化痰。基本方：陈皮 9g，茯苓 9g，半夏 9g，杏仁 9g，紫苏子 9g，水蛭 9g，败酱草 9g，甘草 9g。方中原二陈汤具有燥湿化痰，健脾理气，和中补土的作用，既是治痰湿之良方，又是和中焦之圣剂；杏仁具有祛痰止咳，下气平喘的功效，紫苏子有下气消痰，润肺宽肠之功；而迁延性肺炎多有血瘀征象，故加水蛭、败酱草活血化瘀，改善肺部血液循环，确有助于提高疗效。

[15] 石宗珂 . 韩芳林治疗小儿肺炎经验拾零 [J] . 甘肃中医，2005 (10)：18.

十一、李乃庚医案

胡某，男，4 岁。

初诊：2000 年 10 月 9 日。主诉：咳嗽 3 月余。病史：咳喘 3 月余，曾先后 3 次诊断为肺炎、迁延性肺炎住院治疗，用头孢类多种抗生素，咳喘能缓解而未能痊愈，夜间和晨起咳嗽较多。近来咳喘明显，汗出如洗，询问知平素挑食厌食，时有腹痛，摄 X 线胸片诊断为迁延性肺炎，家长拒绝住院，要求门诊服中药治疗。刻下症见：面色苍白，咳声重浊，喉间有痰声，舌苔白腻，大便干而难行，2～3 天 1 次。

诊断：中医：咳嗽；

西医：迁延性肺炎。

辨证：久病气虚，夹痰夹滞，虚中夹实。

治法：攻补兼施，补益肺脾之气，佐以祛痰通腑。

处方：

黄芪 30g	党参 10g	杏仁 10g	炙款冬花 10g
炙紫菀 10g	枸杞子 10g	玄参 10g	五味子 5g
细辛 3g	莱菔子 10g	制大黄 5g	麻黄根 10g
甘草 5g			

3 剂，煎服 6 天。

二诊：10 月15 日。二诊时咳喘十去七八，出汗明显减少，大便畅通，胃纳增加，舌苔转为薄净。原方去制大黄、细辛，加麦冬 10g，女贞子 10g。以益气养阴、调理肺脾肾而愈。

【评析】 李乃庚认为，肺炎迁延不愈，虚证为多，但非全虚，亦有虚中夹实者。实的表现，一为痰，二为滞。痰有痰湿、痰热之分，滞有食、湿之别。李

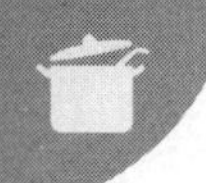

乃庚曾将迁延性肺炎概括为虚、痰、滞、杂四大症状特征。所谓杂就是虚实并存，寒热互见。故方中以黄芪、党参补肺脾之气、固护卫阳；配麻黄根增强固表止汗之力，旨在增强体液和细胞免疫功能，此为正本清源之治。用杏仁、炙款冬花、炙紫菀化痰止咳；配细辛以增强温肺而化痰湿之力；佐以枸杞子、五味子、玄参养肺肾之阴，气阴双补，清温并用，肺脾肾同治，正气来复，则咳喘自平；用莱菔子、制大黄通腑导滞，肺与大肠相表里，肺气以降为顺，腑气通则肺气降，肺气降则咳喘平。

[16] 陈光明，李志武．李乃庚主任医师治疗小儿迁延性肺炎经验[J]．中医儿科杂志，2006（5）：4-5.

十二、刘仕昌医案

冯某，女，52岁。

初诊： 1991年7月17日。主诉：发热、咳嗽5天。病史：患者5天前洗澡后受凉起病，初起发热恶风，头痛、咽痛，咳嗽痰白，自服感冒药后体温略减，第2天发热又起，体温渐至39.5℃，咳嗽加剧，咳引胸痛，痰渐转黄稠，疲乏纳呆，欲呕。刻下症见：面色赤垢，痰黄稠带褐，小便黄。舌脉：舌红、苔黄腻，脉滑数。检查：胸部X线透视示大叶性肺炎合并胸膜炎。

诊断： 中医：咳嗽；

西医：大叶性肺炎。

辨证： 风温兼湿（邪热壅肺）。

治法： 清热宣肺，解暑化湿。

处方：

鱼腥草 30g	滑石 30g	浙贝母 12g	瓜蒌皮 12g
枇杷叶 12g	前胡 12g	桔梗 12g	扁豆花 12g
北杏仁 10g	丝瓜络 15g	甘草 3g	青蒿（后下）10g

每日2剂，上下午各进1剂，水煎服。

二诊： 7月21日。发热减退，但咳嗽加剧，痰色灰黄而稠，舌质红、苔黄腻，脉滑数。二诊方去扁豆花、滑石，加黄芩 15g，板蓝根 20g，每日 1 剂，水煎服。

三诊：7 月 25 日。发热退，咳嗽减，仍胸痛，余症减轻，舌略红、苔黄腻，脉滑略数。仍以清热宣肺化痰为主。

处方：

鱼腥草 30g	浙贝母 12g	瓜蒌皮 12g	紫菀 12g
桔梗 12g	北杏仁 10g	丝瓜络 15g	黄芩 15g
玄参 15g	芦根 20g	甘草 3g	

每日 1 剂，水煎服。

四诊：7 月 30 日。症状消失，复查 X 线胸片正常，继续调理善后。

处方：

沙参 15g	玄参 15g	芦根 15g	丝瓜络 15g
鱼腥草 15g	麦冬 10g	北杏仁 10g	扁豆花 10g
紫菀 12g	瓜蒌皮 12g	甘草 3g	

每日 1 剂。

再服 3 天而痊。

【评析】 本案治以清热宣肺为主，又因暑天易挟暑湿，又宜酌加清暑化湿之品，故能迅速取效。热退后需防其死灰复燃，宜清涤余邪为治，后用养阴宣肺之品善后调理。丝丝入扣，主次分明，用药恰切，故获佳效。

［17］钟嘉熙．刘仕昌教授治疗肺炎经验［J］．新中医，1994（1）：20-21.

十三、蒲辅周医案

医案一

孙某，男，7 个月。

初诊：1961 年 4 月。代主诉：高热 6 天。病史：腺病毒肺炎已 6 天，高热不退。前医曾用麻杏石甘汤合葱豉汤。现体温 39.0℃，咳嗽发憋纳差，腹胀，大便一天 2 次，不消化而稀，有黏块状。舌脉：脉浮细数，舌红苔黑，指纹细，色红至气关。

诊断：中医：发热；

西医：腺病毒肺炎。

辨证：邪热入里。

治法：祛邪宣肺，和胃消滞。

处方：

茯苓 5g	法半夏 5g	化橘红 3.5g	炙甘草 2.5g
连翘 5g	麦芽 5g	莱菔子 5g	神曲 5g
淡豆豉 15g	枳实 4g	焦山楂 5g	葱白 2 寸

1 剂。

二诊：4 月 11 日。热见退，阵阵咳嗽。有少量痰，腹微胀，手足不凉，今日未大便。脉及指纹同前。舌红苔黑黄，面黄。原方去葱白，加炒栀子 5g，再服 1 剂。

三诊：4 月 12 日。发热已退，昨晚至今大便 2 次已不稀，饮食好转，四肢温，腹已不胀。脉细稍数，舌红苔黑。原方去连翘，再服 1 剂而愈。

【评析】 本案患儿诊为腺病毒肺炎，高热不退 6 天，前医曾以麻杏石甘汤合葱豉汤治疗，未见疗效。仍发高热（39.0℃）并咳嗽憋闷，纳差，腹胀，大便不调，脉浮细数，舌红苔黑，指纹细，色红至气关。蒲辅周接诊，独具慧眼，辨证为表证轻而里证重，以和胃消滞法为治，因属食积夹感，故用保和丸加枳实并与葱豉汤合剂，重在和胃消积导滞，辅以通阳解表。辨证明确、用药精准，其效益彰。二诊时病已一周，表邪入里，舌红苔黑黄，故去葱白加栀子，重在清其里热，发热遂退。经三诊，仅服药 3 剂而病获速愈。

医案二

冯某，女，6 岁。

初诊：1961 年 3 月。代主诉：咳嗽、发热 3 周。病史：腺病毒肺炎住院 3 周，发热，咳嗽气喘，发憋，面青白，下利，肺部啰音较多。舌脉：舌淡苔灰黑，脉滑数。

诊断：中医：发热；

西医：腺病毒肺炎。

辨证：内饮兼感。

治法：宣肺。

处方：

麻黄 2.5g	干姜 1.5g	细辛 1.5g	五味子（打碎）10 枚
法半夏 5g	桂枝 2.5g	炙甘草 2.5g	生石膏（先煎）10g
杏仁 10 枚	白芍 2.5g	大枣 10 枚	

以水 300mL，分 3 次温服。

二诊：3 月 6 日。复诊，身微热，面红润，舌淡苔灰黑已减。喉间有痰，食纳好转，大便次数已减少。脉滑微数，治宜调和脾胃，理肺化痰。

处方：

法半夏 5g	橘红 4g	炙甘草 2.5g	紫菀 4g
细辛 1.5g	紫苏子 5g	前胡 2.5g	五味子（打碎）10 枚
生姜 2 片	大枣 2 枚		

三诊：3 月 17 日。热退，喘憋减，精神转佳食纳好，脉缓，舌淡苔减。继服前方而愈。

【评析】 本案患腺病毒肺炎已住院 3 周，症见发热，咳喘，发憋，面青白，下利，肺啰音较多舌苔灰黑，脉滑数。蒲辅周辨证内饮兼外感先宜以小青龙加石膏汤发散风寒，温化寒饮。药后肺气得宣，病有转机，继之调和肺胃，兼化痰湿，取先宣后降的治疗原则。经三诊热退喘憋均减，精神转佳，食纳亦好转。病愈而康复。此案表明，腺病毒肺炎亦有属伤寒范畴者不可专执温热论治，可不慎哉。

综观上述案例，腺病毒肺炎多属温病范畴但亦有见外寒内饮者。五例中，冯姓女孩，咳嗽，见面青白，下利，舌淡苔灰黑，脉滑数，采用散寒化饮之小青龙汤，其余例案，或和胃消滞，或辛凉透表，或宣肺清热，或生津解热亦各有不同。总之，腺病毒肺炎的治疗，宜细心辨证，洞悉病机，妥为立法，用药丝丝入扣，

自能收卓著疗效。

［18］中国中医研究院．蒲辅周医疗经验［M］．北京：人民卫生出版社，2005.

十四、印会河医案

孟某，男，56岁。

主诉：发热咳喘2月余。病史：感冒后高热咳喘，连续2月余不退，经西医院诊为肺炎，多方采用西药治疗，但体温一直不降，每天都有1～2次高热，先有寒战，继则高热达40℃以上，伴发咳喘痰鸣，口燥咽干，吐白沫严重不爽。舌脉：舌质红，苔黄，脉滑数。

诊断：中医：肺痿；

西医：大叶性肺炎。

辨证：肺燥津枯。

治法：生津润肺。

处方：

沙参 15g	麦冬 12g	石斛 15g	甜杏仁 9g
桑叶 9g	瓜蒌皮 12g	阿胶 9g	生石膏（先煎）30g
枇杷叶 9g	生甘草 6g	柴胡 30g	五味子 9g
鱼腥草 30g	山豆根 30g		

10剂。

二诊：服药10剂，体温已基本控制在38℃以下，咳吐白沫减少而爽，早晨见有少量黄痰，追问其病中曾出现咯血及胸膜刺激征等病史，故即在前方中加用桃仁9g、生薏苡仁30g、冬瓜子30g，以肃肺去瘀。

三诊：服药7剂，体温已基本正常，咳喘吐白沫明显减轻，口燥渴、胸闷、掌烫等情况，已不复存在。舌苔有时甚清，但亦易出现黄苔，脉动已降至80次/分以下，但自汗恶风明显，食欲恢复尚不理想，故改用益气固表之剂，取黄芪汤加味，以促进病后正虚之恢复。寻即病愈出院，随访两年，一直全日工作。

【评析】 肺痿之吐白沫，最易与吐痰相混淆，因痰与沫都能从咳而出之，唯痰能成块，有的清稀或呈水泡样，吐后掷地成水者则为饮，不论其为痰为饮，均系水湿所化，古人所谓“得阳气煎熬则成痰，得阴气凝聚则为饮”，意即指此。而肺痿所吐出之白沫则不同，它是肺燥所生，故质轻胶黏而难出，口燥咽干，常显现出一派燥象，若误认沫为痰而治之，则犹如火上加油，热越炽而燥越甚。总之，痰之与沫，必须分清，一有偏差，形同冰炭，故不厌其烦，三复斯旨。

［19］印会河．印会河中医内科新论［M］．北京：化学工业出版社，2010.

十五、钱育寿医案

李某，男，2岁。

初诊： 1992年10月12日。代主诉：发热2天。病史：近2天来发热，汗出不彻，咳嗽作呛，咳声不爽，痰鸣气吼，口干喜饮，尿黄赤，大便尚可，食欲欠香。舌脉：舌偏红、苔薄黄腻，脉细滑数。检查：体温39.0℃，神清，咽红，双侧扁桃体Ⅱ度肿大，两肺呼吸音粗，可闻及大量干湿性啰音。全X线胸片示：两肺纹理增粗，右下肺可见小片状模糊阴影。血象正常。

诊断： 中医：小儿喘嗽；

西医：小儿支气管肺炎。

辨证： 痰热闭肺。

治法： 散邪清热，宣肺平喘。

处方：

金银花 10g	连翘 10g	炙麻黄 5g	生石膏（先煎）30g
北杏仁 10g	生甘草 3g	蝉蜕 5g	薄荷尖（后下）5g
浙贝母 10g	射干 10g	炒竹茹 10g	葶苈子（包煎）10g
鱼腥草 30g	白茅根 30g	芦根 30g	甜广皮 5g

3剂，煎汤频服。

另服紫雪散，每日3次，每次1/3瓶。

二诊： 药后热退身凉，口干好转，精神转佳，咳声已爽，喉中痰鸣漉漉，气

稍促，胃口稍开，二便调，舌偏红，苔薄腻，脉细滑。查体：咽红转淡，双侧扁桃体Ⅰ度肿大，两肺呼吸音粗，可闻及少量干湿性啰音。治宜肃肺清化痰热。原方去金银花，连翘、炙麻黄、生石膏；加紫苏子10g，紫苏梗10g，3剂。停紫雪散，加服猴枣散，每日3次，每次1/3瓶。

三诊：药后咳嗽、痰鸣大为减轻，饮食转香，舌偏红，苔稍花剥，脉细。查体：咽红已消，两肺呼吸音粗，已无干湿性啰音。治拟养阴润肺，清化余邪。上方停猴枣散，去紫苏子、甜广皮、葶苈子、薄荷尖、蝉蜕，加南沙参10g，玄参10g，玉竹10g，3剂。药后诸症消失，复查X线胸片正常。

【评析】 小儿肺炎属中医“喘嗽”范畴。小儿脏腑娇嫩，形气未充，发病容易，传变迅速。肺主气，外合皮毛，肺炎喘嗽之初期，如邪在肺卫，卫阳被遏，多有发热。钱育寿认为：此时病虽在表，病位在卫，但热邪传变迅速，务宜早治，须已病防变，治宜清解透邪，药用银翘散合新加白虎汤。一方面用银翘散辛凉透邪，另一方面用新加白虎汤表里双解。新加白虎汤乃薄荷加白虎汤，薄荷疏散风热，白虎汤解肌清热，二者合用，卫、气分同治，可阻断病邪逆传心包。小儿肝常有余，易因热病而抽搐动风生变。钱育寿治疗肺炎喘嗽有高热者，即使无神识障碍，亦常加用紫雪散内服，清热散邪，以防邪热内陷厥阴。小儿形体柔弱，脏气未全，肺炎出现咳嗽痰鸣、气急喘促者，钱育寿常加用猴枣散内服，豁痰开窍，以防喘闭之险。如素体弱，患肺炎喘嗽后肺之宣肃失常，气机不利，日久可影响血之运行，而致迁延不愈。钱育寿治疗小儿迁延性肺炎或慢性肺炎时，常在辨证方中加用活血化瘀药如桃仁、红花、丹参，以改善肺部血液循环，促进病灶的吸收，以防出现瘀血、机化之变。

[20]黄瑞群，邓雅玲．钱育寿治疗小儿肺炎的经验[J]．江苏中医，1996(4)：5-6.

十六、张刚医案

医案一

岳某，女，6岁。

初诊：1984年11月2日。主诉：咳嗽3天。病史：患儿3天前开始咳嗽，咳痰，未予治疗。昨日突然发热，体温38.9℃，伴频咳，呼吸气粗，痰鸣声重，精神欠佳，纳呆，大便干燥2日未行。舌脉：舌红苔白，脉浮数。检查：咽部充血，双肺呼吸粗，右肺可闻及少许干鸣音及中小水泡音。

诊断：中医：咳嗽；

西医：支气管肺炎。

辨证：内有郁热，外感风邪。

治法：宣肺清热，止咳平喘。

处方：

炙麻黄3g	甘草3g	大黄3g	生石膏（先煎）15g
杏仁8g	枳壳8g	紫苏子8g	槟榔8g
桑白皮10g	前胡10g	黄芩10g	连翘10g
芦根10g	陈皮6g	川贝母5g	

2剂，每日1剂，水煎分3次服。

另以羚羊角粉0.6g，每次冲服0.3g。

二诊：服药2剂，热退咳减，精神好转，大便日行2次，稀便，舌红苔白，脉数，听诊肺部音减少。继上方减麻黄、石膏、大黄，加茯苓、天竺黄各8g。3剂，每日1剂，水煎分3次服。药尽咳止，肺炎痊愈。

【评析】 本案患儿是由于内有郁热，复感风邪，使肺气郁闭不宣引起咳喘，故治疗以清热宣肺为关键。本方为张刚拟定一号肺炎方。方中麻黄宣肺平喘又可解表；石膏清肺热而平喘；桑白皮、杏仁、前胡清肺止咳化痰；黄芩、连翘、芦根清热解毒以泻肺；陈皮、枳壳、紫苏子理气化痰；川贝母化痰止咳；槟榔、大黄泻下通便，清除胃肠积滞，以达泻肺的目的。全方共奏清热解表、宣肺止咳、表里双解之功。

医案二

杨某，女，4岁。

初诊： 1985年6月9日。主诉：反复咳嗽2周。病史：患儿反复咳嗽2周。某儿童医院诊断为支气管肺炎，经抗生素治疗效不佳，仍咳喘，夜间较甚，痰多不易咳出，口干唇红，大便干燥，2日1次。舌脉：舌红苔少剥脱，脉细数。

诊断： 中医：咳嗽；

西医：支气管肺炎。

辨证： 阴虚肺燥。

治法： 养阴润燥，清肺止咳。

处方：

桑白皮8g	玄参8g	麦冬8g	黄芩8g
地骨皮10g	连翘10g	芦根10g	橘络10g
瓜蒌10g	天竺黄6g	川贝母4g	胆南星3g

2剂，每日1剂，水煎分3次服。

二诊： 服上方后，偶咳，痰喘消失，大便每日2次，舌红苔薄白，继上方减胆南星、瓜蒌、连翘，加山药、辽沙参各8g。予2剂善后。

【评析】 小儿在疾病过程中，由于“稚阴未长，稚阳未充”，易出现伤阴伤阳。本例为阴伤肺燥，肺失清润，方用泻白散泻肺中伏火；黄芩、连翘、芦根清肺热以止咳；辽沙参、麦冬、玄参养阴清热，润肺止咳；瓜蒌、胆南星、天竺黄、川贝母化痰止咳。全方共奏养阴润燥、清肺止咳之功。

医案三

周某，男，10个月。

初诊： 1986年11月24日。代主诉：咳嗽伴气喘4天。病史：患儿咳嗽伴气喘4天。痰鸣较重，食乳差，大便稀溏，每日3～4次。舌脉：舌红苔白，纹淡。

诊断： 中医：咳嗽；

西医：支气管肺炎。

辨证： 脾虚肺热。

治法： 培土生金，健脾清肺。

处方：

桑白皮 5g	前胡 5g	黄芩 5g	橘络 5g
芦根 8g	山药 8g	焦山楂 6g	茯苓 6g
陈皮 4g	天竺黄 4g	杏仁 3g	甘草 2g
生姜 2 片			

2 剂，每日 1 剂，水煎分 4 次服。

二诊：咳减，痰少，仍泻下，每日 5～6 次。舌淡红苔白。上方减杏仁、芦根，加葛根、藿香各 5g。服 2 剂咳止，大便糊状，每日 1～2 次。

【评析】 本方是张刚根据脾虚肺热型小儿肺炎，咳喘与腹泻同时出现的病理现象所拟，名为上咳下泻方。小儿时期脏腑娇嫩，形气未充，尤以脾、肺、肾三脏多虚。脾土与肺金是母子关系，脾之运化赖肺之宣发敷布，精微方能濡养全身；肺之主气赖于脾之运化精微，不断充养，脾胃健旺则肺卫自固。脾气虚，肺气亦虚，外邪乘虚而入，使肺失清肃而产生各种呼吸道疾病。本方在清肺止咳药中加入健脾之品，正是培土生金治法的很好体现。

［21］董晓丽．张刚治疗小儿肺炎的经验［J］．光明中医，2006（5）：31-32.

十七、邓启源医案

林某，男，11 岁。

主诉：发热、咳嗽 5 天。病史：小儿 4～5 日前发热，咳嗽，自服草药（具体不详）未效，曾求治某院，经检查诊断为支气管肺炎，目前仍畏风、咳嗽，体温最高 38.8℃，纳少，神疲，大便 2 日未下，面颊红赤，神疲乏力。舌脉：舌边红赤、苔薄黄津少，脉弦数，双下肺可闻及干湿性啰音。

诊断：中医：咳嗽；

西医：支气管肺炎。

辨证：上焦风热，邪袭肺卫。

治法：祛风清热，宣肺化痰。

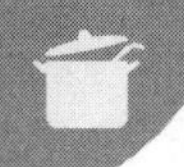

处方：钩藤天竺黄汤。

双钩藤（后下）10g	天竺黄 10g	直僵蚕 10g	葶苈子（包煎）6g
莱菔子 6g	生大黄 5g	北黄芩 8g	车前子（包煎）6g
桑白皮 10g	麻黄 8g	知母 6g	生石膏（先煎）30g

嘱 2 日进 3 剂，3 剂共煎 6 次，48 小时内徐徐服完。

复诊：药后热即退尽，咳嗽随之减少，纳增，神亦振，大便畅下 2 次。舌正红、苔薄稍黄，脉弦缓，双肺啰音少许。仍守前方减少石膏，再进 2 剂而愈。

【评析】 本案患儿发热咳嗽 5 天，属于急性起病，中医辨证为外感咳嗽，外感咳嗽有风寒、风热、风燥 3 种。患者发热、畏风，舌红苔薄黄津少均为风热之表象。邓启源临床运用钩藤天竺黄汤治疗小儿支气管炎、支气管肺炎、咳喘收到良好效果。方中钩藤为君药平肝息风，疗小儿惊痫；天竺黄祛风热，利窍豁痰；僵蚕祛风化痰；车前子清利湿热、清肺化痰；莱菔子理气化痰，止咳平喘，通利二便；生大黄泻下攻积、清热泻火；麻黄宣肺平喘，降气止咳。小儿阳常有余，阴常不足。风热外袭，易耗气伤阴，致使里热内生，故患者出现面颊红赤、便秘等里热症状，故加生石膏、黄芩、知母清理热，生津止渴。复诊患者热邪已退，大便已下，故减生石膏以免损伤阳气。

［22］邓裔超，邓淑云．邓启源治疗肺系病经验撷菁［J］．江西中医药，2001，32（5）：10－11.

附录

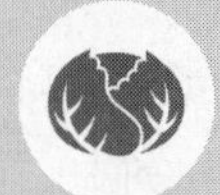

国医大师治疗肺系疾病经验

一、国医大师张志远治疗咳嗽用药经验

咳嗽是临床常见病，既是独立性的疾病，又是肺系多种疾病的常见症状。咳嗽有声无痰为咳，有痰无声为嗽。其发生以外感与内伤为主要病因，病机为肺失宣降、肺气上逆。

国医大师张志远先生知识渊博，勤于临床，青年时即悬壶鲁北，享誉一方。临证70余年，积累了丰富的临床经验。现就先生治疗咳嗽的用药经验、心得体会略述一二，与同道分享。

（一）广纳诸家治验丰

1. 宣降收敛姜辛味

《伤寒论》治疗咳嗽有一条规律，常开三宝：干姜、细辛、五味子，无论外感或内伤均可应用。干姜、细辛温肺化饮，宣散表邪，五味子敛肺止咳，是宣降并用之法。这3味药搭配治疗咳嗽，临床常见，不足为奇。但是乏效或不见效者，亦不在少数。究其原因，先生认为，只投此3味势单力薄。细辛性善走窜、利水平喘，虽主咳逆，但功在宣通与化饮；干姜温里祛寒，虽主咳逆上气，但功在温肺化饮，故二者皆非治咳专药。只有五味子属于针对之品。五味子性温，皮肉甘、苦、酸、咸，入药需打碎出仁，令仁中辣味析出，方有五味俱全。能益气，补不足、劳伤羸瘦，主咳逆上气。

先生建议临床使用乏效或无效时，在此3味药的基础上，参考《金匮要略》

治疗肺痿肺痈、咳嗽上气等疾病的用药经验，酌加麻黄、厚朴、前胡、桑叶、旋覆花宣肺止咳，疏风清热，降气化痰；久咳不止，咽喉不利，酌加射干、百部、诃子等宣肺利咽、润肺止咳，敛肺下气。此外，还可酌加露蜂房一药。

露蜂房即蜂巢，又名百穿，性味甘、苦、平。《神农本草经》记载其能“主惊痫，瘛疭寒热邪气，癫疾”。故能祛风解痉，属镇痉止痉药。加上其形多孔，具有通透性，其性平、和缓，因此对于久咳不止、肺气郁闭的患者，不论寒热，先生常选用此药。先生多年经验总结，将此药与百部、白芥子列为解除支气管炎的攻占三神。

先生告诫后学，咳嗽初期宜宣散，日久宜疏利清化。若转为慢性支气管炎、间质性肺炎，则应护本、补益、收敛并用。同时要增加少量活性药，即发散性药物，但以不损害人体健康为前提。

2. 润肺止咳用“五炙”

先生学习时方派名家丁云乡前辈的经验，调理咳嗽，不论外感和内伤，酌情于处方中加入“五炙”，即炙紫菀、炙款冬花、炙百部、炙旋覆花、炙枇杷叶。百部、紫菀、款冬花均润肺下气，化痰止咳，后两味药还是润肺止咳的常用药对。枇杷叶性主降，气薄味厚，阳中之阴，动静兼备，能清肺和胃，降气化痰，蜜炙后增强润肺之性。旋覆花个性独特，“诸花皆升此花沉”，能消痰行水。《神农本草经》谓：“主治气，胁下满……补中，下气。”此花还能除胶痰，“消胸上痰结唾如胶漆，心胁痰水……利大肠……通血脉，益色泽”。故久咳有顽痰、胶痰患者，宜用此。“五炙”对咳嗽痰喘，顽固难愈者，有助水行舟之力，能帮助肺脏恢复宣降的功能。此为丁前辈临床半个世纪的经验总结，先生承接前贤经验学习此法，按法遣用确属良药。

3. 果子药治咳不伤正

先生将药性温润、甘凉、滋补、平和的药物称为“果子药”，也称为“俏皮药”，有食治食疗作用的药物也在此范围内。先生常用的果子药，有沙参、玉竹、麦冬、陈皮、砂仁、甜杏仁（适量）、防风、薄荷、炒莱菔子、紫菀、款冬花、枇杷叶、桑叶、扁豆、山药、石斛、冰糖炖梨、蜂蜜拌蒸白术、紫苏叶、桔梗、白果（适量）、白芍、青萝卜、青果汁等。这些药看似平淡，但作用与疗效是值得肯定的。若只抓一二，否定全局，则欠公平。先生还师法先贤王孟英，将药食两用之药，如荸荠、丝瓜、海蜇、佛手柑、甘蔗、桑葚、金橘、柚皮等作为“果子药”运用至临床，收效良好。

根据药效，沙参、玉竹、麦冬等，能养阴润燥，生津止渴，润肺止咳。陈皮、砂仁、扁豆等可培土生金，健脾化痰；桔梗、枇杷叶、白果，清肺止咳、宣肺祛痰定喘；青萝卜、炒莱菔子、佛手等起到调理气机的作用，能疏肝解郁、理气和中、降气化痰。丝瓜络通络活血祛风，海蜇能清热解毒，化痰软坚，均是药食两用之物。

先生认为，果子药可作为长期、慢性、反复咳喘，或素体阴亏、身体虚弱咳喘患者的首选药物。因其轻清宣发，健脾化痰，润肺止咳，药性温和，既能固护脾肺，还能不伤胃气，属标本兼顾，祛邪不伤正治法的体现。

（二）治咳用药有探索

先生勤读经典与本草著作，善于探索发现药物的多重功效。一些常被医家忽视却有治咳作用的药物，先生常运用自如且收效良好。

1. 知母

知母，性味甘苦寒，主清热泻火，滋阴润燥，能医骨蒸消渴、阴虚盗汗、大便秘结等病。在《伤寒论》白虎汤方中，虽属辅助药，但滋阴壮水制火则属第一，为石膏所不及。先生调理肺热津亏，或木火刑金之咳嗽，以白虎汤为基础加大黄，治疗热邪灼肺干咳无痰、久嗽不已，收效良好。方中知母能治咳，究其原因，《本草纲目》记载其能“下则润肾燥而滋阴，上则清肺金而泻火，乃二经气分药也”，再配合荡涤肠胃、通肠腑、利水谷的大黄，与清气分大热之石膏，养胃生津之甘草、粳米，故能于清阳明经气分热证的白虎汤中，发挥止咳、润燥的功效。

先生曾诊一位50岁男性患者，有肺结核病史。隆冬季节来诊，气候干燥。患者咳嗽，昼夜不停，伴有咯血，口苦、身热、消瘦，尿赤，更衣困难，舌红无苔、脉数。中医诊断：咳嗽。先生辨证属肺阴虚热盛，予白虎汤加减：知母40g，

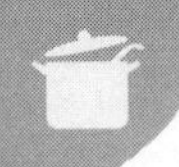

石膏30g，炙甘草10g，加麦冬30g，五味子20g，露蜂房10g。水煎服，每日3次，连用7天，病情转化，血止、大便下行，咳嗽日减。将用量减少一半，又饮12剂，基本痊愈。患者本有结核病史，易伤肺阴，就诊时又在隆冬季节，天气干燥，燥易伤肺。患者的临床表现即是明显的阴亏热盛之象，故先生于方中以大量的滋润药知母为君，发挥其养阴治咳清热的作用，收效显著。

2. 厚朴

厚朴性味辛、苦、温，可芳香化湿、行气平喘、宽中导滞。对于其止咳喘的作用，先生得益于一次门人来访。

患者，男，1958年就诊，咳嗽不断、胸闷，伴有哮喘，呼吸困难，吐痰不多，口中乏味，进食较少，舌苔，舌略胖有齿痕，脉弦滑。西医诊断：支气管炎。中医诊断：咳嗽，辨证属痰阻气逆。先生处以厚朴麻黄汤加减，但疗效甚微。患者再诊时，门人随口谈及厚朴作用，先生顿时若有所悟，随即另组处方，突出厚朴用量：厚朴30g，半夏15g，代赭石20g，杏仁10g，紫菀15g，石菖蒲10g，露蜂房10g，白芥子10g。水煎，每日1剂，每日3次分服，连用7天，功力显著，嘱其继饮3剂，基本痊愈。

先生认为厚朴虽属于消胀除满专药，但此药可升可降，能消痰下气，厚肠胃，主肺气胀满而喘咳。肺与大肠相表里，胃肠之气通降，则肺气自利。故先生以厚朴作为调畅气机的开路药，与其他润肺化痰止咳药相伍。临床上如遇咳喘胸闷，呼吸不利或兼有脘腹胀满，大便不畅等症状的患者，便可使用，收效良好。

3. 远志

远志为宁心安神之药，对于健忘、惊悸、惊痫、头目不清、精神迷乱、失眠等效果良好，而很少用它止咳祛痰。先生临床将其与开提肺气、专于排脓的桔梗配伍，作为清除痰涎的专药，临床治疗咳嗽、哮喘、痰量过多，或频吐不止，均可见效。远志治咳，前代已有应用。据先生回忆，广和堂药店藏有一首时方，由远志18g，川贝母10g，桔梗15g，五味子10g，橘红10g，甘草6g，紫菀10g组成，主治支气管炎、支气管哮喘、支气管扩张、间质性肺炎，该方以祛痰涤饮为重点，每日1剂，投予多痰之人，效果良好。

远志止咳，《神农本草经》早有记载，如“远志，味苦，温。主咳逆伤中，补不足，除邪气；利九窍，益智慧，耳目聪明，不忘，强志，倍力”。先生经验，凡咳嗽时间较长，咳而无力，气短，痰量多，属痰蒙清窍或肾虚偏寒的患者，临床皆可应用此药。因此，对药物的认识，先生一直强调要以《神农本草经》打基础，兼读其他本草学著作，这样才能熟谙药性，用药精准。

4. 灵芝

野生灵芝，俗称仙草，气清味芳，多生于山水秀丽茂林之下，性甘温，对五脏、五志有保养和调节作用，属于补益之品。先生临床经验，灵芝有益气养血，健脾安神之效，具有提高人体免疫力、消除自由基、抗衰老、抑制肿瘤细胞增生、改善心肌缺氧等作用。将其制成超微细粉，每次 5 ～ 8g，能保神益精，益气安脏，对慢性咳嗽、身体虚弱、气血亏虚等亦有良效。所以，长期咳喘的患者，适量服用灵芝，也能起到止咳平喘的作用。

先生认为，灵芝治疗咳嗽并非直接地止咳，而是通过改善五脏功能，增强正气，进而起到扶正祛邪、间接止咳的作用，亦不失为治咳的灵活变通之法。

综上所述，张志远先生治疗咳嗽，依据肺脏的生理功能及特点，反对妄攻蛮补，用药平和温润，又不失“霸道”精准。结合地域、气候、患者体质等因素综合考虑，有规有矩。对果子类药以及远志、知母、灵芝、厚朴等药物治咳效果的肯定与经验总结，是临床治疗咳嗽的一大亮点，拓宽了治咳的用药范围，值得我们学习和借鉴。

［1］王新彦，刘桂荣，陈战，等．国医大师张志远治疗咳嗽用药经验［J］．中华中医药杂志，2020，35（3）：1248-1250.

二、国医大师熊继柏辨治肺炎咳喘临证经验

国医大师熊继柏熟读经典，立足临床，用经典指导临床，其知行合一的中医治学观，对当下中医人才培养和临床实践具有指导性。肺炎咳喘为肺炎咳嗽与喘证的合称，泛指肺气上逆，咳嗽，气急，气短不续为主症的一类疾病。其病因多为外邪侵袭，脏腑功能失调，痰浊壅盛及正气虚弱，为临床常见病证。咳喘症，

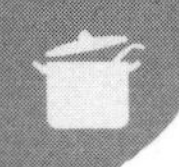

可见于现代医学中的上呼吸道感染、急慢性支气管炎、喘息型支气管炎、支气管扩张、肺炎、支气管哮喘、肺气肿、肺心病、慢性阻塞性肺疾病等。熊教授对肺炎咳喘的诊治具有独特的见解，疗效显著。本文以肺炎咳喘为例，介绍熊继柏教授辨治学术特色，以飨同道。

（一）病因病机

中医古籍中并无肺炎病名，根据临床症状，肺炎可以归属于中医学“咳嗽”“喘证”“肺胀”等病证范畴。《黄帝内经》对咳嗽的成因、症状及证候分类、证候转归及治疗等已作了较系统的论述，阐述了气候变化、六气影响及肺可以导致咳嗽，如《素问·宣明五气》说：“五气所病……肺为咳。”《素问·咳论》更是一篇论述咳嗽的专篇，指出“五脏六腑皆令人咳，非独肺也。”强调了肺脏受邪以及脏腑功能失调均能导致咳嗽的发生，对咳嗽的症状按脏腑进行分类，分为肺咳、心咳、胃咳、膀胱咳等，并指出了证候转归和治疗原则。咳嗽分为外感咳嗽与内伤咳嗽，外感咳嗽病因为外感六淫之邪；内伤咳嗽病因为饮食、情志等因素致脏腑功能失调，为内生病邪。本病临床多见外感病，外邪或从皮毛，或从口鼻而入，皆可犯肺。《河间六书·咳嗽论》谓：“寒、暑、湿、燥、风、火六气，皆令人咳嗽。”邪气闭肺，肺失宣发肃降，故可见发热、恶寒、咳嗽等症；痰热壅肺，可见高热、剧咳、烦躁、痰鸣等症；热毒闭肺，可见高热、剧咳、烦躁、喘促等症；小儿可因邪热引动肝风，可出现抽搐、神昏等症；或肺气郁闭，致心血不畅，可出现唇甲发绀，甚至出现面白肢冷、心烦不安、脉微欲绝等内闭外脱证。病位在肺，常累及脾，可以内窜心、肝，主要的病理因素是痰热，基本病机是肺气郁闭。

（二）辨证论治

1. 辨证要点

辨证首当辨寒热虚实，肺炎咳喘病位主要在肺，发生变证时要辨在心或是在肝，涉及他脏不离心、肝、脾、肾。病机主要为邪气闭肺、肺失宣降、痰热壅肺、热毒闭肺。病程后期要辨脾气虚与肺阴虚。

2. 辨证分型

（1）麻杏石甘汤证（风热闭肺证）。

临床表现：发热，微恶寒，咳嗽，气喘，口渴，胸闷，咳吐黄痰。舌红，苔薄黄，脉滑数。

辨证要点：喘促、高热并见。

治法：宣泄肺热。

处方：麻杏石甘汤。基本药物：炙麻黄、杏仁、生石膏、生甘草，可加用桑白皮、浙贝母。

（2）宣白承气汤证（肺热腑实证）。

临床表现：喘促不宁，痰涎壅滞，大便闭结，脉右寸实大。

辨证要点：咳喘、痰多，大便秘结，舌红苔黄腻或者苔黄燥。

治法：清热通腑，清肺化痰。

处方：宣白承气汤合小陷胸汤。基本药物：生石膏、生大黄、苦杏仁、瓜蒌皮、黄连、法半夏。

（3）泻白散证（肺中郁热证）。

临床表现：气喘咳嗽，皮肤蒸热，日晡尤甚，舌红苔黄，脉细数。

治法：清泻肺热，止咳平喘。

处方：泻白散。基本药物：桑白皮、地骨皮、粳米、生甘草，可加浙贝母。

（4）定喘汤证（风寒外束，痰热内蕴证）。

临床表现：咳喘痰多气急，质稠色黄，或微恶风寒，舌苔黄腻，脉滑数。

辨证要点：咳喘痰多、气急，或微恶风寒，舌苔黄，脉滑数。

治法：宣降肺气，清热化痰。

处方：定喘汤。基本药物：白果、炙麻黄、紫苏子、款冬花、杏仁、蜜桑白皮、黄芩、法半夏、生甘草。口渴自汗者，可加生石膏。

（5）小青龙汤证（外寒里饮证）。

临床表现：恶寒发热，头身疼痛，无汗，喘咳，痰涎清稀而量多，胸痞，或干呕，或痰饮喘咳，不得平卧，或身体疼重，头面四肢水肿，舌苔白滑，脉浮。

治法：解表散寒，温肺化饮。

处方：小青龙汤。基本药物：炙麻黄、白芍、细辛、干姜、桂枝、五味子、法半夏、炙甘草。心烦或口渴者，可加生石膏；疲乏气短者，可加人参。

（6）射干麻黄汤证（寒饮郁肺哮喘证）。

临床表现：咳嗽，气喘，喉间痰鸣似水鸡声，或胸中似水鸣音，或胸膈满闷，或吐痰涎，苔白腻，脉弦紧或沉紧。

治法：温肺化饮，下气祛痰。

处方：射干麻黄汤。基本药物：射干、炙麻黄、生姜、细辛、紫菀、款冬花、法半夏、五味子、大枣。

（7）葶苈大枣泻肺汤证（水饮停肺证）。

临床表现：胸中胀满，痰涎壅塞，喘咳不得卧，甚则一身面目水肿。

治法：泻肺祛痰，利水平喘。

处方：葶苈大枣泻肺汤，可以合用三子养亲汤。基本药物：葶苈子、大枣、紫苏子、白芥子、炒莱菔子。

（8）五子五皮饮证（痰饮喘肿并重证）。

临床表现：咳喘痰多，气促，胸胁胀痛、腹胀，面足水肿。

辨证要点：常用于肺心病之胸满气促，下肢水肿者。

治法：健脾化湿，理气消肿。

处方：五子五皮饮。基本药物：紫苏子、炒莱菔子、白芥子、葶苈子、车前子、桑白皮、茯苓皮、大腹皮、陈皮、生姜皮。

（三）病案举隅

1. 支气管肺炎案

患儿，女，3岁，2019年11月7日就诊，咳嗽、喘息、气急，伴高热，有痰，舌苔薄黄，纹淡紫。

诊断：风热咳喘。

处方：麻杏石甘汤合贝夏止嗽散加减。炙麻黄 3g，杏仁 5g，生石膏 10g，川贝母 5g，法半夏 5g，桔梗 5g，炙紫菀 5g，百部 5g，白前 8g，陈皮 5g，生甘草 5g。7 剂。患儿服下第 1 剂药后热退，7 剂药服完后咳嗽消失。

【按】 暴喘发热为急症，小儿多见，见于现代医学的急性肺炎，其中包括病毒性肺炎，常发热，体温高达 40℃以上，西医治疗需 1 周以上，而麻杏石甘汤治疗效果很好，其使用奥妙在于药物用量。外邪伤肺，壅遏肺气，气从热化而成暴喘发热，而肺主皮毛，主宣发，故须顺其宣发之性，使邪有出路，向外透发。《伤寒论》第 162 条："汗出而喘，无大热者，可与麻黄杏子甘草石膏汤。"临床上许多喘证均有大热，且热势甚高，麻杏石甘汤是否可用呢？ 张仲景的本意是：麻黄宣散肺气，石膏清泄肺热，二者相配，此时麻黄的作用不是宣散表寒，而是借助其宣发之力宣散肺热，重在宣散肺热，因此石膏用量要大。张仲景的麻杏石甘汤中"石膏半斤，麻黄 4 两，石膏剂量二倍于麻黄"。熊教授特别指出："高热发喘，其热势越高，石膏用量要越大，石膏与麻黄的比例可以为 5 ∶ 1，在热势高时，甚至可达 10 ∶ 1。"麻杏石甘汤还衍生出一个特殊方——五虎汤，《医宗金鉴·喘证门·马脾风》曰："暴喘传名马脾风，胸高胀满胁作坑，鼻窍煽动神闷乱，五虎一捻服最灵。"五虎汤即麻杏石甘汤加茶叶，用于暴喘发热，其效甚捷。

2. 肺部炎性结节案

唐某，男，33 岁，2019 年 4 月 6 日初诊。诉咳嗽、咳黄痰，痰中带血，胸胁作痛，舌苔薄黄腻，脉滑。外院检查肺部 CT 发现肺部有结节（性质未定）。

诊断：痰热咳嗽，兼有肝火。

处方：咯血方合小陷胸汤减法半夏。诃子 10g，炒瓜蒌皮 8g，海浮石 15g，青黛 8g，黄连 5g，白茅根 15g，栀子炭 10g，川贝母 8g，三七粉 6g。30 剂，水煎服，分 2 次温服。药后复诊，患者咯血已止，仍有痰，舌苔薄黄腻，脉滑。复查肺部 CT 提示：肺结节较前吸收，考虑炎性病变。

处方：咯血方合桑贝小陷胸汤。桑白皮 15g，浙贝母 40g，黄连 5g，炒瓜蒌皮 6g，法半夏 6g，海浮石 10g，栀子炭 8g，青黛 8g，诃子 10g，杏仁 10g，桔梗

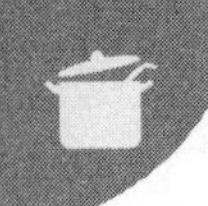

10g。20剂。患者药后症状平复。

【按】 患者咳嗽、咳黄痰、舌苔薄黄腻，脉滑，辨为肺内有痰热；CT发现肺部有结节，也是痰热结胸的表现。又见咳痰带血，胸胁作痛，为肝火犯肺，灼伤肺络所致。肺为清虚之脏，木火刑金，肺津受灼为痰，清肃之令失司，则咳嗽痰稠；肝火灼肺，损伤肺络，血渗上溢，故见痰中带血；病位在肺、肝，病性为实热证，病机为痰热结胸，肝火犯肺。治当清化痰热、清肝泻火，使火清气降，肺金自宁。方选小陷胸汤合咯血方。小陷胸汤出自《伤寒论》，用于治疗痰热结聚在胸膈的病证，“小结胸病，正在心下，按之则痛，脉浮滑者，小陷胸汤主之”（《伤寒论·辨太阳病脉证并治》）。本例患者虽未出现心下痛，临床症状是咳黄痰，但是病机为痰热结聚在胸膈，因此，采用治疗痰热结胸的经方小陷胸汤。咯血方出自《丹溪心法》，具有清肝宁肺，凉血止血之功效，主治肝火犯肺之咯血证。吴昆在《医方考·血证门》云：“咳嗽痰血者，此方蜜丸噙化。肺者，至清之脏，纤芥不容，有气有火则咳，有痰有血则嗽。咳者有声之名，嗽者有物之义也。青黛、山栀所以降火，瓜蒌、海粉所以行痰，诃子所以敛肺。然而无治血之药者，火去而血自止也。”初诊时，患者有咯血的症状，去掉温燥之法半夏，加入白茅根加强凉血止血功效，加入三七粉化瘀止血，川贝母润肺化痰。诸药合用，共奏清肝宁肺、清热化痰之功，使木不刑金，肺复宣降，痰化咳平，其血自止。复诊时患者咯血已止，仍有咳痰，故将原方中的小陷胸汤改为桑贝小陷胸汤以清除痰热，并加杏仁、桔梗宣肺止咳。

3. 肺炎合并呼吸衰竭案

王某，男，68岁，2019年6月8日就诊。刻下症见：喘促不宁，张口抬肩，胸膺仰息，大汗出，痰少，不发热，口不干，发病1月余。患者从呼吸科病房被家属用轮椅推到门诊，医院诊断为：慢性阻塞性肺病急性发作，肺心病，肺大疱，支气管扩张，呼吸衰竭，冠心病，高血压。舌质鲜红，苔少，脉滑。

诊断：喘证，肺热炽盛，内闭外脱。

处方：生脉散合三石汤。西洋参15g，麦冬30g，五味子6g，生石膏12g，寒水石10g，滑石10g，杏仁10g，甘草6g。7剂。7日后患者复诊，仍然坐轮椅来门诊，但是已经恢复平静呼吸，精神好转，不咳不喘，病房医生根据患者的情况，停止使用呼吸机及抗生素。舌质由鲜红色转为稍红，苔薄黄，脉细。

诊断：气阴两虚，兼有痰热。

处方：生脉散合桑贝散。西洋参 10g，麦冬 30g，五味子 6g，桑白皮 20g，川贝母 8g，杏仁 10g。20 剂。患者药后症状平稳。

【按】 患者一诊时表现为喘促不宁，大汗出，舌质鲜红，苔少，脉滑，病机为肺热炽盛，邪热内闭，正气欲脱，病性是热盛；同时表现为大汗出，张口抬肩，胸膺仰息，兼有肺气欲脱，为虚实夹杂证。此时若只用清热法，元气将脱，如果专养肺阴，补肺气，那么火热更甚。治法上，首先要清肺热，其次要救肺气。方拟生脉散合三石汤。生脉散救肺之气阴，《温病条辨·暑温》曰："汗多脉散大，喘喝欲脱，生脉散主之。"而三石汤则是温病学家吴鞠通治疗暑热弥漫三焦，致使三焦气机受阻的主方，由滑石、石膏、寒水石、杏仁、通草、金银花、竹茹组成。熊教授治疗肺热炽盛时，重用三石（滑石、石膏、寒水石），目的是清肺热，配合杏仁宣肺气，虚实兼顾，直中病机，故而取效。二诊时病机转为肺热未尽，而气阴两虚，用生脉散补益气阴，桑白皮清肺热，川贝母润肺化痰，杏仁宣肺止咳以取效。

4. 寒咳案

杨某，男，32 岁。

初诊：2019 年 4 月 15 日。患者诉从小反复咳嗽，遇冷空气发作，本次因感冒后出现咳嗽、喘息、咳少量白色痰已有 6 个月，经中西医治疗，效果不明显，伴有神疲乏力，口咽干。外院诊断为肺部感染。刻下症见：舌苔薄白，脉细滑。

诊断：风寒咳嗽，兼有气虚。

处方：小青龙汤加人参、杏仁、桔梗、白前。人参 10g，炙麻黄 5g，细辛 3g，桂枝 5g，白芍 10g，干姜 6g，五味子 6g，法半夏 10g，杏仁 10g，桔梗 10g，白前 10g，炙甘草 6g。20 剂。复诊时咳嗽好转。处以原方 20 剂，服药后患者咳嗽消失。

【按】 患者反复咳嗽 20 余年，每次遇寒发作，辨证为寒证，又见咳嗽咳白痰，

舌苔薄白，脉细滑，为痰饮内停。外寒内饮，水寒相搏，内外相引，壅阻肺气，肺失宣降，故咳嗽。患者已患病20余年，本次咳嗽持续半年余，又见形体消瘦，神疲乏力，脉细无力等症，故而兼有气虚之证，病性属于虚实夹杂，即寒饮内停，肺气亏虚证。《素问·标本病传论》云："谨察间甚，以意调之，间者并行，甚者独行。"治法当攻补兼施，祛邪而兼以扶正，俾邪去而正可安。主方选用小青龙汤加人参，温化寒饮，兼顾正气，方证合拍，因此取效。

（四）小结

肺炎是临床常见疾病，在抗生素应用以前，细菌性肺炎对儿童及老年人的健康威胁极大，抗生素的出现及发展曾一度使得细菌性肺炎病死率明显下降。但是近年来，尽管应用强力的抗生素和有效的疫苗，肺炎总的病死率不再降低，甚至有所上升。病毒性肺炎临床治疗缺乏有效的抗病毒西药，而中医可以发挥独特的优势。引起肺炎的常见病毒有腺病毒、呼吸道合胞病毒、流感病毒、冠状病毒（包括 SARS 冠状病毒、新冠肺炎病毒）等，熊教授辨治多种肺炎病症，灵活运用宣肺、化痰、清热、通腑、解毒、开窍诸法，辨证施治，因证选方，能明显提高疗效，降低病死率。

［2］刘通，曾光，黄惠勇．国医大师熊继柏辨治肺炎咳喘临证经验［J］．湖南中医药大学学报，2020，40（6）：643-646.

三、国医大师洪广祥教授治疗慢性阻塞性肺疾病经验

国医大师洪广祥教授幼学岐黄，学验俱丰，一生致力中医内科学尤其是肺病的研究，率先提出了哮喘病"三因学说"的学说新观点，最早论述了"宗气与慢性阻塞性肺疾病（COPD）的关系"。洪教授对 COPD 的病因病机认识，指出了宗气虚是 COPD 发病的关键因素。反复感邪导致 COPD 反复发作，也是 COPD 发生、发展、日益加重的主要因素，宗气虚易导致反复感邪。宗气虚，痰瘀阻塞气道是导致 COPD 肺功能下降的常见原因。病情继续加重，由肺及心，出现呼吸衰竭、心力衰竭及呼吸肌疲劳、营养障碍等并发症，既是宗气虚衰的结果，

又是进一步加重宗气虚衰的原因。由上可知宗气直接参与了 COPD 发病全部过程，是 COPD 发病的中心环节，这里就不复赘述。洪教授运用宗气理论治疗稳定期 COPD。补益宗气的涵义广泛，蕴含了升举、补气、温阳之法。从宗气与脏腑的关系来看，补益肺脾可以达到直接补益宗气的目的，其中补益脾气是补益宗气的关键环节，补益肾气可以增加补益宗气的效果。COPD 的病理基础是阳虚，因此益气温阳法是补益宗气的一个重要内容。益气温阳法包括益气护卫和益气培元两种。补益肺脾、益气护卫和益气培元这 3 种治法在临床上根据病情既可单独使用，也可联合运用以加强补益宗气的效果。如气阳虚得到明显改善，则坚持以补益肺脾作为补益宗气的治法。补益宗气还要配合涤痰行瘀，虚实并治，以获得更好的疗效，具体如下。

（一）补益肺脾，补益宗气

1. 补益肺脾可以达到补益宗气的目的

宗气乃胸中之大气，是肺从自然界吸入的清气和脾胃从饮食物中运化的水谷精气相互结合而成，由此可见肺脾之气是形成宗气的重要基础。肺脾二者关系密切，在宗气的生成过程中相互协调，缺一不可。肺气之强弱直接影响宗气生成量之多少，若肺气虚，宗气生成不足，则见少气不足以息、语言低微、身倦乏力等气虚不足的症状。“肺主气，司呼吸”，宗气赖肺宣降运行周身上下，以发挥温煦、推动（贯心脉、行呼吸）作用。如果肺失宣降，宗气运行紊乱，积郁胸中，不得布达，则会失去贯心脉、行呼吸之用，可见胸膈满闷、呼吸不利等症。脾胃为后天之本，气血津液生化之源。饮食入胃，脾（胃）气健旺则化生水谷精微充足，上输于肺以滋养宗气，故脾（胃）气的强弱直接关系着宗气的盛衰，脾胃水谷之气实为宗气的主要源泉。鉴于肺脾之气的关系，其中脾气健旺尤为重要：首先，脾与肺是相生关系，脾胃气虚，纳运无权，肺气无源随之而衰少；肺气虚弱，子盗母气而致脾气不足，久之致脾气虚而见纳食不化，腹胀便溏，咳嗽喘促，少气无力等症状。按“虚则补其母”的治法，运用培土生金之法，健脾胃以益肺气，待脾气充实，健运复职，土旺则金自生，肺虚之候自去。其次，

肺属手太阴，脾属足太阴，在经络学说上均属太阴，主行于人身胸腹，两经密切相连，经气相通，气血相贯。再次，肺主气，既主呼吸之气，又主一身之气；而脾为气血生化之源。因此，肺主一身之气是以脾胃为气血生化之源为前提的。最后，脾与肺共同参与水液代谢，并发挥着重要的作用。脾主运化水液之作用，有赖于肺气宣发和肃降功能的协调；肺之通调之职，尤需藉脾气运化之力，方能正常。宗气虚是肺脾两虚之极。“脾胃一虚，肺气先绝”，脾为肺之母，通过补脾可达到肺脾同治的目的，肺脾（胃）气旺则宗气旺盛，肺脾（胃）气弱可导致宗气不足甚或虚陷。由此可知，补益肺脾可以达到补益宗气的目的，并重在补益脾气。

2. 补中益气汤为补益宗气的核心处方

补益宗气，首先想到张锡纯，他系统研究了宗气的生成分布及生理功能，而且他提出的“大气下陷”理论及其创制的升陷汤更是完成了从理论到临床的飞跃，对宗气理论的发展作出了巨大的贡献。洪教授则认为补益肺脾可以达到补益宗气的目的，而且重在补益脾气。历代补益脾胃药很多，如四君子汤、六君子汤、参苓白术散等。而洪教授独选补中益气汤为补益宗气的核心方药，关键在于此类方剂仅有益气作用，而无升阳举陷之功。补中益气汤与升陷汤相比，均以黄芪为君药，辅以升麻、柴胡升阳之品，可见两方在立意上也是相同的。两方均论及气虚下陷而治以补气升提，前方补益升提脾胃之气；后方升举胸中大气，实为先天元气与后天脾胃运化之水谷精气之综合。然从发病学的意义讲，仍以脾胃后天之气为重。洪教授应用补中益气汤，加大参芪用量，偏于甘温，补益肺脾之气作用大增，实者补益宗气，适于 COPD 气阳虚，较之升陷汤温补的效果更突出，因此可作为补益宗气的核心药物，而不选升陷汤。方中生黄芪是补益宗气的主药，善走肌表，具有生发之性，既能补气升阳，又可固表，常与党参、白术配伍。既能补肺气，又能补脾气，肺脾气旺则宗气化源充足。参、芪常用剂量均为 30g，宗气极虚，黄芪可用至 50g，临床观察 COPD 患者服后非但无壅塞之感，气虚症状反而明显改善。如患者出现头晕、口干少津，舌红少苔等气阴偏虚症状，可临时换用参苓白术散，洪教授认为参苓白术散药性平和，属于平补之剂，重在补益脾阴，一旦气阴改善，则继续补中益气汤加减为主温补肺脾，补益宗气，杜绝生痰之源。在COPD急性加重期感染严重时，从中医辨证为宗气虚衰，痰瘀阻塞明显，又有外感，无力咳痰，不好用补中益气汤全方，洪教授在一派涤痰行瘀解表祛邪的药物基础上加一味生黄芪，寓意补益宗气，可以起到事半功倍的作用。

（二）益气温阳，补益宗气

1. 益气护卫

如COPD患者出现宗气虚弱，以肺（卫）阳虚弱为征象，气短不足以息，动则加剧，气弱声低，形寒肢冷，背冷怯寒，鼻头清冷，四肢不温，体倦乏力，自汗畏风，不耐风寒，易伤风感冒，晨起鼻流清涕等表现。在脉象上主要表现为右寸脉细弱。洪教授常用经验方益气（温阳）护卫汤及咳喘固本冲剂，以补益宗气、固护卫气。益气（温阳）护卫汤根据“卫气根源于下焦，滋养于中焦，开发于上焦”拟定。药物组成：生黄芪30g，防风15g，白术10g，仙茅10g，淫羊藿15g，桂枝10g，白芍10g，生姜8片，大枣6枚，炙甘草10g。如阳虚偏重者，去仙茅、淫羊藿易葫芦巴、补骨脂为温阳护卫汤。全方补肺固卫，祛风解表，调和营卫，振奋真元。咳喘固本冲剂为洪教授经验方，药物组成：生黄芪15g，白术10g，防风15g，怀山药15g，胡颓子叶15g，牡荆子15g，鬼箭羽10g等，有较好的扶正固本效果，全方益气补中，滋养肺肾，祛痰行瘀，补中兼疏。COPD患者可全程长期联合使用。这两方均有益气护卫，御邪于外的作用，在增强呼吸道免疫调节能力，减少感冒，控制急性发作方面效果显著，从而达到预防COPD反复发作的目的。

2. 益气培元

元气为先天之气，又赖后天之气滋养，基于肾与元气和宗气的关系，洪教授认为在强调“补益宗气”和“益气举陷”的前提下，注意配合补肾药的使用，有助于元气的化生和滋养。洪教授常选用补元汤（经验方），即补中益气汤的基础上，配以山茱萸、锁阳、熟附子等补肾壮元之药，寓意补益元气、培元固本。洪教授认为生黄芪、党参、白术、炙甘草配熟附子益气温阳效果好，上助肺阳，中益脾阳，下补肾阳，从而化生宗气，滋养元气。如患者元阳亏虚明显，易党参用红参15～30g，二药相配，振奋元气，共奏回阳固脱之功。当归滋润，引附子入血分，则温运之力更宏，还可制附子温燥，少佐升麻、柴胡益气升阳举陷，药到病所。在补中益气汤的基础上加用锁阳、山茱萸，目的是补益宗气，益气举陷，防止元气涣散。

（三）补虚泻实，补益宗气不忘涤痰行瘀

COPD属于本虚标实的疾病，因此洪教授虚实并治，补益宗气不忘涤痰行瘀，根据临床症状，配合以下化痰行瘀药，具体方药如下。①温阳化痰（饮）：适用于痰白稀薄、量多，背寒怕冷者，常用苓桂术甘汤、苓甘五味姜辛汤加减治疗。②涤痰豁痰：适于咳喘痰多、胸满气急、难以平卧之肺实证者。选用千缗汤、礞石滚痰汤加减排老痰顽痰，清除夙根。如痰稠胶结难出可酌加海蛤壳、鹅管石、海浮石软化痰栓、促进排痰。痰郁化热，则依据郁热的不同程度酌情选用金荞麦、鱼腥草、败酱草、筋骨草、黄芩、浙贝母等化痰清热之品。③通腑泄痰法：适用于痰浊阻滞，气机壅塞，喘促明显者。洪教授重视“肺与大肠相表里”理论，通过通腑，壅肺之痰浊借大肠以下泄，常用药物是大黄。其中苔厚腻或浊腻是运用本法的重要指征。临床观察，通过通腑泄痰治疗后，患者的厚腻、浊苔逐渐变薄转清。④燥湿化痰法：适用于痰白黏稠、量较多者，常用二陈汤平胃散治疗。⑤活血化瘀药以桃红四物汤养血活血，如瘀血阻滞严重可用土鳖虫、水蛭、莪术等破血祛瘀之品。⑥对于痰滞血瘀者，洪教授一直主张“治喘先治痰瘀，治痰瘀宜调气”“治痰治瘀以治气为先”，治以蠲哮汤（经验方）加减，该方有着泻肺除壅、涤痰祛瘀、利气平喘之功。如痰瘀阻塞明显时注意不可贸然补虚，防止碍邪，加重气道壅塞，可先行泻实，畅通气道，待痰瘀征象改善后，再在补益宗气的基础上涤痰行瘀。

［3］王丽华，张元兵，兰智慧，等.国医大师洪广祥教授治疗慢性阻塞性肺疾病经验［J］.中华中医药杂志，2016，31（7）：2590-2592.

四、国医大师朱良春辨治咳喘病思路

国医大师朱良春先生（1917 ～ 2015）数十年来潜心研究虫类药，1978 年出版我国第一部虫类药专著《虫类药的应用》，提出虫类药为血肉有情之品，具有蠕动之性，飞灵走窜，可以起沉疴、疗顽疾；对其炮制、服法、减毒增效之配伍等均做了详尽阐述。朱良春不仅擅长采用虫类药治疗顽痹、肿瘤，对于难治的各种咳喘病也有丰富的经验。

1. 病证结合

朱老指出，辨病是前提，辨证是手段。辨证是基于疾病核心病机的分类和细化。脱离了辨病，单靠辨证就会割舍疾病的总体特征。辨病与辨证相结合研究疾病的证候关系，探索临床诊治的规律，方能相得益彰，从而拓宽思路，触类旁通。因此，朱良春强调“辨证是绝对的，辨病是相对的”，可以借助各种先进的检测手段辨病，同时在疾病的不同阶段，结合辨证进行治疗。故不可一提到炎症，即清热解毒；一说到病毒，就是板蓝根、大青叶。辛温散寒、宣肺祛痰、发汗等法也有消炎之功。

具体到咳喘病的诊治，即须先“辨病”。借助现代检查手段，明确疾病是肺炎、支气管炎或是肺源性心脏病等，由支原体、病毒还是细菌等引起，以了解疾病的轻重及可能的并发症，预测风险及预后，并且相应采用一些特异性方药。例如，呼吸道合胞病毒（RSV）感染可以采用具有特异性抗 RSV 的柴胡。还要通过详细询问病史，充分了解咳嗽的性质、持续时间、音色、昼夜节律、频率、程度以及伴随的症状等，即进行“辨证”，方能辨清证候、辨明病机。通过病证结合进行及时治疗，方能预防危症、重症发生。

2. 阶段施治

朱良春诊治疾病重视在整体观基础上进行分期分证论治。分期分证反映了疾病每一阶段的主要矛盾。了解病情进退，综合分析各期病情特点可揭示病机演变规律。如虚寒型哮喘患者临床表现为咳喘短气、呼多吸少、动则喘息尤甚，咳痰清稀、或痰白成泡沫状，口不渴，或见自汗乏力，或见腰膝酸软，大便软或不成形，舌苔薄白、脉滑或弱等，其基本病机为肾不纳气。《类证治裁·喘证》云："肺为气之主，肾为气之根，肺主出气，肾主纳气，阴阳相交，呼吸乃和，若出纳升降失常，斯喘作焉。"朱良春治疗虚寒型哮喘者，采用温肾固本、纳气平喘治法。但该类患者合并感染阶段，需先用清肺降逆之品调治；待感染已愈，方采用温肾培本的参蛤散（每日 2 次）口服平喘；待喘平后，每日或间日服 1 次以巩固疗效。临证随着病情的发展变化和阶段性特点而随机应变，以求得最佳临床效果。

3. 宣肃同用

朱良春指出，肺的任何生理功能都是通过肺气的宣发和肃降相互为用完成的。治疗咳喘病，应处处围绕恢复肺的宣降功能这一核心病机。宣肃同用，宣发在肺在表之邪，清肃上逆之肺气，使肺气畅达，升降有序，咳逆遂止。正如吴鞠通所说的"欲升先降，欲降先升"，方能气机调畅。对于如何做到宣肃同用，朱良春自创清肺定咳汤，该方中的金荞麦、鱼腥草祛痰，天浆壳、炙枇杷叶镇咳，体现了章次公所说"祛痰古称宣肺，镇咳古称肃肺"的思想。而肺失宣肃，并非等量齐观，临证应分清主次，选药不致杂乱，效果当可预期。此外，由于肺为娇脏，在运用宣降之法时，当遵循"宣肺应温清有度，肃肺须通降毋过"的原则。

4. 肺胃同调

朱良春指出，肺气肃降与胃气通降相须为用，肺降能防止肝升太过克伐胃土，胃降能助脾升清而致肺的宣降畅通。随着生活方式的改变，今人多饮食不节，肺胃同病逐渐多见，或以脾胃之症为主，或以肺系之症为主。对于肺系咳喘为主，伴见恶心、呕吐之症者，可在治肺同时，兼顾治胃，或者通过治胃而治肺。降胃即可降肺，从而使逆者不逆，咳者不咳，呕者不呕。其在治疗咳喘病时，常用炙枇杷叶、旋覆花等兼有降逆止呕作用的中药，充分体现了朱良春肺胃同治的思想。

5. 注重预防

朱良春常说，辨证论治的核心之一是动态观，也就是防微杜渐，见微知著的预防思想。作为医者，处方用药要做到防范在先，防止导致疾病从一个极端走向另一个极端。正如《灵枢·论疾诊尺》云："四时之变，寒暑之胜，重阴必阳，重阳必阴，故阴之寒，阳之热。故寒甚则热，热甚则寒，故曰寒生热，热生寒，此乃阴阳之变也。"因此，朱良春在治疗咳喘病时，注重三防。一者，防疾病之变。对于急性发作的咳喘病，朱良春提出"先发制病"的主张。在病情发展前，采用汗、下、清等法，控制病情发展，达到缩短疗程、提高疗效的目的。朱良春采用"清泄法"治疗痰热咳喘（症见咳嗽痰稠难咯，胸中烦热，口渴喜冷饮，尿赤，大便或秘，苔黄腻，脉滑数者），投以自拟清肺定咳汤（金荞麦、鱼腥草、白花蛇舌草、苍耳子、天浆壳、炙枇杷叶、化橘红、生甘草）治疗，清法祛除热邪，泄法使邪有去路。避免单用清法，防病伏邪实；单用泄法，邪未尽除，则正气已伤。二者，防药邪致变。在治疗咳喘病时，朱良春时时注意肺守中和之性，及肺有恶寒喜温、畏火喜清的特点。《黄帝内经》云"形寒饮冷则伤肺"；《理虚元鉴·虚火伏火论》谓"金畏火克，火喜砾金，故清肃之脏最畏火"。温肺当以热药，但不宜大热，以免热耗肺阴；治其热当以寒药，但不可过寒，以免寒伤肺气；虚证不宜峻补，峻则壅滞满中；实证不宜猛泻，猛则克削伤正；治实慎防转虚，治虚谨虑成实。三者，防外因致变。朱良春特别注意疾病平时的调护，指导患者避免冷空气刺激、剧烈运动和情绪激动等易引起咳喘的诱因。嘱患者日常适当锻炼以增强机体免疫功能，对与过敏因素有关的咳喘患者，提醒其尽量避免接触过敏原。

6. 擅用虫类药

朱良春常言，虫类药为血肉之品，有情之物，又与人类体质比较接近，容易吸收和利用，其效用可靠，乃草木、矿石之类所不能比拟。另外，虫类药含有蛋白质、微量元素等丰富的营养物质，为高蛋白、高能量之品，是具有一定增强体质作用的补药。此外，部分虫类药作为祛邪药，其祛风化痰、钻透剔邪、开瘀散结的作用能松弛气道，舒展肺络，改善循环，促进炎症的吸收。虫类药寓攻、寓补、攻补兼施于一体，非一般植物药所能及。常用在咳喘病中的虫类药主要有 13 种，其中以蝉蜕、僵蚕、地龙、蛤蚧、蜒蚰以及蛤蚧、蜂房等使用的频率较高。

朱良春认为，蝉蜕擅解外感风热，并有定惊解痉作用，安全范围很大，但表虚多汗者忌用。僵蚕气味俱薄，体轻而浮升，可发散诸热，且有化顽痰之功，与蝉衣 2 ∶ 1 配比同研粉，可以治疗流感发热及风热型伤风感冒，尤对长年瘤疾夹有痰瘀者甚效。单味僵蚕粉，每服 3 ～ 5g，每日 2 次，对哮喘之轻者有缓解作用，可解痉定喘、化痰止咳、散风泄热，但虚喘、寒喘勿用。地龙性寒而下行，能解诸热疾，平喘通络，凡脉虚弱而便溏者慎用；其毒性组分半衰期短，所以多次连续给药不易造成蓄积中毒，比较安全；入药生品腥味太重，一般需经炒制，宜炙至蓝色，并放出一种奇臭的离火。蛤蚧属纯阳，其性主守，能温肾阳、补肺气、宁喘咳，临床常用于慢性支气管炎、哮喘等出现咳嗽喘促等属于虚寒证者。蜒蚰对各种发作性哮喘均有助（除肾不纳气者外），多数病例服后喘促减缓，咳痰爽利，症状改善，连续服用，辅以培本之品，可以逐步治愈。朱良春擅长用蜂房内服治病，谓其合蝉蜕能脱敏；与补益剂合用取效相得益彰；且小量常服，能强壮益肾，对于慢性支气管炎，可以起到标本兼治的作用。历代本草均谓蜂房有小毒，有报道称蜂房中的挥发油对实验动物有相当毒性，可引起急性肾炎等损害。但朱良春从临床实践观察到虽服大量也未发现不良反应。蛤蚧有平喘解痉功效，作丸散内服，比汤剂的功效强，一日量散剂不超过 4g，孕妇须慎用。临床推荐蛤蚧和甘草同用，治疗阵发性、痉挛性咳嗽。

7. 常用药对

朱良春在总结前人用药经验基础上，结合自己多年临床实践，总结了诸多药对用于治疗咳喘病。这些药对有植物药与动物药配对，有植物药与矿物药配对，也有植物药与植物药配对，升降相宜，散敛结合，动静配合，收效甚佳。常用的如麻黄与杏仁、紫苏子与葶苈子、桃仁与冬瓜仁、旋覆花与代储石、远志与酸枣仁、酸枣仁与磁石、百部与橘红、车前草与甘草、金银花与白薇、黄芩与鱼腥草、浙贝母与南沙参、地龙与玉蝴蝶、仙茅与淫羊藿、山药与枸杞子、紫河车与甘草等。

此外，朱良春治疗咳喘病，除喜用虫类药外，还喜用穿山龙、鬼箭羽和海螵蛸。朱良春认为，穿山龙既能化痰又能通络，有肾上腺皮质激素样作用，却无激素样的不良反应；配合鬼箭羽的活血化瘀，能明显缓解咳痰、气短等症状。海螵蛸不仅能敛肺，而且可以溶痰，可以用于治疗咳喘。但是，咳喘初期，表证较重者需慎用，同时应配合宣肺开表之品，方能无弊。

8. 妙用鼻药

朱良春临证不只限于汤药，也常使用鼻药疗法治疗外感时邪、哮喘等疾患，丰富了给药手段。朱良春根据《灵枢》"十二经脉，三百六十五络，其血气皆上于面而走空窍，其宗气上出于鼻而为臭"，指出"鼻药疗法不但能治愈局部病变，如鼻渊、鼻息肉等疾患，而且能治愈多种周身性或远离脏器的疾病"。临床上，朱良春将巴豆去两层硬壳后捣烂或碾烂，用 7 ～ 10 层棉纸宽松包裹，然后用手动带螺杆的压机挤压，或夹在两硬木板中放大型钳工常用的台虎钳上，螺杆扳手加套管缓缓用力挤压，制成巴豆霜，放密封瓶备用。每遇哮喘证属寒痰者，将适量巴豆霜和生姜汁拌调为丸如枣核大，用药棉包裹好后留头，塞入后鼻内有热灼感，而喘逆渐平，喘平后即将药取去，每收佳效。

[4] 霍莉莉 . 国医大师朱良春辨治咳喘病思路 [J]. 广州中医药大学学报，2016，33（6）：887-889.

五、国医大师周仲瑛教授辨治间质性肺疾病经验初探

间质性肺疾病发病在我国呈明显增加的趋势，以老年人居多，男性多于女性，且以特发性肺纤维化及结缔组织病相关间质性肺疾病多见。多数类型病程较长，肺功能逐渐恶化，最终发展为肺纤维化或蜂窝肺，导致呼吸功能衰竭。目前西医尚无特效治疗。中医对缓解本病的临床症状，稳定病情，具有一定优势。国医大师周仲瑛教授擅长治疗疑难杂症，认为本病复合与间夹病机证素主要有虚、痰、瘀，病属本虚标实，以肺肾亏虚为本，痰瘀互结痹阻肺络为标，现概要列述如下。

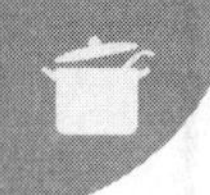

（一）病机探析

1. 邪干肺虚

《辨证录》曰："肺气受伤，而风寒湿之邪遂填塞肺窍而成痹矣。"临床该病可分为肺脏原发性和其他系统疾病继发肺间质病变，后者以结缔组织疾病相关性间质性肺疾病最常见。不论肺脏自病还是他病及肺，邪干肺虚是间质性肺疾病的始动因素，肺气虚贯穿本病病程始终。"邪干"既可是外感六淫、放射线照射或吸入毒物，又可是内生五淫、慢性消耗，从而损伤肺之气津。"肺虚"，初起多见肺气虚，肺失宣降出现津液不归正化变生痰涎，痹阻肺络而出现咳嗽、喘息；若素体阴虚，易从阳化热，肺阴亏虚清肃之令不行，煎灼津液痹阻肺络而出现咳喘少痰之证。临床"邪干""肺虚"常相互为患，"邪干"可致"肺虚"，而"肺虚"又可增加"邪干"的概率，循环往复，恶相叠生。

2. 痰浊蕴结

《证治汇补》云："人之气道，贵乎清顺，则津液流通，何痰之有……营卫不清，气血浊败，熏蒸津液，痰乃生焉。"清代陈修园述："痰之成，气也，贮于肺。痰之动，湿也，主于脾。痰之本，水也，源于肾。"该病初起肺失宣肃，脉络壅塞，津液失于流行，难酿气血，反聚为痰，痰阻肺络，又反碍气化，表现咳嗽痰多色白黏腻，久延痰从寒化成饮，则痰呈泡沫状，继则由肺及脾肾，出现寒饮伏肺和肺气虚寒证候；痰郁化热或复感风热则表现为痰热蕴肺之证；痰浊久留，肺气郁滞，心脉失畅，则血郁为瘀，致痰瘀并见。

3. 瘀血内停

该病常因肺气郁滞、痰浊阻滞或肺气亏虚以致血瘀。气为血帅，外邪干肺，肺失宣降，气滞胸中则血行不畅；或肺气虚推动无力，致血行迟缓。另则肺为娇脏，不耐寒热诸邪，或寒邪入侵，寒凝血瘀；或邪热入血，煎灼血液；或痰浊阻络，血滞成瘀。瘀血的成因虽多，但概而言之，不外邪实与正虚，实者为寒热痰浊之邪侵扰，虚者为肺气与肺阴血不足，以致气血运行失调，滞而为瘀。瘀血虽属有形实邪，其本质常间夹正虚，肺气虚常与痰浊、瘀血相错为患。瘀血乘肺，气化失调，饮聚痰生，痰瘀互结，阻碍肺气升降，且暗耗肺气肺阴，往往加重喘促咳逆诸症。

4. 肺络痹阻

《灵枢·脉度》云："经脉为里，支而横者为络。"肺络由肺之经脉发出，纵横网络肺叶，分为气络和血络，以运行气血，联络脏腑，相当于现代医学中具有通气换气功能的呼吸性细支气管、肺泡管、肺泡囊和肺泡及进行气血交换的肺内毛细血管网络。病邪侵袭损伤人体正气，正虚不运，肺失宣降，津血输布障碍，津液停聚成痰成饮，营血滞留成瘀，痰瘀痹阻肺之气络和血络，则肺主气司呼吸与肺朝百脉主治节的功能同时受损，出现咳嗽、喘息甚而紫绀见症。痰瘀痹阻肺络是本病迁延进展的关键，也是肺间质纤维化形成的内在机制。

5. 多脏同病

《东医宝鉴杂病篇》言："肺出气也，肾纳气肾为气之藏。"本病病变初起在肺，进而可由肺及脾、肾、心等脏。肺虚日久，子盗母气，脾气亦开始虚衰，则可兼见胸闷脘痞、疲乏肢困等脾失健运见症；肺虚母病及子，肾气虚耗，肾失摄纳，可见喘促、短气不足以息等症；久病累心，心血瘀阻则面色晦黯、唇舌及指趾末端发绀；甚者心阳虚衰可发生心悸、水肿、喘脱等变证，此时病情重笃，预后不良。

（二）治疗对策

1. 复法合治

基于本病具有虚、痰、瘀等病理因素交叉复合、因果互化的特点，治疗难以一法突破，当复法合治，多途径增效，合解表祛邪、扶正培本、调畅气机、化痰散结、活血通络等治法于一炉，杂合以治，随症加减。

2. 扶正祛邪

本病以肺肾亏虚为本，痰瘀互结痹阻肺络为标，疾病进展期还可兼见六淫侵袭，当以扶正祛邪为治疗大法，具体而言：培补肺肾之气阴，外祛风、寒、暑、湿、燥、火诸邪，内消痰浊、瘀血之痹阻，以期肺络调畅、肺肾纳摄相得。扶正祛邪

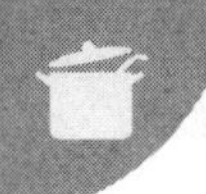

还当辨邪实与正虚的主次消长，或扶正为主，或祛邪为重，或祛邪与扶正并重。

3. 因病制宜

本病可分为肺脏原发和其他系统疾病继发肺间质病变。临床既要把握肺间质病变的共性，又要根据其原发病灶及临床表现的不同，治疗各有偏重，即当因病制宜。前者夙根在肺，咳、痰、喘显著，后者往往喘闷显著，咳嗽、咳痰少见，并伴见原发病的各种见证。病变主脏先后主次有别，当据此同中求异，因病制宜。

4. 组方要领

通过多法合用，可以起到寒热互制、气血并调、多脏兼顾、扶正祛邪的综合效应。组方须做到相须、相使、相杀、相畏，互为协调，以归于平。祛邪不伤正，扶正防助邪，理气不伤阴，化痰防耗气，活血不破血。至于用药的选择，药量的配比，亦因证而异，不可固定不变。

5. 选药范例

①解表祛邪法，本病的反复发作多由感受外邪诱发，本法是快速改善患者喘闷症状的必要手段。选药如麻黄、荆芥、防风、细辛、桑叶、金银花、薄荷等。②扶正培本法，肺、脾、肾虚损是本病病程中的一个重要方面，临床气阴两伤多见，故而益气养阴法运用较为普遍。选药如黄芪、太子参、南沙参、北沙参、天冬、麦冬、玉竹、黄精、百合、龟甲、鳖甲等。③调畅气机法，此法针对本病特有的通气功能障碍、渐进性劳力性气促颇效。选药如桔梗、杏仁、紫苏子、紫苏梗、葶苈子、莱菔子、厚朴、沉香、降香等。④化痰散结法，痰是肺络痹阻形成纤维化的重要病理因素，其胶着黏腻之性也是患者反复喘咳的原因。选药如白附子、泽漆、皂荚、白芥子、僵蚕、半夏、浙贝母、鱼腥草、海蛤壳等。⑤活血通络法，此法通过恢复肺部正常气血交换来控制纤维化进展。选药如穿山甲、鬼箭羽、老鹳草、丹参、三七、桃仁、鸡血藤等。⑥另因痰瘀痹阻肺络是本病迁延进展的关键，宣通肺络确保肺主宣发肃降及肺朝百脉的生理功能正常运行至关重要，具体而言包括祛风通络、化痰通络、化瘀通络、搜剔通络等。叶天士云：“非辛香无以入络。”故在兼顾病因病机采用上述治法时，用药可优先考虑辛味药，如

辛温之桂枝、细辛，辛润之当归、桃仁，辛平之半夏、全蝎等。

［5］孙明月，王志英，黄瑞欧．国医大师周仲瑛教授辨治间质性肺疾病经验初探［J］．中华中医药杂志，2017，32（11）：4949-4951.

六、国医大师邓铁涛治疗雾霾性肺损伤经验总结

现今雾霾天气发生频繁，给气候、环境、经济等方面造成负面影响的同时，也给人体健康带来极大的危害。有研究显示，雾霾可造成多种呼吸系统疾病的发生，其中雾霾性肺损伤发生比例也随雾霾严重程度而增加，为此国医大师邓铁涛教授根据古今雾霾特点及长期临床经验，总结雾霾的致病特点，并对雾霾性肺损伤进行病因病机探究，且邓铁涛在自己百岁之际献出治疗雾霾性肺损伤的特色处方——邓氏清霾汤。笔者现将邓铁涛治疗经验及邓氏清霾汤源流梳理如下。

（一）邓铁涛对雾霾致病特点的探究

雾霾，是雾和霾的组合词。雾霾常见于城市。中国不少地区将雾并入霾一起作为灾害天气现象进行预警预报，统称为“雾霾天气”。雾其实是一种无毒无害的自然现象，而霾的形成主要是空气中悬浮的大量微粒和气象条件共同作用的结果。雾霾中大量存在且导致天气污染的罪魁祸首为可吸入颗粒物（particulate matter，PM），其中直径 <2.5μm 的颗粒物会通过呼吸进入肺部最深处，所以，从人类健康讲，是最受关注的颗粒物种类。

1. 雾霾为邪毒，损伤机体

$PM_{2.5}$ 主要来源包括扬尘、火山灰等自然源及汽车尾气、化工燃料等人为源。其化学成分多达上千种，其中，铅、铜等重金属可诱发炎症；颗粒物可刺激呼吸道诱发哮喘等疾病；病毒、细菌可降低呼吸道的免疫功能等，严重危害人体健康。《史记·淮南衡山列传》曰：“且淮南王为人刚，今暴摧折之，臣思卒逢雾露病死。”《史记·平津侯主父列传》中就有“君不幸催霜露之病”，可见古代人们已经了解雾及霾能够致病的情况。

基于对古文的记载描述和其特点的归纳，邓铁涛认为霾可通过肺及皮毛侵入

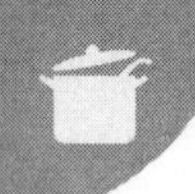

机体，多首先犯肺，故其是一种特殊的外感邪气。传统意义的外感邪气为六淫，霾与六淫都有着时间和空间的变化规律，受四季更迭、天气变化的影响，是一种难以趋避的邪气。又因雾霾为有形之邪，它既可以感而即发又可伏而后发；既可直中脏腑，损伤脉络，又可依附他邪，集聚成毒，符合毒邪的致病特征，故综上邓铁涛将雾霾归结为邪毒。

2. 雾霾性轻扬，易袭肺脏

$PM_{2.5}$由于其粒径小，质量低，易于长时间悬浮于空气当中且流动距离远，加之比表面积大，极易富集空气中的有毒有害物质，随着人类呼吸进入鼻腔，黏附于气道及肺泡。这一特点在古文中也有描述，《素问·四气调神大论》言："天明则日月不明，邪害空窍，阳气者闭塞，地气者冒名……恶气不发，白露不下，则苑稿不荣。"

邓铁涛认为，肺脏在五脏六腑之中位居最高，有"华盖"之称，经由口鼻等器官与外界环境相通，可以保护诸脏、抵御外邪，故外感邪气首先侵袭肺脏，且肺为娇脏，不耐外邪侵袭。雾霾质轻，易宣散，此种邪毒弥漫户外，从口鼻而入，熏袭肺脏，易致肺气失宣，气机失调，出现咳嗽、咳痰等现象，且难以趋避，本为大害。

3. 雾霾性湿浊，易酿痰瘀

雾霾是由大量悬浮在近地面空气中的微小水滴夹杂灰尘、病菌和有机碳氢化合物等组成的气溶胶系统。其出现时空气中的相对湿度为80%～90%。古文中的记载与其相映证，在《尔雅·释天》中给出了霾的定义，即"风而雨土为霾"；《类经图翼·内景赋》云："土焦如雾兮，霭氰氯之天气。"张景岳云："湿为之病，有出于天气者，雨雾之属是也，多伤人脏气。"叶天士曰："伤于湿者，或从上，或从下，或遍体皆受。"

因此，邓铁涛提出雾霾属于湿浊有质之阴邪，湿邪弥漫于空中，笼罩大地，人之周身包裹于其中，耳鼻肌肤直接与其相触，进而遍体皆可受其侵害。雾霾为外湿犯肺，肺失宣降，气机阻滞，导致气不化津，外湿不化，津液输布不利，反生内湿，湿浊泛溢，聚而成痰，痰饮日盛。肺感受湿邪，随肺之宣发，上升头目蒙蔽清阳，肺之肃降，阻滞中焦，子病及母，困伐脾胃，加重痰瘀。又观《证治汇补》云：“火之气道，贵乎清顺，则津液流通，何痰之有。”雾霾之中微粒在肺内沉积日久，阻滞气道，壅遏气机，津液不通，内生痰饮。因而邓铁涛强调雾霾性湿浊，易酿痰瘀。

4. 雾霾入体易从热化

邓铁涛认为，雾霾入体易热化。从病因讲雾霾中含有多种有害物质，质轻扬，为邪毒，经口鼻入肺后，在肺部深处停留而不易排出，长期停聚影响肺宣发肃降功能，阻滞气机，气机郁闭，日久而化热；雾霾天气多发生于秋冬两季，空气多干燥，且其中含有大量颗粒物，属于金石之气，故其性干燥，肺喜润而恶燥，燥易伤肺，燥为阳邪，入体之后化火伤津，损伤肺脏；雾霾夹湿，为湿浊阴邪，湿性黏滞，入肺后黏附于肺络，湿久不解可蕴而化热。

从病理产物讲，雾霾本身具有毒性，可以直中肺脏深处，在肺部累积日久，毒性增强，附着于肺部不易排出，化火伤津，又能阻遏气机，肺部化气，津液不行，内生痰湿，痰湿受体内阳气蒸灼化火化热，进一步炼液为痰阻滞气机，“气为血之帅，血为气之母”，气机不畅，血脉不通，渐生血瘀。至此，毒、痰、瘀三大病理产物相互搏击，日久均化热化火，故雾霾入体易化热。

5. 雾霾致虚，损伤正气

肺泡巨噬细胞是呼吸系统固有免疫应答的主要细胞，在免疫防御中发挥着重要作用，雾霾中的细颗粒物进入呼吸系统需要依靠肺泡巨噬细胞清除。研究发现，$PM_{2.5}$ 超过一定浓度时，可引起吞噬功能下降，从而导致呼吸系统的防御功能大大降低。中医学认为“正气存内，邪不可干……邪之所凑，其气必虚”。《灵枢·百病始生》言：“风雨寒热不得虚，邪不能独伤人。”

邓铁涛认为雾霾蒙蔽清气，外袭人体，虚人易受之，轻则为损，重则为病。为损时，虽无临床症状，但正气渐伤，病可伏而后发，而雾霾浸淫日久，侵袭机体，正气被损，使虚人益虚，迁延难愈。为重时，感而发病，可单独发病，也可诱发旧疾，通常病情严重，甚至无药可救。故正气不足是雾霾致病的根源，同时随着病情进展，雾霾进一步损害人体正气。

（二）邓铁涛对雾霾性肺损伤的特色诊疗

1. 病因与发病

肺损伤是各种直接和间接致伤因素导致的呼吸功能不全性疾病。中医虽无此病名，但根据喘、咳嗽、咳痰、烦躁、发热等临床症状，可将本病归纳为“喘证”“结胸”“喘脱”范畴。

中医认为，肺主气司呼吸，开窍于鼻，为华盖，为娇脏，因而如叶天士所述：“大凡吸入之邪，首犯于肺。”急性肺损伤为中医肺系疾病的一种，其发病多因外邪（如外伤、邪毒、六淫、病气等）所致。雾霾所致急性肺损伤的产生是由于吸入自然界中具有轻扬、黏滞性质的雾霾邪气引起，属于感受邪毒而发病。

2. 基本病机

雾霾邪气从口鼻进入肺脏，极易导致肺部疾病的发生，损害肺脏。其基本病机为邪盛和正虚两个方面。

邪盛：雾霾成分多样，性质复杂，其中夹杂湿气污浊和金石之气，其性黏滞、秽浊、干燥。肺主气，司呼吸，雾霾吸入肺部易长时间停聚于肺内，壅遏于肺，导致肺气功能失常而发病。肺具有宣发和肃降功能，邪毒阻滞于肺使得肺气失宣，从而出现咳嗽、胸满症状，肺失肃降引起肺气上逆，出现呼吸不利、喘促症状；肺为水之上源，通调水道功能失常，可以导致水液停滞，不能“水津四布”，津聚为痰，痰贮于肺，肺气不清，气机不利，可见喘息不得平卧；痰阻气机日久，加之雾霾中含有金石之品化热煎灼痰液，最终痰瘀胶结难解，加重咳喘之患；肺主治节，朝百脉，且气为血之帅，血为气之母，痰浊壅肺，气机不利，导致气滞血瘀，血脉瘀阻，日久化生血毒、瘀毒，毒伤于肺，极易出现大量咯血、胸痛、高热抽搐、烦躁等症状。

正衰：《黄帝内经》指出“正气存内，邪不可干……邪之所凑，其气必虚”，虚人易外感，咳嗽日久，导致肺气虚，肺主皮毛功能下降，腠理开阖失司，卫外不固，雾霾邪毒便可趁虚而入于肺脏，加重疾病，恶性循环；若雾霾邪毒较剧，潜入常人肺脏后，直接消耗正气，降低正气抗邪能力，久则影响气血，内舍脏腑。

（三）邓铁涛对雾霾性肺损伤的治疗

雾霾作为邪毒，具有兼夹性、秽浊性、复杂性和多样性的特点，所致疾病的变化也具有长期性、复杂性，邓铁涛针对本病提出治疗应遵循“扶正为本、祛邪为要”的原则，采用预防方法和治疗方法相结合。

1. 预防方法

《黄帝内经》云“虚邪贼风，避之有时……精神内守，病安从来”“上古之人，其知道者，法于阴阳……故能形与神俱”。随着当前雾霾形式的不断严峻，雾霾引起的肺损伤发病率不断升高，邓铁涛认为本病应坚持“预防为主，防大于治”，充分发挥中医治未病的特色。核心为趋避雾霾，扶正为本。可采取以下方式：第一，采用情志疗法，避免情志刺激，利用中医以情胜情法；第二，通过饮食疗法达到调养心神、扶助正气的作用，平时可服用药膳及膏方；第三，利用气功疗法调和阴阳平和、调和脏腑功能，常用的气功疗法包括太极拳、八段锦和五禽戏；第四，利用穴位贴敷、推拿等中医传统物理疗法保持“阴平阳秘，精神乃治”“正气存内，邪不可干”的健康状态。

2. 治疗方法

邓铁涛根据归纳的雾霾致病特点及雾霾性肺损伤病因病机，提出本病治法为“清热解毒，祛瘀化痰”，为此自拟邓氏清霾汤（枇杷叶 30g，冬桑叶 30g，五爪龙 30g，桃仁 12g，冬瓜仁 30g，薏苡仁 30g，地龙 20g，苇茎 20g，沙牛 5g）治疗本病。

（1）热解毒、祛瘀化痰。雾霾为邪毒致病，进入肺部沉积于肺络，阻遏气机，气能化津行血，气机不畅血饮内停，瘀而为滞，痰瘀互结，日久化热，热灼津液，炼液为痰，最后毒、火、痰、瘀四大病理产物相互搏结，加重病情。现代研究认为，雾霾引起的急性肺损伤是由于细颗粒物破坏肺组织及影响免疫系统，肺内大量巨噬细胞和中性粒细胞聚集并活化，释放大量炎性反应介质，在中医中是热毒壅滞于肺的表现；热毒灼伤气津，煎熬血液，则见肺血管内皮细胞受损，肺微血管内血栓形成，造成肺循环障碍，肺出血，肺间质瘀血；血瘀则水停，肺血

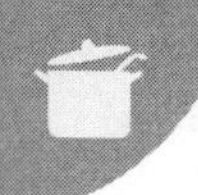

管内皮细胞损伤，微血管通透性增强，肺泡屏障功能受损，肺间质水肿及肺泡内液体潴留导致浸润性肺水肿。瘀血、水邪阻滞气机，导致肺气不利，肺失宣降，可见肺泡萎缩及代偿性肺气肿等，导致喘促、呼吸困难。综上可见，清热解毒、祛瘀化痰可以治疗雾霾性肺损伤及其症状。

（2）邓氏清霾汤方义。本方是由千金苇茎汤加减而成，组成药物为枇杷叶、冬桑叶、五爪龙、桃仁、冬瓜仁、薏苡仁、地龙、苇茎和沙牛。苇茎汤出自于《备急千金药方》，由苇茎、桃仁、冬瓜仁、薏苡仁组成，具有清肺化痰、逐瘀排脓之功效，为治疗肺痈的名方，临床上常用于治疗肺脓肿、肺损伤、肺炎及支气管等。本方君药为岭南特色药材五爪龙，《泉州本草》中记载其性味甘、寒，具有清热解毒、治疗肺热咳嗽的功效。现代药物研究显示，五爪龙对金黄色葡萄球菌、链球菌、大肠杆菌等多种革兰阳性菌有明显的抑制作用；方中苇茎性味甘寒，入肺清热利水；薏苡仁甘淡微寒，清热利湿，化痰排脓；冬瓜仁性味甘寒，可祛痰浊、脓血；桃仁甘苦而平，可润肺，逐瘀行滞。上述四药合用可清肺热，化痰热，除瘀结，共奏清肺化痰、逐瘀排脓之功效。枇杷叶，《滇南本草》中记载其性微寒，味苦辛，有镇咳、祛痰、平喘作用，本病湿浊干肺，肺肃降而下行于脾胃，枇杷叶同时可祛湿和胃止呕。雾霾性燥而伤肺，故取用冬桑叶清热润燥之性，其性寒，味甘苦寒，清泄热，甘寒益阴，凉润肺燥，可用于燥热伤肺、干咳少痰；全方中运用地龙和沙牛为点睛之作，首先地龙咸寒，对肺热咳喘具有明显治疗作用；沙牛辛、咸、温，有清热、解毒、散结之功效，此二者相须为用，共除雾霾之毒及其所郁之热。其次，两者均为动物药材，沙牛平素生活于沙土之中，其生命力顽强，通常不吃不喝可以活一年，常会裹一个沙球把自己包围住，在里面化蛹；地龙即蚯蚓，生活在土壤中，通常以有机物垃圾为食，连同泥土一同吞入。地龙和沙牛均喜沙土环境，以食用沙土为生，而雾霾之中多包含扬尘、沙土等细颗粒物，邓铁涛认为二者用药可取其性来清除吸入肺中之微粒，此为取类比象之妙用。纵观全方，君药五爪龙、地龙及沙牛均有解毒之效，可解雾霾之邪毒；枇杷叶、薏苡仁、苇茎可清雾霾沉积于肺所致的痰瘀互结化热之火毒热邪；冬瓜仁、薏苡仁不仅可清肺热，同时可清雾霾之湿性；桃仁、苇茎祛瘀排脓；最后，桑叶润肺，使雾霾之毒性及病理产物火热之邪不伤肺。全方结构合理，配伍得当，具有清热解毒、祛瘀化痰之功效。

（3）临证加减急性期。症见高热、烦躁加入麻黄、甘草、石膏、生地黄、知母等；症见呼吸困难、喘脱加入杏仁、炙麻黄、生姜等；症见狂躁、口干咽痛、谵语神昏加入黄芩、黄连、犀角、连翘、栀子、竹叶等；症见口唇发绀、哮鸣音加入芒硝、甘遂、丹参、当归等。慢性期：肠腑郁热者加大黄、芒硝；瘀血阻肺者倍桃仁，加丹参、当归；胸闷喘满者加葶苈子、桑白皮；痰瘀热盛者加入浙贝母、石菖蒲、瓜蒌；肺津亏耗者加入玄参、麦冬、沙参。

［6］周游，张伟．国医大师邓铁涛治疗雾霾性肺损伤经验总结［J］．中华中医药杂志，2019，34（2）：609-612.

七、国医大师何任分阶段治疗肺癌的经验

全国首届国医大师何任教授是著名中医教育家和临床家，长期致力于中医药治疗肿瘤等疑难杂症的临床研究，在使用中药治疗肺癌方面更是独具特色，提出“不断扶正，适时祛邪，随症治之”的分阶段治癌原则。现将何任分阶段治疗肺癌的临床经验介绍如下。

1. 理气解郁阶段——术前缓解紧张抑郁情绪

对于肺癌早期或部分中期的患者，手术治疗仍是首选治疗手段。围术期癌症患者的身心压力普遍较大，术前极易出现情绪紧张、情志抑郁、胸胁胀闷、脘腹胀痛、喜太息、泛恶嗳气、脉弦等气机阻滞的征象，中医认为气行不畅进而导致气虚，极易造成患者气滞气虚。因此对于术前的肿瘤患者，何任常酌情应用理气解郁的药物，如川楝子、佛手、陈皮、柴胡、郁金、广木香、青皮、厚朴、大腹皮、八月札等。另外，何任还认为患者的心理和疾病在很大程度上都极为依赖医生，只有精心诊治患者，安慰患者及其家属，给予他们最大的耐心和支持，才能有效缓解患者术前的紧张抑郁情绪，做好充分的术前准备以顺利度过手术。

2. 扶正减毒阶段——术后辅助放疗、化疗

该阶段，也就是术后辅助放疗、化疗阶段（ⅠA 期患者无须化疗，无此阶段），

这些治疗在争取消灭潜在肿瘤转移灶的同时，可明显影响患者中医证候的自然状态。本阶段以扶正减毒培本为主。中医学认为，肺癌的发生是由于机体在气血阴阳等物质失调的基础上由各种致病因素共同作用而导致的，主要是脏腑经络功能失调，肺失宣降，气血不利，生成的瘀血痰浊等病理产物聚于肺部而形成，特点为“痰、瘀、热、虚”。加之手术、术后 1 个月左右开始进行的 4 个疗程的化疗在杀灭肿瘤细胞的同时损伤正气，患者多表现出神疲乏力、毛发脱落、腰膝酸软、形容憔悴、食欲不振、恶心呕吐、腹胀腹泻、舌淡、苔白腻、脉濡细及记忆力下降等症状，均属虚损之证。多项临床干预研究证实，化疗可明显加重或导致肿瘤患者脾虚证（脾气不足）。显然，此时祛邪可能会适得其反。对于这些患者，何任认为提前采用健脾益气法治疗，就会减少甚或消除以上症状的出现，而出现之后采用此法治疗，也能减轻病情的程度，改善生存质量。不仅如此，研究表明，益气健脾法能改善物质代谢和功能发挥，可以显著提升机体的免疫监视能力，减少残留肿瘤细胞再次种植复发转移的可能，起到抗肿瘤的作用，对于晚期患者肿瘤缩小及延长生存期有重要意义。常用的药物有太子参、党参、白术、黄芪、茯苓、人参、灵芝、薏苡仁、大枣、炙甘草等。除此之外，患者通常还会表现出不同程度的消化道反应以及由胸部放疗引起的放射性肺炎，临床上常表现出胃热内扰、胃气不和、形体瘦削、口咽干燥、头晕目眩、腰酸、耳鸣、五心烦热、盗汗、大便干结、舌红、苔少、脉细数的征象。何任认为可从养阴生津、益气养精、和胃立法，对此常用的药物有铁皮石斛、沙参麦门冬汤、生黄芪、黄精、黄连、生地黄、麦冬、增液汤、阿胶、枸杞、女贞子、首乌、天冬、黄精、百合、六味地黄丸、玉竹、龟甲、鳖甲、苍术、龙眼肉、玄参、天花粉、墨旱莲、当归、木香等。

总的来说，何任认为患者重病之后，尤其是经历了手术、化疗、放疗等之后，气血遭到根本性损伤，单一的中成药一般难以奏效，所以还是推荐长期服用中草药以扶正培本。

3. 扶正祛邪阶段——术后持续调理、抗复发转移

在顺利完成术后 4 个疗程的常规辅助治疗而没有肿瘤的局部复发或远处转移

后，西医治疗即完成，因为进一步的辅助治疗手段不仅不能使患者获益反而将加重不良反应。虽说此时患者处于临床完全缓解阶段，但其体内残存的癌细胞在一定条件下，仍可能复发或转移。

现代医学以定期复查、门诊随访为主，但何任主张发挥中医药低毒高效的特色，认为此阶段仍需中医扶正祛邪、巩固治疗，根据疾病的进程及病机的转归，以扶正为主，适时投用祛邪之品，以期邪去正安，体平气和。总的来说，虽然经过了术后化疗、介入或放疗等“祛邪”的治疗，但肺癌仍存在一旦防治不当则会复发和转移的风险。术后持续调理、抗复发转移阶段起着巩固前两阶段治疗效果的作用，抑杀可能未尽的癌毒，达到防止复发和转移、延长患者生存时间的目的。只是此项疗效尚缺乏循证医学证据，且由于肺癌本身、患者本体及所接受治疗的异质性，随访期患者的证候情况较为复杂，需要我们辨别体质与证候，甄辨肿瘤进展的征象，深入开展中医药联合化疗抗术后复发、转移的临床研究，以防止肿瘤复发和转移为目标，明确中医药获益人群。

4. 心理支持阶段——随证治之、姑息治疗

近60%的肺癌患者在发现时已为晚期，除了少数早期患者可以通过治疗获得长期存活外，几乎所有的肺癌患者均不可避免进入姑息治疗阶段，所谓姑息治疗即控制患者的疼痛及相关症状，重视其心理、社会和精神问题，坚定患者及其家属的生活信念，为他们提供支持系统，赢得最好的生活质量。将姑息治疗与中医抗肿瘤治疗相结合，根据患者的实际情况将他们大体分为两类，一类即有姑息放、化疗适应证且无禁忌证的患者；另一类为仅能接受最佳支持治疗的患者。前者据肿瘤对姑息治疗的反应，灵活相机用药。后者则由于邪气持续的销蚀耗损，人体正气极为虚弱，其治疗也应以扶正助阳、补益先天之本为主，甚至全投补剂也可，待患者正气逐渐回复，则自身可以缓缓抵御邪气，抑制邪气的进一步侵扰。“随证治之”是何任辨证论治肺癌的最大特点，其精华在于根据患者证型不同，何任灵活采用不同的基本方治疗，同时亦“随证”治疗，常用的补益肾阳方剂有桂附八味丸、右归丸等，常用的药物则有补骨脂、骨碎补、肉桂、淡附片、杜仲、菟丝子、鹿角霜、仙茅、淫羊藿、肉苁蓉等。

5. **结语**

中医治病讲究“天人相应”“整体观念”，何任也时常强调医生在给患者处方时一定要怀有关怀和体谅，且他博览群书，在面对危重疾病时，总是于第一时间果断诊治，拯救患者于病危。治疗肺癌时，更始终尊崇“不断扶正，适时祛邪，随证治之”这十二字为第一原则，不可偏废“扶正”与“祛邪”，两者相辅相成。扶正可以加强祛邪的作用，而祛邪也是为了保存正气。分阶段、适时调整扶正与祛邪的关系，用药知常达变，全面考虑药物产地差别、患者的禀赋差异、自然条件差异等多种因素，以期延长癌症患者生存时间、提高生活质量。正如《医宗必读·积聚》云：“初者疾病初起，正气尚强，邪气尚浅，则任受攻；中者受病渐久，邪气较深，正气较弱，任受且攻且补；末者病魔经久，邪气侵凌，正气削残，则任受补。”

[7]姚晓岚.何任分阶段治疗肺癌的经验[J].江苏中医药，2015，47(10)：11-12.